HOLISTIC INTEGRATIVE MEDICINE
THEORY & PRACTICE

整合医学
——理论与实践⑭

主　编　樊代明

副主编　储　屹　田苗苗

编　者　(按姓氏笔画排序)

王蔚臻　乐双双　宁　丽　刘　坤　刘　慧

李　雁　宋建霞　张　楠　张　静　张杰濠

张慧霞　金熠蓉　周　耀　姜晓龙　袁强强

曹嘉谊　韩渭丽

世界图书出版公司

西安 北京 上海 广州

图书在版编目(CIP)数据

整合医学:理论与实践⑭/樊代明主编. — 西安:世界
图书出版西安有限公司,2022.6
ISBN 978 - 7 -5192 -9559 -2

Ⅰ.①整… Ⅱ.①樊… Ⅲ.①医学 – 研究 Ⅳ.①R

中国版本图书馆 CIP 数据核字(2022)第 078518 号

书　　名	整合医学——理论与实践⑭	
	ZHENGHE YIXUE　LILUN YU SHIJIAN	
主　　编	樊代明	
责任编辑	李　娟	
装帧设计	新纪元文化传播	
出版发行	世界图书出版西安有限公司	
地　　址	西安市锦业路 1 号都市之门 C 座	
邮　　编	710065	
电　　话	029 - 87214941　029 - 87233647(市场营销部)	
	029 - 87234767(总编室)	
网　　址	http://www.wpcxa.com	
邮　　箱	xast@wpcxa.com	
经　　销	新华书店	
印　　刷	西安雁展印务有限公司	
开　　本	787mm×1092mm　　1/16	
印　　张	11.25	
字　　数	230 千字	
版次印次	2022 年 6 月第 1 版　　2022 年 6 月第 1 次印刷	
国际书号	ISBN 978 - 7 -5192 -9559 -2	
定　　价	80.00 元	

医学投稿　xastyx@163.com ‖ 029 - 87279745　029 - 87279675

☆如有印装错误,请寄回本公司更换☆

生物分子的翻译后修饰（post transcription modification，PTM）是生物体维持正常生命活动时在细胞内发生的重要生化过程。它不仅是将生物体装扮得千姿百态的"活园丁"，也是呵护千变万化的生命过程的"保护伞"，更是抵御各种千奇百怪的内生或外侵因素的"御林军"。目前已经发现的生物体内的PTM至少有数十种，其中最常见、最重要的有甲基化、乙酰化、泛素化、糖基化及磷酸化等。这些PTM可以表现在DNA和RNA水平上，更多的是发生在蛋白质，特别是组蛋白的某些氨基酸的残基上。每一种修饰又因其修饰酶及去修饰酶的种类和功能不同而分为编码器（Writer）、解码器（Eraser）和读码器（Reader），这三者的种类又分别有几种至几百种不等。正因如此，才造就了生物体的多姿多彩，铸成了保护生命的铜墙铁壁。可以这么说，生物体从单细胞生物一直进化到人类，用了数十亿年，其中除了基因的进化外，更多的是翻译后修饰的作用。生物体进化越到高级阶段，越是这样；越至近期，越是这样。我们深信，一切生物体，包括人类将来的继续进化，可能更多会表现为PTM导致的进化。因此，对PTM的探索和研究正在成为，也必将成为人类阐明疾病的发生发展机制、寻找疾病的诊断治疗靶标、研发疾病的诊疗技术方法，以及从根本上呵护人体健康最重要的领域。

整体整合医学（Holistic Integrative Medicine，HIM）简称整合医学，是从人的整体出发，将医学相关领域最先进的理论知识与临床各专科最有效的实践经验分别加以有机整合，并根据社会、环境、心理等现实进行修正、调整，使之形成更加符合和适合人体健康保障及疾病预防与诊疗的新医学知识体系。本册正是以生物细胞糖基化修饰为切入点，整合叙述了糖基化发现历史，糖基化的研究方法、研究内容和研究成果；其与其他PTM，即甲基化、乙酰化、泛素化和磷酸化间的关系；特别是其与细胞生物学行为，如增殖、分化、凋亡、转移、耐药、血管生成、上皮—间质转化（EMT）及间质—上皮转化（MET）的联系；最重要的是，对其与人体生理功能及其疾病发生发展关系的整体联系进行了整合分析和详细描述。试将这些医学相关领域糖基化最先进的理论知识与临床最有效的实践经验相整合，从而为形成更加符合和适合健康保障和疾病诊治的新医学体系奠定理论基础。

最近，我写的一篇3万字的文章《整合医学——从医学知识到医学知识论》，指明整合医学其实是医学知识论，它不是一个医学专业，也不是一个医学学科，但它适于所有医学专业和学科。医学知识论有3个功能：①它是研究医学知识的本质特征、形成方法和价值取向的认识论及方法学；②它是指导医生合理应用医学知识和正确诊治疾病的认识论及方法学；③它是利用现有普通知识凝聚创造更高层次医学知识的认识论和方法学。因此，《整合医学——理论与实践》聚焦人体重要生化过程中的甲基化、乙酰化、泛素化、糖基化和磷酸化，分5册进行详细分述，与读者从医学知识论高度探讨"五化"与人体功能、人体疾病及人体健康间的关系，从而为丰富、加深及拓宽对整合医学的理解和实践提供参考。

人体的重要生化过程十分重要，但也十分复杂，与生命过程的"大大小小"和"时时刻刻"相关，所以观察、研究及分析，特别是整合十分困难。本书只是一个开始，书中内容定有很多不足、不全，甚至不对之处，祈望读者谅解并指正，让我们共同携手，努力为其完善贡献力量。

樊代明

2022 年 2 月 10 日

目录 HOLISTIC
INTEGRATIVE
MEDICINE
Contents

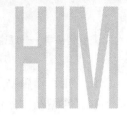

第一章 糖

◎刘　坤

　　糖生物学的研究始于 19 世纪，当时化学家开始进行糖类和多糖的分析。1855年，法国著名生理学家 Claude Bernard 发现肝脏"糖原样物质"是葡萄糖的另外一种储存形式，这可能是有记录的首次研究糖蛋白的报道，同时也拉开了糖生物学的研究序幕。在 20 世纪的 100 年中，糖及其复合物与修饰方式的研究以持续稳定的速度向前推进。近 30 年来，新知识、新技术的进步，使糖生物学得以飞速发展。

　　在 20 世纪，糖类的化学、生物化学和生物学曾是生物学界及化学界研究的巨大兴趣所在。但在现代分子生物学革命的初期，聚糖的研究远远滞后于其他主要分子的研究，这主要是由于糖类结构复杂、难以测序，以及游离于 DNA 模板难以预测其生物合成。

　　分子生物学的中心法则普遍认为生物信息的研究是从 DNA 到 RNA，然后再到执行基本功能的蛋白质。但随着生物技术的蓬勃发展，要在细胞体内发挥重要的功能，除蛋白质之外，还需要另外两种重要分子：脂类和糖类。这两种分子可以作为产能的中间体、信息分子或者作为结构组分。糖类作为结构组分在构建复杂多细胞器官和生物体中尤为重要。在构建过程中，细胞之间、细胞与其基质之间需要复杂的交互作用。所有的细胞和天然大分子都带有致密而复杂的共价键结合糖链，被称为寡糖或聚糖。有时，这些聚糖可以是一个独立的实体。由于大多数聚糖位于细胞和分泌的大分子外周表面，处在调控和介导多种细胞－细胞和细胞－基质相互作用的位置，而这些相互作用对于多细胞生物来说，是生长和发育的关键环节。糖与蛋白质结合的复合物及它们之间的相互修饰作用对于细胞核和细胞质而言都很重要，它在那里起调控开关的作用。

　　1988 年，Rademacher、Parekh 和 Dwek 首先认识到将糖化学和生物化学的传统原则，将其与细胞和分子生物学对聚糖的研究相整合，首次提出"糖生物学"一词。现在糖生物学已经得到广泛的认可。加速糖生物学飞速发展的原因有很多，包括寡糖结构分析技术的进步，以及 DNA 重组技术在糖生物学中的应用。重组技术使参与寡糖和蛋白聚糖的组装、加工和降解的酶分子鉴定，以及对识别糖结构的动物凝集素家族进行鉴定成为可能。糖蛋白及糖脂的合成，以及完成合成与分解专用的大量酶和蛋白质，使学界对聚糖生物功能的认识有了很大的提高。

广泛来看，糖生物学可以定义为研究自然界广泛分布的糖类结构、生物合成及生物学的一门学科。此领域包括糖类的化学修饰、修饰聚糖的酶学及聚糖在复杂生物系统里的功能，以及对聚糖进行加工处理的技术。糖与糖基化修饰的研究不仅需要糖类命名、生物合成、结构、化学合成及复合聚糖功能的基础研究，还需要分子遗传学、细胞生物学、生理学、蛋白质化学等方面的技术学科研究。糖复合物中糖基化修饰方式与疾病之间的关系非常密切，需结合临床医学加以整合应用。

第一节　糖的基本概念

糖类是被界定为多羟基醛或多羟基酮的化合物，或者是水解出上述前体的化合物。100 年前，在不知道其详细结构的情况下，人们曾经提出"碳水化合物"一词来替代糖，这个概念其实并不完全准确。现代碳水化合物的含义已经远远超出"碳水"这个含义，包括所有符合此标准的物质及许多衍生物。

一般来说，碳水化合物包含数个单糖，它们连接在一起成为寡聚体或者多聚体。后者又叫寡糖或多糖，或者被更普遍地称为"糖""糖链""聚糖"。单糖、寡糖或多糖与蛋白质或脂质结合形成糖缀合物，其所形成的糖蛋白和糖脂中的糖部分一般都是复杂的聚合物。糖蛋白和糖脂通常被称为聚糖。

单糖是不能再水解为更简单的糖单位的一类糖，所有单糖均有共同的化学式 $(CH_2O)_n$。单糖在其碳端的末端有 1 个醛基，或者在碳链内部的一个碳原子上有 1 个酮基，所以单糖又被称为醛糖或者酮糖。甘油醛是最简单的醛糖，二羟基丙酮是最简单的酮糖。生物体内的单糖有多种，如核糖和脱氧核糖是含有 5 个碳原子的单糖，葡萄糖、果糖和半乳糖是含有 6 个碳原子的单糖。

糖苷键是由一个单糖的苷羟基和另一个单糖的某一羟基脱水缩合而形成的。而寡糖是指含有 2～10 个糖苷键聚合而成的化合物，最常见的寡糖是二糖，即当 2 个单糖单元通过脱水反应，形成一种被称为糖苷键的共价键连接而成。如果 2 个双糖仅在糖苷链的位置和构型上不同，则二者的构象可能差距极大，其物理性质也千差万别。依据寡糖中通过糖苷链相互连接的单体数目，寡糖被称为双糖、三糖等，它和多糖的区别是不超过 10 个单体。

多糖是由糖苷键结合而成的糖链，至少需要 10 个以上单糖组成聚合糖高分子化合物，可用通式（$C_6H_{10}O_5$）$_n$ 表示。多糖的结构单位是单糖，其结构单位之间以糖苷键相连接，常见的糖苷键有 $\alpha-1，4-$、$\beta-1，4-$ 和 $\alpha-1，6-$ 糖苷键。结构单位可以连成直链，也可以形成支链，直链一般以 $\alpha-1，4-$ 糖苷键（如淀粉）和 $\beta-1，4-$ 糖苷键，如纤维素连成；支链中链与链的连接点通常是 $\alpha-1，6-$ 苷键。由一种单糖分子缩合而成的多糖被称为同质多糖。自然界中最丰富的同质多糖是淀粉和糖原、纤维素。由不同的单糖分子缩合而成的多糖被称为异质多糖。常见的有透明质酸、硫酸软骨素等。

糖缀合物是指含有一种或者多种糖基的分子，它们以共价的方式与多肽或者蛋白质、脂质类及另外一种生物或者非生物分子相连。其糖基可能是单个单糖，也可能是高分子的多糖，通常典型糖蛋白中可含有数个寡糖。

第二节　糖的生物合成与代谢循环

很多生物将葡萄糖和果糖作为主要碳源和能量来源。人体具有一系列起关键作用的糖降解酶，这些酶被分泌到消化道或者定植于肠表皮细胞的刷状缘，并为糖转运子产生单糖。在人类消化道穿行的单糖绝大多数是葡萄糖和果糖。葡萄糖是由钠依赖型且耗能的转运子转出消化道以外，果糖的转运需要易扩散的葡萄糖转运蛋白（GLUT）成员之一——GLUT5。

细胞内糖的来源之一为补救途径，单糖可以通过同一细胞内糖复合物的降解来进行补救合成途径，补救合成对于细胞内糖基化的作用相当重要。补救糖的再利用首先要求溶酶体中的单糖从溶酶体出来，到达生物合成相关酶所在的胞质中。单糖到达胞质后，将被活化成糖核苷酸供体。当糖核苷酸在胞质中被合成后，由于自身携带负电荷，核苷酸不易扩散穿过膜而进入这些亚细胞器，所以大多数糖基化反应发生在这些内质网和高尔基体内。

一、糖　　原

糖原是动物细胞特有的储能物质，它含有 100 000Da 葡萄糖单体。某些用于合成其他糖的葡萄糖可能源于糖原，也可能是由胞外输入的葡萄糖，糖原合成是从 UDP-Glc 上的单个葡萄糖单位添加，糖原降解是糖原的磷酸化处理，不依赖腺苷三磷酸（ATP）的反应而生成 Glc-1-P，既可以直接用于生成 UDP-Glc，又可以差向异构化 Glc-6-P，导致糖酵解反应。

二、葡萄糖

葡萄糖是糖代谢的中心单糖，它可以转化成糖基化所需的其他所有种类的糖，作为糖的有氧氧化为机体提供能量，以及无氧糖酵解为机体转化为 Glc - 6 - P，或者由磷酸葡萄糖异构酶转化为 Fru - 6 - P，或者由磷酸葡萄糖变位酶转化为 Glc - 1 - P。Glc - 1 - P 与 UTP 反应生成高能量供体 UDP - Glc。UDP - Glc 代谢池相当大，它可用于合成糖原和其他含有葡萄糖的分子。例如，葡糖脑酰胺用于 N - 聚糖生物合成途径中。

三、葡糖醛酸

UDP - GlcA 是由 UDP - Glc 在 NAD 存在下，通过氧化 C - 6 - OH 直接合成而来。这个酸性糖最基本的用途是用于糖胺聚糖的生物合成，同时也用于 GlcA 在 N - 和 O - 聚糖和糖脂上的加成反应。

四、甘露糖

甘露糖是用于 N - 连接寡糖和 GPI - 锚合成的关键糖。GDP - Man 的生成有两种途径。第一种途径是在己糖激酶的作用下甘露糖的的磷酸化。另一种途径是通过磷酸甘露糖异构酶，将 Fru - 6 - P 转化为 Man - 6 - P。一旦 Man - 6 - P 形成后，它就通过磷酸甘露糖变位酶转变成 Man - 1 - P。人类有两种同工酶，任何一种酶的丢失都可以产生糖缺陷糖蛋白综合征，它的产生是由于蛋白质糖基化的严重不足引起的。

五、岩藻糖

将 GDP - Man 中的 Man 部分 C - 6 位上的 CH_2OH 还原成 CH_3，就得到岩藻糖（GDP - Fuc）。GDP - Fuc 作为糖蛋白中糖链的组成部分，广泛存在于各类细胞表面的质膜上。GDP - Fuc 一般比己糖在第六碳原子上少 1 个羟基，所以 GDP - Fuc 比其他单糖亲水性弱，而疏水性强一些。也可直接生成 Fuc - 1 - P，然后转化成 GDP - Fuc。突变的 CHO 细胞不能转化成 GDP - Man 甚至 GDP - Fuc，生成的蛋白质没有岩藻糖基化，需要外源性 GDP - Fuc 进行修正，从而可以生成正常的糖蛋白。

六、半乳糖

半乳糖是单糖的一种分子式 $C_6H_{12}O_6$，以 D - 半乳糖苷的形式存在于大脑和神经组织中，是糖蛋白的重要成分，可以在肠道中吸收。将半乳糖活化成 UDP - Gal 可以有多种途径。一种途径是 1 - 位直接磷酸化生成 Gal - 1 - P，Gal - 1 - P 能与 UTP 反应生成 UDP - Gal。另一途径是 Gal - 1 - P 通过尿苷酸转移酶与 UDP - Gac 进行交换反应，生成 UDP - Gal 与 Glc - 1 - P。最后，UDP - Glc 也可以生成 UDP - Gal，该反应是 NAD 依赖性的，由 UDP - Gal 差向异构酶催化。尿苷酸转移酶活力缺陷导致的严重疾病叫半乳糖血症，这是一种半乳糖代谢异常的遗传病，肝、肾、脑是主要的受累器官，表现为智力迟钝、肝脏受损等。

七、N‑乙酰氨基葡糖

N‑乙酰氨基葡糖的合成从 Fru‑6‑P 开始，首先合成 GlcN‑6‑P，然后利用谷氨酰胺作为‑NH_2 的供体进行转氨基反应，生成葡萄糖‑6‑磷酸，继而通过乙酰辅酶 A 介导反应使葡糖胺‑6‑磷酸发生乙酰化生成 GlcNAc‑6‑P，再经 1，6‑二磷酸中间体异构化生成 Glc‑NAc‑1‑P。其次是补救合成途径，即 GlcNAc 在激酶的作用下直接磷酸化生成 Glc‑NAc‑1‑P，这种途径可以有效利用溶酶体降解下来的 GlcNAc。

八、N‑乙酰半乳糖胺

N‑乙酰半乳糖胺（UDP‑GalNAc）源于两个途径。一个是 GalNAc‑1‑P 与 UTP 的直接反应。用特异激酶生成 GalNAc‑1‑P 的反应可以利用 ATP，也可以利用肌苷三磷酸。这种酶不同于 Gal‑1‑激酶。UDP‑GalNAc 可以由 GlcNAc 通过差向异构生成。该反应所用的酶与催化 UDP‑Glc 转化成 UDP‑Gal 的酶相同，都是 DNA 依赖性差向异构酶。

九、果　糖

果糖是重要的食物组分，并在能量代谢中起重要作用。肝、肾和小肠是果糖代谢的主要部位，脂肪组织也参与它的代谢。肝脏中的果糖激酶产生 Fru‑1‑P，在 Fru‑1‑P 醛缩酶的作用下转变成磷酸二羟基丙酮和甘油醛。这些化合物被还原成甘油，然后磷酸化、氧化成磷酸二羟基丙酮，最后进入糖酵解。1，6‑二磷酸果糖酶缺乏时，1，6‑二磷酸果糖转化为 6‑磷酸果糖受阻，阻碍了糖的异生作用，糖异生的前驱物——氨基酸、乳酸和酮体堆积，临床表现为发作性换气过度、呼气暂停、低血糖、酮症和乳酸性酸中毒。1‑磷酸果糖醛缩酶缺乏时，在不断摄入果糖后，1‑磷酸果糖在血中堆积并抑制肝糖原分解和糖的异生作用而致低血糖，在婴儿摄取果糖后引起厌食、呕吐和低血糖，长期摄入果糖则出现肝大、黄疸、出血、肝衰竭甚至死亡。

第三节　糖的结构多样性与生物活性多样性

一、单糖的基本结构与立体异构

从化学角度讲，单糖应该是多羟基醛、多羟基酮及其衍生物。所有简单单糖都有共同的经验式 $(CH_2O)_n$，其中 n 表示 3~9 中的任何一个整数。甘油醛是最简单的醛糖，二羟基丙酮是最简单的酮糖，每一个都可以看作该类高级的母体。除二羟基丙酮外，所有的单糖至少有一个不对称中心，其总数等于（CHOH）数（醛糖为 n－2，酮糖数为 n－3，其中 n = 碳原子数）。单糖的立体异构体数目等于 2^K，其中 k 表示不对称碳原子数。例如，1 个醛糖的总式是 $C_6H_{12}O_6$，有 4 个不对称碳原子，亦即有 4 个（CHOH）基团。

围绕 1 个手性碳原子的任何 1 对仅在构象上不同的糖叫做差向异构体。例如，D－甘露糖是 C－2 位上 D－葡萄糖的差向异构体，而 D－半乳糖则是 C－4 位上 D－葡萄糖的差向异构体。单糖的名称常用缩写形式，最常用的是 3 字母缩写式（例如：Gal、Glc、Man、Xyl、Rib）。

糖的平面结构环不符合糖的真实分子结构。呋喃环具有柔性，常取的构象并非完全平面。例如，从侧面看，其结构略带有褶皱。呋喃糖的常见构象是"椅"构象，类似于环己烷的结构。在"椅"结构中，OH 基团或以直立位置或似平伏位置存在。在 Haworth 投影转化为椅型时，其环的向上或向下的取代基方向不变。

二、单糖的化学反应

由于在环状结构上存在多功能的 OH 基团，以及潜在的自由醛基或者酮基，单糖可有醇、醛和糖的一般反应。

1. 变 旋

变旋指的是新配制的单一异头体的单糖迅速改变其旋光。单糖 α 和 β 异头体的互变发生在半缩醛环的打开和再关闭，生成相应的异头体构型结构。整个过程由稀酸催化，其中间体具有醛基和酮基的开环结构。

2. 酯化反应

醇可以很容易地与酸、酸酐或者酰反应而生成酯。自然界最常见的糖酯是磷酸酯、脂肪酸、硫酸酯。

3. 氧化反应

醛糖的末端可被氧化成为羧基基团，从而成为酸的衍生物。末端醛基经氧化生成的酸被称为糖酸。若末端的 $-CH_2OH$ 被氧化，产生的则是糖醛酸。若两个末端均被氧化，产生的则是糖二酸。当被氧化成酸时，自由醛基团是一个还原剂。这种氧化反应为还原末端或自由还原末端的命名提供了基础。

4. 还原反应

糖的两种重要还原形式是多羟醇和脱氧糖，如醛糖醇。但是醛糖醇已经丧失了生成半缩醛的能力，即不能形成环状结构。Myo－肌醇是 GPI 锚的特有组分，是由一个环己烷衍生的环状结构，但它不是糖。

5. 糖 苷

当 1 个半缩醛和 1 个醇反应时，其产物是 1 个全缩醛。其缩醛产物被称为糖苷，可以分为吡喃糖苷和呋喃糖苷。无论是哪一种糖苷，新生成的连接键都被称为糖苷链。糖基转移酶可以催化供体转移糖，并负责糖苷链的形成。由于每一种糖基转移酶对供体和接纳体都具有严格的专一性，一种酶在一定的连键中只能添加一种糖。糖苷酶催化糖苷链水解反应同时也具有专一性，一种酶只能催化含特定糖的糖苷链水解反应。

三、聚糖的多样性与保守性

自然界聚糖的结构和表达存在明显多样性，因此识别部分聚糖的结构具有一定困难，关于多样性的细节我们知之甚少。与核酸及其遗传密码不同，聚糖并没有统一的结构密码。自由生存的非致病性原核生物，其聚糖和真核生物的聚糖很少有相同之处。而且每一大类之内的许多生物体，其聚糖也具有明显的多样性。而在高等动物细胞内鉴定出的聚糖，其主要类别在其他真核生物中也能找到相关形式。

1. 聚糖的结构作用和调节作用

聚糖具有保护、稳定、组织及屏障等多方面作用，能够覆盖在大多数细胞膜表面，形成"糖被"，可起到物理屏障的作用。与细胞基质分子，如胶原和蛋白聚糖相连的聚糖对组织结构、多孔性及整体性的维持均具有重要作用功能。聚糖位于大多数糖蛋白的外侧，可以提供一个屏蔽，保护在其下的多肽不被蛋白酶或者抗体识别，聚糖还参与新合成多肽的正确折叠和其后蛋白质的溶解与构象的维持。例如，某些蛋白质的糖基化不正常，则不能正确折叠且不能排出。

有很多例子说明糖基化可以调控不同蛋白质之间的相互作用，例如，生长因子受体结合能力的获得是高度依赖糖基化的，多肽的糖基化可以介导一种开 - 关或闸门效应，从而决定新合成受体与其在同一细胞合成的生长因子之间发生不必要的早期相互作用。

一部分特异性聚糖序列对大多数这种调整具有整体效应，它们的整体效应有时会受到质疑，但是，这种部分作用的总效应可对最终的生物学后果产生戏剧性影响。也许糖基化是产生多种重要功能的机理。另一个聚糖结构的调节功能可以作为生物重要分子的一种保护性储存物的仓库。一个典型的例子是肝素结合生长因子与需要被激活的相邻细胞的胞外基质 GAC 链结合，防止该因子从结合点外扩散转移，使其不被非特异性蛋白酶解，延长其活性，以便在特殊的情况下被释放。

2. 聚糖可作为外源性受体的特异性配体

聚糖可以作为各种病毒、细菌及各种寄生物的特异性受体。它是许多植物及细菌、毒素的受体，并作为自身免疫和异体免疫反应的抗原。在大多数情况下，涉及的聚糖序列具有高度的特异性。例如，某些合成不完全的寡糖链，如 Tn 抗原也能作为自身的抗原。然而，尚未发现自身合成这类聚糖的生物可用于帮助病原微生物入侵或引起有害的自身免疫反应。

3. 聚糖可作为内源性受体的特异性配体

可以识别内源性受体的聚糖是那些参与介导清除、周转及胞内穿行作用的聚糖。游离的聚糖具有激素作用，以高度结构－特异性形式诱发特异性应答反应，如透明质酸片段在哺乳动物体系中的生物活性特性，两者均能以片段大小和结构依赖性的形式诱导生物学应答。同样，游离的硫酸类肝素片段从某些细胞型中释出后在复杂的情况下，如伤口愈合时发生作用。

聚糖在细胞－细胞识别和细胞－基质相互作用中起重要生物学作用。已有研究表明黏附分子中的选凝素家族在正常或者各种病理条件下可介导血细胞之间的相互作用。同时，糖－糖相互作用可能在细胞－细胞相互作用和黏附中起特定作用。

4. 同一生物体内聚糖作用的差异性

在组织不同发育期特异性糖基化能够表达不同的聚糖，这些结构在同一个体中的作用是不同的。例如，含有 Man－6－P 的寡糖首先在溶酶体酶中被发现并与溶酶体酶的穿行有关。然而，Man－6－P 寡糖也见于其他无关的蛋白质，包括增殖蛋白、甲状腺球蛋白、EGF 受体及 TGF－β 前体。一个新的寡糖或新的修饰物在生物体的表达中，在不同的组织及不同的发育时期可能独立发展多种不同的用途，任何一种寡糖如果提供了对生物体生存至关重要的功能，在进化的过程中，负责其寡糖表达的基因在进化过程中会继续保留。

5. 糖基化的种间和种内差异

在同一物种之间，相同的糖蛋白是否具有相同类型的糖基化是值得思考的问题，但当聚糖的功能特异时，才具有保守性。只有糖蛋白的原始功能得以保持，糖基化的原始功能才可能得以保持。

特异性聚糖识别的两类生物学功能是：被同一个体的内源性受体识别和被其他生物体识别。多数病原生物体先识别其靶细胞上的聚糖序列进而和靶细胞结合。因此，这两类聚糖的识别必然受到在不同类型和速率方面的进化选择压力。若两个细菌外源性的选择压力在不同聚糖识别的两种后果之间进行竞争，则情况将更为复杂。总之，可能某些种内和种间存在的糖基化变异是在进化中起作用的宿主－病原体之间的相互作用的结果。

6. 末端序列、修饰及不寻常结构的重要性

预测何种聚糖结构在生物体内介导特异性或者决定性的功能是一种挑战。已有的数据提示糖链的末端序列、不寻常的结构或者对聚糖的修饰均可能参与了这些特异性的功能。而这些末端序列、结构不寻常的聚糖或者对聚糖的修饰也可能参与宿主和微生物及其他有害因子的相互作用，这就降低了上述观察的价值。

第四节 蛋白质－聚糖的相互作用

有关蛋白质与聚糖的相互作用在最开始的早期工作中是围绕酶对聚糖的识别展开的，例如，使细菌细胞壁降解的内切糖苷酶溶菌酶、参与中间代谢的酶。Fleming、Chain 因发现溶菌酶和青霉素的抗菌作用于 1945 年获得诺贝尔生理学及医学奖，随后发现溶菌酶是一种特异性的内切糖苷酶，能专一地裂解细菌肽聚糖中的 β1－4 链。发现糖原合成酶可以合成糖原中的 α1－4 葡糖残基，而使其他分支酶和脱分支酶识别糖原的 α1－6 分支的葡萄糖残基。在研究这些酶催化糖原代谢作用的过程中，因发现了糖核苷酸及其在糖缀合物和多糖生物合成中的作用，Luis Federico Leloir 获得了 1970 年诺贝尔化学奖。

一、蛋白质聚糖研究方法

Emil Fisher 提出蛋白质可以特异性识别聚糖的概念，他用"锁和匙"来比喻酶对聚糖底物的专一识别，设想并证实糖和蛋白质三维空间中特异性相互作用，首次完成"糖结合蛋白"溶菌酶晶体结构的测定。

蛋白质－聚糖的研究方法包括平衡透析、亲和层析、滴定量热法、表面等离激元共振、ELISA 型测定、IC50－半抗原抑制、沉淀、电泳、配体和受体 cDNA 的表达等。

迄今，即使只对聚糖主要类别的进化进行比较全面的阐述，现有资料显然也不够充分。在复杂的多细胞生物体内，聚糖的多样性是逐渐由来自内源性和外源性进化压力驱动产生的。探索聚糖如何行使其有用的生物学功能，将聚糖与蛋白质进行比较也许是一个很好的切入点。一是任何一种蛋白质都是由基因编码的信使 RNA 翻译而来，是信使 RNA 模板的相同复本合成物；二是蛋白质的活性都是由形成的精确折叠三维结构产生的。与之相比，聚糖是在没有模板的情况下，通过一系列催化反应进行组装的。由于不同的蛋白质常由相同的聚糖结构修饰，因此产生的结构是多种多样的。蛋白质本身一旦分泌到细胞外以后会有多种多样的功能，但是还没有一组聚糖能对大量不同的分泌蛋白起到"标签"作用。在这种情况下，一旦蛋白质到达细胞表面，蛋白质核心和聚糖修饰的独立功能在某些情况下可以表现为不同形式。当特定聚糖与蛋白质或脂质在胞外质膜表面结合后，这一聚糖可以独立地介导与其结合的脂质或蛋白质载体或抗黏附事件。在各种膜糖蛋白和糖脂上出现的相同聚糖结构，可能在不需要任何响应高密度型蛋白质或脂质情况下，一些聚糖及其与该聚糖结合的蛋白质和脂质可以在彼此分离的状态下进行研究。另外，聚糖在结构和功能上的联系很复杂，阐明聚糖具体功能需要一些新的原则。

二、揭示聚糖特异性生物学功能的手段

聚糖的某些功能是偶然发现的，研究人员对聚糖特异性的结构和生物合成等详情已经阐明，但对其功能仍不清楚。因此，需要设计一些实验用于判断每种聚糖介导的功能是一般性还是至关重要性。

1. 应用凝集素或抗体对特异性聚糖定域的优缺点

某些聚糖有不少特异性凝集素及抗体可用，以探究聚糖结构在细胞不同区域及细胞型－特异的定域。一旦一种特异聚糖已被凝集素或者抗体定域，便可将同样的凝集素或者抗体引进整体系统研究，期望它会干扰一种特异功能，并说明表型。经证明应用特异性抗体研究蛋白质功能的方法比较成功。但也有例外，同样的方法对聚糖功能的研究似乎会产生混淆的结果。

2. 糖基化的代谢抑制或变更

有许多药物制剂可代谢性抑制或变更整体细胞或动物的糖基化。虽然代谢抑制剂是阐明生物合成途径的有力武器，但有时会在复杂体系中产生混淆结果。一方面要考虑抑制剂之外无关的途径，另一方面是抑制剂在聚糖合成中可以改变糖缀合物或者膜的性质，造成难以解释的结果。应用低分子量糖基化引物作为高尔基体酶的替代底物，从而使内源性糖蛋白在生物合成上偏离原有的方向，由此可能得到更有用的结果。然而，此方法的缺点是在内源性糖缀合物中同时生成不完全的聚糖，并产生具有本身生物学功能的分泌聚糖。

3. 发现特异性受体的天然聚糖配体

由于在一级结构的氨基酸序列中可识别不同凝集素模体，我们推测许多新克隆的蛋白质具有与聚糖结合的能力。凝集素与其配体的单价亲和力不高，需要高密度和多价的排列以避免生物学中有关的相互作用。现在的问题是如何找到生物学相关的配体。此外，由于很多聚糖结构在不同组织的不同发育和生长时期表达，这样重组的凝聚素有可能在没有实际的生物学相关性定位和时间测出同样的结构。仔细研究凝集素的自然出现和表达的分布情况，有可能预判在何处寻找聚糖配体。

4. 发现识别特异性聚糖的受体

相反，在感兴趣的邻近序列中若发现一种不寻常的聚糖表达，假设它是特异性受体的配体，为了方便，需要寻找有纯正聚糖及各种结构类似物作为阴性对照。由于许多生物体相关的凝集素样相互作用，使其具有较低的亲和力，如果可能，最好用多价聚糖探针。但是也并不一定先要明确在何处寻找受体。例如，识别脑下垂体糖蛋白激素的硫酸化聚糖既不在脑下垂体本身，也不在激素的靶组织，而是在控制激素循环半衰期的肝脏内皮细胞中被发现的。

5. 可溶性聚糖或者结构模拟物的干扰

向体系中加入可溶性聚糖或其结构模拟物可干扰内源性凝集素与特异聚糖之间的相互作用。如果抑制物能够达到足够浓度，则引起的表型改变是有指导意义的。在体外系统中，甚至可把单糖有效地应用在研究中去。然而，常常需要大量纯化的聚糖，以便阻断低亲和力的相互作用。有效的阻断可能也需要同类聚糖的多价亲和力。特别是研究复杂的多细胞体系时，引进的聚糖可引起与其他未知受体的交叉反应，从而给出的表型读数是混淆不清。

6. 应用糖苷酶去除特异的聚糖结构

应用已知对某些糖苷序列高度特异的降解酶来研究聚糖的生物学功能是一种有效的方法。本法长处在于，不干扰细胞的基本生物合成器件，仅在正常合成完成后单纯选择性地切除该结构。在这类研究中，所用酶的要求纯度很高，而且必须要有恰当的对照。应用糖基修饰酶的 cDNA 在完整细胞或动物中表达的遗传学方法则可以避免污染问题。

7. 对天然或遗传工程的聚糖突变株的研究

对天然或遗传工程的聚糖突变株的研究是了解聚糖功能的一种直观手段。在技术上用培养细胞系研究糖基化的突变体最容易，虽然遗传性或获得性的糖基化缺陷在培养细胞系中很容易得到，但有些缺陷只会得出有限的或者不易辨认的结果，例如，聚糖的同源性受体可能不在同一种细胞中存在。当然，这种细胞突变株仍可以应用于聚糖的基本结构性能及单个细胞相关生理功能的分析。此外，也可以加入可能与修饰聚糖相互影响的外源性因子或其他类型的细胞来观察。某些株的突变也可以重新引入整体动物。聚糖的改变可以影响到多个体系，并且其表型难以预测。天然发生的突变株相对少见，对此可能有许多方面的解释。可能它们的确经常发生，但也可能造成了难以预测的生物学后果，另一种可能是由于遗传性糖基化异常而未能检出，启动自我保护途径。无论原因如何，建立整体动物固有的糖基化突变价值是显而易见的。总之，用这种手段可以得到更多有用的消息，但有些更特异性的聚糖作用还需整体细胞生物的变异来解释。

8. 对天然或遗传工程的聚糖受体突变株的研究

去除特异性的聚糖受体生成的表型可能对了解聚糖的功能是十分有益的。像研究聚糖的基因修饰一样，如果对动物进行研究，基因修饰的聚糖所得的结果则更加有应用价值。然而，受体蛋白可能还具有与聚糖识别无关的其他功能。反之，待研究的聚糖也有可能具有其他不被该受体介导的功能。

聚糖和蛋白质的相互作用细节使"解码"聚糖结构信息成为可能。但阐明相互作用的复杂机制才刚刚开始。再者，至今已经鉴定的聚糖结合蛋白的数目仍在增加，这表明不论是在动物中还是在侵袭动物的病原体中，各种聚糖都可能有功能性受体，了解聚糖与蛋白质的相互作用对在分子生物学水平上真正深入认识糖缀合物至关重要。目前许多方法正在研究中，每种方法都有其优点，也存在不足。很显然，把不同方法整合起来使用比单一地采用一种方法更能全面地说明问题。另外，越来越多的重组聚糖结合蛋白的出现将大大促进糖基化研究领域的发展。最近对糖聚蛋白分子相互作用细节认识上的发展，有可能产生某种特别裁剪的化合物，模拟聚糖的结合位点，可能配制一族新型药物。大部分信息都来源于小分子聚糖与凝集素的研究，我们对于聚糖结合蛋白与大分子糖缀合物配体间复杂的相互作用方面信息还知之甚少。尽管已有不少研究蛋白质－聚糖相互作用的方法，但是，基于自由扩散的"一维信息"翻译成细胞－细胞或者细胞－基质黏附的二维和三维的性质还有很大困难。此外，有些领域已经取得很大进展，表明糖缀合物的高序结构在调控蛋白质－聚糖的相互作用也很重要。

第五节　糖复合物及其作用

糖基化的功能很广范，从某些看来相对不重要的功能到对生长发育、功能或者生物的生存有至关重要的功能都在糖基化的功能范围内。聚糖作为微生物及病原体结合的靶标，增加了聚糖的复杂性。糖复合物从生物学作用上讲，大致分为两种：第一种是按聚糖的结构和调控的特性分类；第二种则按照被其他分子的特异性识别结构归类，继而按其在同一个体中可被内源性受体识别或是由外源性物体识别归类。

一、研究糖基化影响的各种方法

糖基化对蛋白质膜的性能具有直接影响，有时还会产生具有重要意义的生物学功能。首先，可以采用改变糖基化的方式研究结合蛋白质聚糖的功能，并能确定影响所在。这种实验可以分别在不同层次上进行解析，例如，从蛋白质所有结合位点上消除全部聚糖、消除特异结合位点的糖或者清除糖结构的某些部分。

其次，目前还有其他消除 N－链接糖的办法。一种肽－N－连接聚糖酶或内切糖苷酶可以在非变性条件下清除糖，尽管糖蛋白中有些聚糖只有在折叠结构被破坏时才能与这些酶接触。例如，当蛋白质从培养细胞分离时，有时可以用衣霉素糖基转移酶抑制剂来抑制多萜连接寡糖，防止过早地出现糖基化反应。另外蛋白质可以在缺失重要糖基转移酶或糖苷酶的细胞中表达。也有少数研究者对由糖基化或非糖基化形式的混合物形成的组织成分中的蛋白质进行分离和研究。

上述方法可以同时探查同一时间结合蛋白质的所有聚糖。还有一些方法可以用于检测特异位点结合蛋白质聚糖的影响。改变蛋白质糖基化靶序列的定位诱变可使研究个别聚糖的影响成为可能。例如，通过改变天冬酰胺残基，或者改变丝氨酸或者苏氨酸侧链的两残基，可以消除特定位点的 N - 链糖基化。

除此之外，可以使用外切糖苷酶检测聚糖中单个糖的作用。这一方法对证实末端唾液酸残基的重要性特别有用，因为唾液酸酶会对仍与蛋白质结合的聚糖产生影响。遗憾的是其他的糖苷酶很少能起到这种作用，而且多数糖苷酶对于共价连接蛋白质的聚糖不起作用。虽然许多蛋白质都是非均一性的糖基化，理论上应该可以分开和比较不同糖形的活性，但是实际上这种分离实验很难大规模进行。蛋白质可以在转染组织培养细胞中表达，缺少特异转移酶和聚糖加工酶的突变细胞体系可以用于生产改变聚糖的蛋白质。

虽然有不少检验糖蛋白中个别糖残基重要性方面的技术，但这些技术不像多肽定位诱变那样具有专一性。这些技术必须灵活应用，谨慎解释。因为相对而言，还鲜有实例能够使我们在分子基础上详细了解特定聚糖是如何赋予糖蛋白专一性生物学性能的。

二、糖基化变更的基本方式

糖醛基描述了由碳水化合物链或聚糖组成的完整的糖缀合物，它们以共价键与脂质或蛋白质分子相连。糖缀合物是通过糖基化过程形成的，它们的聚糖序列，以及之间的连接和长度可能不同。糖缀合物的合成是一个动态的过程，依赖于酶的局部环境、糖前体、细胞器结构及所涉及的细胞类型和细胞信号。影响糖基化的罕见遗传疾病相关研究强调了糖基化的生物学重要性，技术的进步提高了对其异质性和复杂性的理解。现在可以定期评估分泌的糖和细胞表面的糖如何反映健康和不健康的细胞状态。事实上，糖基化的改变可以调节炎症反应，使病毒免疫逃逸，促进癌细胞转移或调节细胞凋亡；糖的组成也能够影响肾功能。人们对糖的结构和功能的新见解可以应用到治疗中去。

1. N - 聚糖的多样性变化

N - 糖基化依赖于脂质前体的形成，其中 GlcNAc 和 Man 形成一个分支碳水化合物结构，与 ER6 细胞质侧的磷酸盐相连。然后将脂质前体翻转到内质网腔内，在其中加入 Man 和葡萄糖单位，形成 14 糖结构 $Glc_3Man_9(GlcNAc)_2$。完成碳水化合物结构后，寡糖转移酶将碳水化合物链添加到蛋白质的 Asn - X - Ser/Thr 位点（其中 X 表示除 Pro 外的任何氨基酸）；新生碳水化合物、蛋白结合物在内质网中经过进一步处理，通常包括去除葡萄糖残基，这可作为质量控制过程的一部分。然后结构转移到高尔基体（即顺式高尔基体），在那里碳水化合物结构被一系列特定的甘露糖苷酶进一步修剪，再转移到内侧高尔基体成熟。通过添加 GlcNAc、半乳糖、唾液酸和聚焦糖，在中间和反式高尔基隔间内产生了杂化和复杂的 N - 聚糖。

通过分析凝集素耐受和缺乏特异性糖基转移酶和糖苷酶的细胞系，并通过使用能在体外加工 N - 聚糖的无细胞体系，以及在 N - 聚糖的生物合成中起作用的糖基转移酶和糖苷酶的特异性底物能够得出结论：这些特异性涉及来自前一个酶促步骤的寡糖部分。在近 20 年间，被加工的高甘露糖型 $Man_5GlcNAc_2 - Asn$ 聚糖作为高尔基体内的 N - 聚糖进一步产生多样性变化的起始物。在脊椎动物中，细胞外 N - 聚糖以高露糖亚型、杂合亚型与复合亚型的形式存在。杂合型结构是指同时具有被取代的甘露糖残基和未被取代的甘露糖残基的 N - 聚糖。复合型的 N - 聚糖是指 α3 - 和 α6 - 连接的甘露糖残基都被 GlcNAc 部分取代的 N - 聚糖。

构建各种 N - 聚糖所需的第 1 种酶是 GlcNAc - T，在哺乳动物体内，它由单一基因编码。GlcNAc - T 将 GlcNAc 以 β1 - 2 键与甘露糖型 N - 聚糖相连，生成杂合型的 N - 聚糖，该产物就是 α - 甘露糖酶的活性的底物。在脊椎动物的胚胎发生、细胞活化、形态发生、细胞周期进入、细胞被癌基因转化过程中，N - 聚糖多样性会发生变化。在 N - 聚糖的生物合成过程中，无论是自然发生的还是实验室诱发的突变，都在脊椎动物中得到确认和研究。最早被发现的缺陷是不存在 Man - 6 - P 信号，导致缺乏溶酶体穿行并引起黏脂贮积症 Ⅱ 型严重综合征。一些自然发生的变化是特异的。随着对 N - 聚糖生物合成问题的深入解决，研究整体生物体内诱导的和偶发的 N - 聚糖生物合成缺乏，将为 N - 聚糖参与的生理过程提供更丰富的信息来源。这样的研究可以进一步揭示在各种细胞型中存在的、替代的生物合成途径或其他的同工酶。N - 聚糖的功能也可以包含在感染病原体和宿主之间的相互作用和随后的免疫反应方面。研究 N - 聚糖对生理的调节机制涉及确定带有靶向或修饰的聚糖结构的糖蛋白，以及评估这些变更了的糖缀合功能。最近的研究指出：同一个生物体内的任何一种糖基转移酶都可以产生一组有限的糖蛋白，尤其是如果这种酶是一个同工酶家族的一部分或者特异性表达某些细胞型的时候。在全面地鉴定 N - 聚糖结构功能关系时，必须要对遗传型和表型突变相关的寡糖结构进行分析。对于在不同领域研究糖蛋白所连接的聚糖功能信息的生物细胞学家而言，了解 N - 聚糖在生理学中的作用越来越重要。

2. O - 聚糖的多样性变化

通过连接 GalNAc 残基而对蛋白质上丝氨酸残基或者苏氨酸残基进行的修饰产生了 O - 连接寡糖或 O - 聚糖。这个定义不同于在丝氨酸和苏氨酸残基上其他类型的蛋白质糖基化。O - 聚糖生物合成的起始步骤在多肽 GalNAc 转移酶催化作用下，单糖 GalNAc 与丝氨酸和苏氨酸残基连接。与 N - 糖基化不同，O - 糖基化修饰分支较少，通常为双天线结构。O - 糖基化能导致黏蛋白分子的形成，黏蛋白是存在于细胞表面或由细胞分泌的、具有大量成簇状 O - 聚糖的糖蛋白。许多黏蛋白在溶液中通过二硫键相互交叉连接，这样可以促进凝胶形成。黏蛋白上的 O - 聚糖形成的机制可能是在一个不带电荷且通常富含脯氨酸的肽段背景上，即在无糖黏蛋白的蛋白质部分上，存在大量的丝氨酸和苏氨酸。黏蛋白在细胞上皮细胞中表达很丰富。这些上皮细胞专门用于黏蛋白的产生，并位于外部环境接触的界面。不是所有的 O - 聚糖都位于经典的黏蛋白上，因为有些蛋白质也含有相对较少而且分散的 O - 聚糖，这样的 O - 聚糖带有极少的残基短链或者延长的双线结构。

分泌后的黏蛋白一般保留在上皮细胞的顶端表面。依靠自身保持水离子的能力和通过分子内和分子间二硫键的连接形成缠绕物，黏蛋白能够提供胶化功能。黏蛋白对上皮细胞起保护屏障作用。研究者已经发现，肠溃疡与杯状细胞中黏蛋白水平减少有关。杯状细胞专门分泌黏蛋白，以单个颗粒和复合的胞吐形式分泌。后一种分泌过程包括中央颗粒连续地与质膜上的黏蛋白融合，暂时产生了细胞空洞。唾液黏蛋白还为上皮细胞提供润滑作用，它可以调控口腔微生物的感染性质。O－聚糖在 ABO－血型抗原的形成中发挥作用，血型抗原是与输血法有临床相关性的体系。尽管糖脂也带有相关的抗原，但血型抗原富集在红细胞表面。人们曾经利用针对特异性血型寡糖的抗体，通过凝集活性鉴定血型。同时 O－聚糖在淋巴细胞和免疫应答中也可发挥功能。研究发现，O－糖基化修饰会调节 T 细胞的生存率，T 细胞凋亡异常与特异性的 O－聚糖连键有独特的作用。有些个别糖基化的丝氨酸、苏氨酸及黏蛋白型小簇 O－连接糖常在可溶性糖蛋白和细胞表面糖蛋白中出现。糖基化的部位特异性定位于多域蛋白质折叠球形域间的铰链或接头区，而巨噬细胞甘露糖受体的糖基化部位则位于几个分隔开的球形糖识别域的接头区。位于接头区 O－连接糖的确切功能还很难断定，但是，这些 O－连接糖很可能使原本柔性的肽段变为刚性。这些糖还可能为没有糖的覆盖就会极易被消化的肽段提供抗拒蛋白酶的能力。除此之外，O－连接 N－乙酰氨基葡糖是代谢传感器系统组成部分，对糖尿病有影响。在有些细胞中，至少有一部分结合蛋白质的 O－GlcNAc 水平是由葡萄糖浓度调控。葡萄糖浓度与 O－GlcNAc 添加之间的连接物为 UDP－GlcNAc，是被 O－GlcNAc 转移酶利用的活化糖供体。UDP－GlcNAc 通过己糖胺途径合成，同时在血糖的调节过程中，糖原合成酶（负责葡萄糖应答胰岛素刺激合成糖原）的活性受 O－GlcNAc 的影响。

蛋白聚糖是高度 O－连接糖基化的重要蛋白质。蛋白质聚糖与黏蛋白一样与水结合，但蛋白聚糖主要起结构性作用，不起润滑剂的作用，单糖单位排列成由氨基酸和己糖衍生物残基交替组成线形链。因此，可以用下面重复二糖单位来表述这些结构。如透明质酸、硫酸软骨素、硫酸皮肤素和硫酸角质素等，某些蛋白聚糖在其他组织的细胞外基质中被发现，如大脑神经中的神经蛋白聚糖、血管皮肤及其他的一些组织。

第六节 糖生物学研究历史及其发展趋势

一、植物糖基化研究历史及发展趋势

在探讨植物的糖生物学之前，首先应了解植物细胞壁（或者称胞外基质）的结构与功能。20 世纪 70 年代，当发现细胞壁蛋白质和酶以后，细胞壁就变"活"

了。80年代，人们发现细胞壁是植物用来探讨试图穿破植物细胞壁的病原体的信号来源。直到90年代，人们才认识到细胞壁在植物生长和分化中具有重要的信号功能。目前，把植物细胞壁看作纤维素微原纤维，包埋在富含半乳糖醛酸性多糖凝胶基质中。植物细胞生长需要蛋白质和寡糖介导的木葡聚糖网络的松开过程，幼嫩植物细胞体积大幅度增长，这是一个需要松开木葡聚糖与纤维素微原纤维连接的氢键，用酶分解木葡聚糖，并以内部渗透压推开微原纤维的过程。这一过程伴随着铺设新的各层纤维素、微原纤维素和与之相连的半纤维素多聚体。细胞壁松开过程是由膨胀蛋白、内切β葡聚糖及木葡聚糖内切转移糖苷酶等催化完成。膨胀蛋白是一些与细胞壁相结合的小分子蛋白，可在体外诱导细胞延伸。它这种作用是以破坏基质的纤维素与多糖间的非共价空间或者氢键结合来完成的。植物也像其他真核生物一样，拥有连接N-和O-聚糖的糖蛋白。N-聚糖是连接在天冬酰胺残基上的，而O-聚糖则连接在羟脯氨酸、丝氨酸和苏氨酸残基上。N-连接分泌蛋白、液泡蛋白和内膜系统蛋白的情况很普遍，而且植物生产哺乳动物糖蛋白需要利用合成的不同N-聚糖的植物突变体。在豆科植物中，存在于土壤中的根瘤菌必须依靠侵入植物根部并诱导根瘤的形成。由植物根系释放的类黄酮可以诱导根瘤菌分泌 nod 基因，该基因参与结瘤因子壳寡糖脂的酶，结瘤因子壳寡糖脂由四聚或者五聚壳寡糖主链组成，其主链的非还原端连接一条长链脂肪酸。

植物糖生物学中有很多关键的问题需要解决，例如：如何合成与组装细胞外基质？如何协调不同组分的合成？为了适应细胞体积变化，胞外基质如何生长？胞外大分子如何影响胞内和核内的反应事件？凝集素在植物体中内在的作用。这种情况及作用还有待进一步研究，凝集素在防御与共生识别之间的作用及在植物生理和发育上的作用都值得深入研究与探讨。

二、原核生物糖基化研究历史与发展方向

细菌可以产生多糖缀合物作为其细胞壁成分，而且这些糖链中含有许多脊椎动物糖缀合物所没有的单糖。多糖组分在细菌的生命周期中担负重要的结构与功能作用。荚膜多糖与脂多糖是细菌抵抗补体与噬菌体进攻的第一道防线，这些糖链还包含了可将细菌分为不同血清型的主要抗原决定簇。肽聚糖是革兰氏阴性菌中提供保持细胞内渗透压的屏障。革兰氏阴性菌的外膜由一脂双层组成，但不像其他细胞膜那样有双层脂质构成，其外膜的外小叶含有许多脂多糖。每个细菌细胞约含10^6个脂多糖分子。脂多糖是在100多年前作为与细菌相关的热稳定毒素被首次发现。许多野生菌可产生荚膜多糖，也是一种特异性抗原，可被称为K-抗原，以区别脂多糖的O-抗原及菌毛和鞭毛的F-抗原。荚膜多糖在结构上表现出异乎寻常的多样性，但有些常见糖仍然是构成不同组的基础。

细菌和古生菌遵循共同的原则，用于脂多糖、脂低聚糖和甘油共聚物。因此，对任何糖缀合物的研究都可以揭示蛋白质N-糖基化和O-糖基化仍未完全明确的

基本原理的新方面。研究者对原核糖蛋白的了解滞后，主要是因为其糖基化过程的巨大变异性。将糖结构信息与生物信息学、遗传学、生物化学和酶学数据相整合，为糖基化过程的深入分析开辟了道路，成为糖工程努力的基础。在这里，糖基化的共同主题是主要类别的原核生物（如细菌和古细菌）糖缀合物，特别是糖基化的细胞表面蛋白。

由于其固有的复杂性，原核糖基化仍然是一个具有挑战性的领域。因为所有可用的信息都来自可培养的微生物。然而，实验室在摇瓶或发酵罐中的培养条件并未反映大多数自由生物在生物膜中社会化的本地环境中遇到的情况。原核糖缀合物表现出巨大的多样性，但它们的生物合成往往基于共同的主题和途径。这一共同基础可以加强对一些尚未探索的原核生物糖基化潜能的研究，但需要有效的分析方法加以补充，因为序列信息本身并不能充分预测糖基化潜能。微生物全基因组序列的不断增加扩大了来自不同原核生物的推定聚糖生物合成酶的列表，分析方法的进步促进了更全面的糖蛋白分析。虽然荚膜多糖、胞外多糖、蛋白聚糖、SCWPs 和脂多糖已经被研究了多年，但我们对原核生物糖基化仍知之甚少。关于原核糖缀合物的功能重要性的研究，特别是 N– 和 O– 连接糖蛋白的研究，仍然落后于真核生物。目前，研究的重点是阐明原核聚糖结构及其在毒力、致病机制和微生物与宿主相互作用中的功能。将原核遗传学与蛋白质组学分析和多糖的结构特征相结合，可为进一步阐明这些重要分子的功能及其对生物行为的影响铺平道路。可以预见这些分子的功能比目前所认识的更为活跃。此外，开发新的原核糖缀合物的生物技术是未来的首要目标。目前人们对于原核生物糖基化的认识可能只是冰山一角。然而，可以确定的是，进一步阐明原核糖缀合物的作用是非常有必要的，因为这可以提供关于微生物宿主相互作用的重要见解，并加强人类对原核生命的理解。毫无疑问，原核糖生物学的未来充满了挑战。

三、病毒糖基化研究历史与发展方向

病毒通过细胞生物合成途径来生成其遗传和结构物质。有些病毒已被证明可利用细胞糖基化途径来修饰病毒蛋白。最近大多数关于病毒利用糖基化途径的证据包括对 N– 连接寡糖附着的描述。这种修改导致病毒生命周期中至少出现两个变化。首先，包膜或表面蛋白 N– 糖基化可以利用宿主细胞伴侣和折叠因子促进适当的折叠和随后的运输。在目前研究过的病毒中，所有的病毒都使用钙调蛋白来促进病毒蛋白的正确折叠和处理。虽然细胞不能区分宿主蛋白和病毒蛋白，但其主要区别是许多病毒糖蛋白糖基化水平普遍升高。在病毒进化过程中，位点很容易添加和删除，随着这种潜在的多样性修饰，病毒糖蛋白的复杂性增加。一个或多个糖基化位点的改变可对病毒的存活和传播能力产生重大影响。微小的变化可以改变折叠和构象，影响整个分子的部分。其次，糖基化的改变会影响其与受体的相互作用，使病毒更容易被宿主免疫细胞的固有因子识别，而不易被抗体识别，

从而影响病毒的复制和传染性。N－糖基化的重要性不仅仅局限于前文描述的病原体，许多病毒的重要生物学功能依赖于N－糖基化。包膜病毒具有完整的包膜蛋白，参与宿主细胞的相互作用，如受体结合和内化。在大多数病毒中，糖基化在生物发生、稳定性、抗原性和传染性中发挥作用。许多影响人类健康的病毒在发病机制和免疫逃逸中使用糖基化的重要功能，包括流感病毒、人类免疫缺陷病毒、肝炎病毒和西尼罗病毒。糖基化对病原体和宿主都很重要。许多相互作用可能是病毒缺乏适应能力的结果。本文中讨论的病毒是最近发现的人类病原体，可能还没有足够的时间来适应。以流感为例，它是在人类中传播时间最长的病原体，其糖基化水平随着疾病的好转而逐渐增加。

迄今为止，所有这些病原体都与全球公共卫生有关，了解病毒感染生物学中糖基化等细胞过程的作用是开发成功治疗策略的步骤。关于糖基化对适应的病毒蛋白功能的重要性，以及病原体相关碳水化合物与先天性和适应性免疫系统部分之间的相互作用，学界已经充分了解。这些知识现在可以应用于新疗法的开发，这也提高了揭示新的抗病毒治疗和预防途径的能力，以广泛抑制包含低聚糖膜糖蛋白的包膜病毒。

无论是植物、原核生物、病毒还是真核生物的糖基化，都是一种常见的蛋白质和脂类修饰，涉及非模板化、动态和复杂的过程。多糖在细胞对环境刺激的反应及细胞生长和分化中具有多重关键作用，聚糖组成的特定变化与许多疾病直接相关。糖组学和系统糖生物学加深了人们对糖生物学的理解。与细胞中特异性糖蛋白最终结合的聚糖在接纳体蛋白和细胞表达的糖基转移酶补体时可以产生复杂的相互作用。理论上，全面描述细胞中表达的糖基转移酶模式，结合对各转移酶生化特征的详尽了解可以预测将要合成何种聚糖。利用系统生物学计算方法可以建立糖组分析结果与转移酶表达谱基因组分析结果之间的相关性，从而带来不同层面的预测能力。技术进步及其复杂性和挑战性可以提高对不同生物的糖基化的理解。由于糖基化反应主要存在于细胞内，理想的聚糖聚合体与糖基转移酶表达谱之间的相关联系应该建立在不同的分化细胞类型中。这类研究所需的分析方法应适合更小型和更均一的细胞群落，而且研究者的总体处理能力也应不断提高。基因组学为人们研究糖生物学提供了深刻见解，基因组全序列的完成为糖生物学研究提供了新方法。通过基因组数据研究糖生物学的关键是鉴定编码糖基转移酶和凝集素的基因。随着越来越多的凝集素被发现，界定凝集素的识别性能及其介导的运输、黏附、传导信号等细胞功能变得非常重要。聚糖阵列分析系统的出现已成为分析鉴定糖结合受体强有力的工具。另外，传统的遗传学应结合人类遗传学新方法了解聚糖及其受体，包括随机诱变、定向诱变和多态性分析在内的遗传学研究将继续作为获取聚糖及其受体功能信息重要方法。真正了解聚糖的分子功能需要进一步阐明结构与功能的关系，糖生物学研究中的一个重要目标是阐明聚糖结构及其物理性能适合行使什么特殊功能，聚糖和受体相互结构作用的结构研究将提示某些细胞识别过程为什么包括蛋白质和糖类的相关作用。糖生物学的发展最重要的是与医学相结合，在这两大领域中进一步支持和促进糖医学的发展，从而解决生物和医学中的实际问题。

参考文献

［1］樊代明. 整合医学：理论与实践. 西安：世界图书出版西安有限公司，2016.

［2］樊代明. 整合医学：理论与实践⑦. 西安：世界图书出版西安有限公司，2021.

［3］Rnjak-Kovacina J，Tang F，Whitelock JM，et al. Glycosaminoglycan and Proteoglycan-Based Biomaterials：Current Trends and Future Perspectives. Adv Healthc Mater，2018，7（6）：e1701042.

［4］Liu BC，Li YR. Proteoglycan. Sheng Li Ke Xue Jin Zhan，1982，13（4）：352－356.

［5］Mishra B，Priyadarsini KI，Kumar MS，et al. Effect of O-glycosilation on the antioxidant activity and free radical reactions of a plant flavonoid，chrysoeriol. Bioorg Med Chem，2003，11（13）：2677－2685.

［6］Sánchez AB，Rodríguez D，Garzón A，et al. Visna/maedi virus Env protein expressed by a vaccinia virus recombinant induces cell-to-cell fusion in cells of different origins in the apparent absence of Env cleavage：role of glycosylation and of proteoglycans. Arch Virol，2002，147（12）：2377－2392.

［7］Capobianchi MR，Mattana P，Gentile M，et al. Role of glycosilation in the susceptibility of "acid labile" interferon alpha to acid treatment. J Biol Regul Homeost Agents，1991，5（4）：147－153.

［8］Strasser R. Plant protein glycosylation. Glycobiology，2016，26（9）：926－939.

［9］Karav S，German JB，Rouquié C，et al. Studying Lactoferrin N-Glycosylation. Int J Mol Sci，2017，18（4）：870.

［10］Gruszewska E，Chrostek L. The alterations of glycosylation in malignant diseases. Pol Merkur Lekarski，2013，34（199）：58－61.

［11］Flores CL，Rodríguez C，Petit T，et al. Carbohydrate and energy-yielding metabolism in non-conventional yeasts. FEMS Microbiol Rev，2000，24（4）：507－529.

［12］Berman E. Conformational analysis and the fine structure of cross peaks in phase-sensitive homonuclear two-dimensional correlated NMR spectra of oligosaccharides. Eur J Biochem，1987，165（2）：385－391.

［13］Steiner B，Micová J，Koós M，et al. Some non-anomerically C-C-linked carbohydrate amino acids related to leucine-synthesis and structure determination. Carbohydr Res，2003，338（13）：1349－1357.

［14］Busold S，Nagy NA，Tas SW，et al. Various Tastes of Sugar：The Potential of Glycosylation in Targeting and Modulating Human Immunity via C-Type Lectin Receptors. Front Immunol，2020，11：134.

［15］Vigerust DJ，Shepherd VL. Virus glycosylation：role in virulence and immune interactions. Trends Microbiol，2007，15（5）：211－218.

［16］García Caballero G，Kaltner H，Kutzner TJ，et al. How galectins have become multifunctional proteins. Histol Histopathol，2020，35（6）：509－539.

［17］Sumer-Bayraktar Z, Kolarich D, Campbell MP, et al. N-glycans modulate the function of human corticosteroid-binding globulin. Mol Cell Proteomics, 2011, 10 (8): M111.009100.

［18］Miyamoto T, Amrein H. Gluconeogenesis: An ancient biochemical pathway with a new twist. Fly (Austin), 2017, 11 (3): 218 – 223.

［19］Poland PA, Kinlough CL, Hughey RP. Cloning, expression, and purification of galectins for in vitro studies. Methods Mol Biol, 2015, 1207: 37 – 49.

［20］Schäffer C, Graninger M, Messner P. Prokaryotic glycosylation. Proteomics, 2001, 1 (2): 248 – 261.

［21］Schäffer C, Messner P. Emerging facets of prokaryotic glycosylation. FEMS Microbiol Rev, 2017, 41 (1): 49 – 91.

［22］Shrimal S, Gilmore R. Oligosaccharyltransferase structures provide novel insight into the mechanism of asparagine-linked glycosylation in prokaryotic and eukaryotic cells. Glycobiology, 2019, 29 (4): 288 – 297.

［23］Iozzo RV, Schaefer L. Proteoglycan form and function: A comprehensive nomenclature of proteoglycans. Matrix Biol, 2015, 42: 11 – 55.

［24］Tamburini E, Dallatomasina A, Quartararo J, et al. Structural deciphering of the NG2/CSPG4 proteoglycan multifunctionality. FASEB J, 2019, 33 (3): 3112 – 3128.

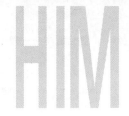

第二章　糖基化修饰的类型

◎田苗苗　张　楠　张慧霞　乐双双　周　耀
曹嘉谊　韩渭丽　宁　丽　李　雁　姜晓龙

第一节　N‐糖基化

N‐糖基化是一种新生肽链的共翻译或翻译后修饰方式，糖链通过与新生肽链中特定天冬酰胺（N‐X‐S/T，X≠P）的自由‐NH₂ 基连接，故将这种糖基化称为 N‐连接糖基化。N‐糖基化的过程在内质网和高尔基体中进行。N‐糖基化修饰主要包括 N‐糖的合成、转移和修饰 3 个过程，N‐糖的合成和转移在内质网中进行，其修饰过程在内质网和高尔基体中都存在。

一、N‐糖基化的合成和转移

N‐糖的合成起始于内质网膜胞质一侧。核心糖链由磷酸化活化的多萜醇运载，称为脂连接寡糖（LLO）。多萜醇是以胆固醇合成的中间体异戊烯焦磷酸（IPP）和法尼焦磷酸（FPP）为原料合成，被多萜醇激酶用 CTP 磷酸化，生成磷酸多萜醇（Dol‐P）。多萜醇磷酸化后形成活化态，在糖基转移酶 ALG7 和 ALG13、ALG14 的作用下将 2 个 N‐乙酰葡糖胺（GlcNAc）与磷酸多萜醇链接，之后在 ALG1、ALG2 和 ALG11 的作用下加 5 个甘露糖分子，通过 Flipase 转运至内质网腔一侧。在内质网腔中一系列糖基转移酶（ALG3、ALG9、ALG12、ALG9、ALG6、ALG8、ALG10）的作用下形成 1 个具有 2 个 GlcNAc 分子、9 个甘露糖分子和 3 个葡萄糖分子的寡糖链，形成"三天线"结构。

寡糖基转移酶复合体将合成的寡糖链转移至新生肽链特定的天冬酰胺中（N‐X‐S/T，X≠P）。此天冬酰胺（N）所在的基序比较保守，天冬酰胺（N）的后一位氨基酸为除脯氨酸（P）以外的任意氨基酸（X），后两位氨基酸主要是丝氨酸（S）与苏氨酸（T），当然也可以用其他氨基酸替代。

二、N-糖基化修饰

N-糖基化修饰是新合成蛋白进行糖基化修饰的一种方式。糖基化的第一步是将一个14糖的核心寡聚糖添加到新形成多肽链的天冬酰胺上,其氨基酸的特征序列是Asn-X-Ser/Thr(X代表任何一种氨基酸),天冬酰胺作为受体。

核心寡聚糖是由N-乙酰葡糖胺、甘露糖和葡萄糖组成。这种寡聚糖同内质网膜中的磷酸多萜醇紧紧相连。被转移到新生肽上的寡聚糖在内质网中会进一步加工,主要是切除3个分子葡萄糖和1个分子甘露糖。多萜醇是长链的醇,具有很长的疏水尾部,能够紧紧地结合在膜的双脂层上。核心寡聚糖链结合在多萜醇的磷酸基上,当内质网膜上有蛋白质合成时,整个糖链一起转移。

核心糖链转移后,主要是末端葡萄糖的去除。在内质网形成的糖蛋白具有相似的糖链,由顺面进入高尔基体后,原来糖链上的大部分甘露糖被切除,但又由多种糖基转移酶依次加上不同类型的糖分子,形成了结构各异的寡糖链。

1. 主要糖型

根据由2个N-GlcNAc和3个Man形成的五糖核心外围糖链的延长方式,N-糖基化修饰常分为3种类型:高甘露糖型、复合型与杂合型。高甘露糖型由GlcNAc和甘露糖组成;复合型是指那些同时具有取代的甘露糖残基(与GlcNAc相连)和未取代的甘露糖残基的N-聚糖,除了GlcNAc和甘露糖以外,还有果糖、半乳糖、唾液酸;杂合型同时具有高甘露糖型和复合型的特征。

2. 物理性质

低聚糖又称寡糖,是指含有2~10个糖苷键聚合而成的化合物。糖苷键是一个单糖的羟基和另一单糖的某一羟基缩水形成的,具有稳定、安全、耐热、无毒等良好的性质,被广泛用于保健食品和饲料生产中。低聚糖主要有两类,一类是低聚糖麦芽糖,具有低甜度、易消化、低渗透特性,可延长供能时间、增强机体耐力、抗疲劳等功能。另一类是被称为"双岐因子"的异麦芽低聚糖。异麦芽低聚糖耐热性、抗酸性及安全性较高,同时具有良好的保湿性,使水分不易蒸发,可用于面包点心类食品,防止淀粉老化,延长食品保存时间。

最常见的低聚糖是二糖,由2个单糖通过糖苷键结合而形成,连接共价键类型主要有两种:N-糖苷键型和O-糖苷键型。N-糖苷键型的寡糖链与多肽上的Asn的氨基相连。这类寡糖链主要有3种类型:高甘露糖型、杂合型和复合型。

甘露糖型N-聚糖分为高甘露糖型和低甘露糖型,是一种新型的抗原活性物质,广泛存在于魔芋粉、田菁胶及多种微生物细胞壁内。具有低热、稳定、安全、无毒等良好的理化性质。不仅如此,高甘露糖型N-聚糖还具有保护肠道和提高免疫力等作用,可作为饲料添加剂广泛用于饲料工业。

三、蛋白质 N - 糖基化修饰的相关酶及其生物学功能

糖基化由多种糖基转移酶催化,这些酶主要位于细胞的高尔基体中。这些酶可使各种复杂的碳水化合物,如糖蛋白、糖脂和蛋白聚糖发生糖基化。糖基转移酶的酶活性及其基因表达在包括癌症在内的各种病理生理情况下发生改变,其中糖基转移酶 GnT - V、GnT - Ⅲ和 Fut8 在 N - 糖基化修饰中至关重要。

Fut8 将岩藻糖部分从 GDP - β - L - 岩藻糖转移到 N - 聚糖中最内层的 GlcNAc 残基,所得的 α1,6 - 岩藻糖残基被指定为核心岩藻糖。核心岩藻糖基化受生物合成和降解途径中若干因素的调节。除 Fut8 外,它还受 GDP - 岩藻糖、GDP - 岩藻糖转运体、GDP - 岩藻糖合成酶如 GDP - 甘露糖 4,6 - 脱水酶、GDP - 4 - 酮基 - 6 - 脱氧 - 甘露糖 - 3,5 - 差异构酶 - 4 - 还原酶(FX)和裂解酶如 GDP - 岩藻糖焦磷酸化酶的控制。FX 蛋白是 GDP 岩藻糖合成的调节剂。在人肝癌组织中,FX 蛋白的表达与 GDP 岩藻糖呈正相关。此外,GDP 岩藻糖转运体也是岩藻糖基化增加的关键因素,包括核心岩藻糖基化。

GnT - Ⅲ(β1,4 - N - 乙酰葡糖胺转移酶Ⅲ)催化 GlcNAc 转移到具有 β1,4 - 键的 N - 聚糖的核心 β - 甘露糖残基。平分型 GlcNAc 在复合物和杂交型 N - 聚糖的生物合成中起调节作用。通过 GnT - Ⅲ 向核心 β - 甘露糖中添加平分型 GlcNAc 可抑制甘露糖苷酶Ⅱ和其他乙酰葡糖胺转移酶(如 GnT - Ⅱ、GnT - Ⅳ和 Fut8)形成多触角糖链的作用,从而导致 N - 聚糖分支减少。因此,GnT - Ⅲ 在 N - 连接低聚糖的生物合成中起调节作用。在不同类型的细胞中,转染 GnT - Ⅲ基因(*MGAT*3)成功地使细胞低聚糖的功能和结构发生显著改变,为研究 N - 聚糖的结构变化对各种细胞功能的影响提供了条件。

GnT - V 是最早确定转录调控途径的糖基转移酶之一。GnT - V 可以转移缺乏唾液酸和半乳糖的双链和三链 N - 连接聚糖,而半乳糖的存在可以抑制酶完成这种转移的能力,即抑制 GlcNAc GnT - Ⅲ酶产物成为 GnT - V 的底物。体外研究表明,GnT - V 可以与二等分聚糖结合,但其 Vmax 值非常低,导致基本上没有转移。使用 B16 黑色素瘤细胞和 HeLa 细胞的体内研究结果与酶动力学结果一致,表明 GnT - V 不能转移 GnT - Ⅲ酶产物。

N - 糖基化修饰过程中相关的酶多种多样,不仅仅局限于上述几种。同时在不同生物体内,不同的疾病和生理过程中,不同的糖基化修饰酶起不同的作用,这为后续的药物和治疗靶点研发提供更多的可能性。

四、蛋白质 N - 糖基化修饰在哺乳动物中的生物学功能

研究表明,N - 糖基化修饰对于蛋白质的正确折叠、功能定位、胞内运输等起重要作用,参与信号转导、细胞黏附、细胞 - 细胞相互作用等诸多重要生命过程。糖基化修饰对于维持蛋白质正确折叠,在识别、细胞分化、发育、信号转导、免

疫应答及新陈代谢等各种生命活动方面都起重要作用。

1. N-糖基化修饰帮助蛋白质正确折叠

具有一定氨基酸排列顺序的多肽链需要进一步折叠形成空间结构的蛋白质分子，才能发挥生物学功能。在折叠过程中，N-糖基化起关键作用。UDP 葡萄糖苷酸转移酶 UGT1A9 进行糖基化位点突变后，活性显著降低，同时空间结构发生变化。糖基化修饰发生变化后，可严重影响蛋白质的空间结构，进而对蛋白质酶活性产生影响。

2. 蛋白质稳定性

除了影响蛋白质的空间结构，N-糖基化修饰还可能影响蛋白质的稳定性。热力学研究结果显示，在 SH3 蛋白中，每增加一个糖基，稳定性增加 31.9%。说明糖基化修饰可以增加蛋白的结构稳定性，且增加的稳定性和糖基数目相关。

N-聚糖在自然界具有高度亲水性，在稳定性中起重要作用。它们使治疗性蛋白质免受蛋白水解降解、氧化、聚集、酸碱值和热变性的影响。受影响的蛋白质包括重组或纯化的细胞因子或酶，如促红细胞生成素、β 干扰素和 γ 干扰素、核糖核酸酶（RNase）、a 半乳糖苷酶和三肽基肽酶。它们的去糖基化作用导致其对热变性的敏感性增加、聚集增加或对蛋白水解降解的敏感性增加。

3. N-糖基化修饰蛋白与细胞凋亡密切相关

细胞的凋亡和 N-糖基化修饰密切相关。研究显示，糖基化修饰的抑制可能影响蛋白受体的膜转位，进而无法激活下游核酸复制信号通路导致细胞凋亡。

4. 细胞间识别

蛋白质的 N-糖基化修饰同时影响细胞间的识别和相互作用。细胞外基质中的黏附相关蛋白如果进行去糖链处理，则影响细胞的正常铺展和相互作用。不同的黏附蛋白有不同的修饰基团，修饰水平和结构各不相同。在肿瘤转移中，N-糖基化修饰对转移相关蛋白的功能影响受到广泛关注。

五、N-糖基化修饰在肿瘤中的作用机制

N-糖基化和糖蛋白的各种功能改变有关，包括细胞表面受体和黏附分子，如上皮钙黏素和整合素。这些蛋白的变化均和人体内肿瘤的发生发展紧密相关。因此，N-糖基化在肿瘤增殖转移、耐药和血管生成、诊断治疗过程中起关键作用。

1. N-糖基化修饰和肿瘤增殖转移

许多分子的 N-糖基化修饰参与了肿瘤的恶性表型，如增殖、转移等。上皮钙黏素是一种细胞间黏附分子，其功能障碍或失活可能导致癌症进展，上皮钙黏素可被 β-1,6-N-乙酰葡糖胺（β1,6GlcNAc）分支结构修饰，这些分支结构被 N-乙酰葡糖胺转移酶 V（MGAT5）催化，然后变得不稳定。上皮钙黏素复合物形成的紊乱可能导致细胞-细胞聚集受损，从而使上皮细胞获得侵袭性表型，因此

上皮钙黏素的 N－糖基化修饰会促进肿瘤细胞的侵袭能力。在肿瘤发生过程中，增加 -1，6 分支和 N－连接多糖上的唾液酸化会减少细胞间的黏附；血管内皮细胞钙黏蛋白（VE－cadherin/CD144）是一种内皮特异性黏附分子，在细胞－细胞间黏附连接和控制血管通透性的形成中起重要作用。对血管内皮细胞钙黏蛋白 N－聚糖的分析表明，它主要含有唾液酸化的双天线和杂交型多糖，也可能是 O－月桂糖基化修饰。血管内皮细胞钙黏蛋白中含唾液酸的多糖可能对维持内皮细胞黏附连接很重要。

糖基转移酶通过在 N－糖链的生物合成过程中将各种糖链转移到蛋白质上，在糖链的修饰过程中起关键作用。N－乙酰葡糖胺转移酶 V（GnT－V）、N－乙酰葡糖胺转移酶Ⅲ（GnT－Ⅲ）、唾液酸转移酶（ST6Gal－Ⅰ）和 α－1，6－岩藻糖基转移酶（FUT8）在 N－多糖的形成过程中具有重要意义。这些糖基转移酶在胃癌和小细胞肺癌中有异常表达。此外，各种糖基转移酶之间的串扰也导致了不同的表型。GnT－Ⅲ通过 β－1，4－键催化 GlcNAc 转移到 β－甘露糖残基上，形成所谓的二分式 GlcNAc 结构。GnT－Ⅲ的酶活性在 20 世纪 80 年代初首次被鉴定。GnT－Ⅲ在包括卵巢癌和白血病在内的癌细胞中被异常调控。作为一种肿瘤抑制基因，研究人员将 GnT－Ⅲ过表达的 B16 黑色素瘤细胞注射到小鼠体内，发现黑色素瘤细胞在小鼠肺内的转移明显减少。据报道，GnT－Ⅲ在 B16 黑色素瘤细胞中的过表达上调了 cAMP 的合成和转录因子 Cre 结合蛋白的磷酸化，从而导致了黑色素瘤的一系列生物学事件，如增殖、分化和转移。此外，Kariya 等将 GlcNAc 一分为二引入Lm332（GnT－Ⅲ－Lm332），减少了迁移。Lm332 是一种大的异三聚体糖蛋白，已被鉴定为肿瘤迁移和侵袭的调节因子及皮肤重要的基底膜成分，因为 GnT－Ⅲ－Lm332 可以通过抑制 Lm332 诱导的 α3β1 和 α6β4 整合素聚集和焦点接触形成来下调依赖半乳凝素 -3 的角质形成细胞的运动性。而过表达的 GnT－Ⅲ抑制 α2，3－唾液酸化，其机制需要进一步研究。数据还表明，GnT－Ⅲ通过阻断 GnT－V 的活性来抑制复合多糖的延长。GnT－Ⅲ本身和各种糖基转移酶之间的相互作用可能成为皮肤癌治疗的有效靶点，其机理还有待进一步阐明。ST6Gal－Ⅰ是一种唾液酸转移酶，通常存在于高尔基体中，催化唾液酸单糖向含半乳糖底物转移。唾液酸蛋白表达增加通常伴随恶性表型。最近一项研究表明，ST6Gal－Ⅰ的高水平与动脉粥样硬化有关。ST6Gal－Ⅰ唾液酸转移酶还通过消除吉西他滨介导的 DNA 损伤，促进了胰腺导管腺癌的化疗耐药性。为了评估唾液酸衍生物在黑色素瘤细胞上的表达，研究人员发现，WM266 - 4 细胞显示高水平的 α2，3 连接的唾液酸残基，而α - 39 细胞的 α2，6 连接的唾液酸表达较低，并得出结论，黑色素瘤的进展与细胞表面 α2，3 连接的唾液酸的表达增加有关，这些残基可以促进黑色素瘤细胞与纤维连接蛋白的相互作用。经分析和鉴定显示，超过 100 个黑色素瘤细胞系含有 β - 1，6 - 分支多糖；然而，有研究发现在黑色素瘤细胞中含有 α - 2，6 和 α - 2，3 - 唾液酸转移酶的多糖。此外，研究者对唾液酸转移酶在光化性角化病、角化棘皮瘤、鳞状细胞癌和基底细胞癌中的表达进行了评估，发现 ST3Gal－Ⅰ 和 ST6Gal－Ⅰ 的水平较高，这可能与肿瘤细胞更大的侵袭和转移潜力有关。另一项研究表明，去除 α－2，6 唾液酸酸性可通过酶促脱除或通过 shRNA 稳定下调 ST6Gal－Ⅰ 以降低黏附和侵袭的能力。目前对唾液酸转移酶在皮肤癌中作用机制的研究还远远不够，关注 ST6Gal－Ⅰ 在肿瘤治疗中具有重要价值。唯一已知的一种在 N－多糖核心中产生 －1，6－岩藻糖化结构的酶，属于岩藻糖基转移酶，编码为 FUT8。它催化岩藻糖向 N－连接型复合糖肽的转移。FUT8 介导的受体核心岩藻糖基化通过促进转化生长因子－β 诱导的上皮－间充质转化来刺激乳腺癌细胞的侵袭和转移。在经二乙基亚硝胺和戊巴比妥钠治疗的小鼠肝癌模型中，FUT8 表达水平较高，并可诱导出多个大的、血管化的结节，而 FUT8 阴性的小鼠肝癌形成较少。学者证明核心岩藻糖基化是肝癌的关键预后标志和治疗靶点。除了影响乳腺癌和肝癌，岩藻糖基转移酶也有助于黑色素瘤的侵袭表型；他们显示，黑色素瘤细胞系中来自转移部位的岩藻糖基转移酶水平显著高于原代细胞系。研究报道，蛋白激酶 C 介导的激活转录因子 2（ATF2）通过抑制 Fuk 蛋白岩藻糖基化来控制黑色素瘤细胞的迁移和侵袭。最近，发表在 *Cancer Cell* 上的一项更有说服力的研究表明，在转移性黑色素瘤患者血清中，FUT8 上调，而 FUT1 和 FUT2 则下调，他们借助凝集素阵列和黑色素瘤 GEO 数据集，发现 FUT8 的敲除降低了黑色素瘤体内和体外的转移。进一步研究发现，FUT8 的蛋白表达受到转录因子 TGIF2 的严格调控，而且核心岩藻糖基化影响 L1CAM 的切割，L1CAM 介导 FUT8 的亲侵袭作用，从而导致黑色素瘤的转移。在此基础上，通过以多样性为导向的合成，开发了 FUT8 抑制剂。未来重点研究 FUT8 及其下游靶点的分子机制可能是肿瘤治疗的一个重要方向。

如上所述，N－糖基化是最重要的转录后修饰之一。不可否认，不同的蛋白质糖基化在多种细胞活动中起关键作用，包括蛋白质折叠、稳定性和分选、蛋白质－蛋白质相互作用、信号转导和细胞间通讯。据估计，约 700 种蛋白质需要不同的糖链结构，包括糖基转移酶、糖苷酶和核苷酸糖转运蛋白。此外，约一半的人类蛋白质是糖蛋白，其中大多数含有 N－糖链结构。更多的糖蛋白如 α－胎儿蛋白、前列腺特异性抗原、癌胚抗原已用于临床，以达到早期诊断和监测的目的。由于蛋白质糖基化的复杂性及其在生物过程中的基础作用，糖类结构的微小变化可显著影响细胞的增殖、迁移、转移、免疫逃逸、凋亡等生物学行为。

2. N－糖基化修饰和肿瘤耐药

恶性肿瘤为目前人类延长预期寿命的最大障碍。化疗是临床上抗瘤治疗的重要手段，但恶性肿瘤极易在化疗中产生多药耐药性（MDR），从而导致患者预后不良。恶性肿瘤的 MDR 已被证实通过多种机制产生，如药物转运与吸收、细胞凋亡和 DNA 损伤修复等。蛋白糖基化修饰在肿瘤 MDR 中扮演重要角色。蛋白质的糖基化是一种最常见的蛋白翻译后修饰，是在糖基转移酶作用下将糖类转移至蛋白质和蛋白质上特殊的氨基酸残基形成糖苷键的过程。哺乳动物中蛋白质的糖基化类型主要可分为两种：N-糖基化和O-糖基化。大多数糖蛋白质只含有一种糖基化类型。但是有些蛋白多肽同时连接N-糖链和O-糖链。N-连接糖基化是一种新生肽链的共翻译或翻译后修饰方式，糖链通过与新生肽链中特定天冬酰胺的自由-NH$_2$基连接，所以将这种糖基化称为N-连接糖基化。N-连接的糖链合成起始于内质网，完成于高尔基体。研究表明N-糖基化修饰与肿瘤的多药耐药有非常密切的关系。

肝细胞癌（HCC）是世界范围内最常见的恶性肿瘤之一。防治HCC的侵袭转移和耐药是降低HCC死亡率和改善预后的重要策略。研究表明，肿瘤转移及耐药不仅与机体微环境有关，还与肿瘤细胞自身特性密切相关，其中细胞表面糖蛋白的糖链结构与糖基化调节起重要作用。研究表明N-糖链在人肝癌高转移细胞株MHCC97-H和人肝癌低转移细胞株MHCC97-L中存在表达差异。N-糖链与人肝癌转移及耐药有较高的相关性。下调N-乙酰葡糖胺转移酶V（MGAT5）表达可降低MHCC97-H细胞的体外侵袭力，增强药物敏感性。研究结果显示，肝癌高转移细胞株MHCC97-H经N-糖基化修饰（衣霉素和糖苷酶处理）后，该细胞体外侵袭力减弱，对抗肿瘤药物的化学敏感性增强。在肿瘤生物学领域，研究者对疾病表型与糖基化变化的相关性进行过深入分析，已经鉴定出可能与癌变、肿瘤进展和癌症转移相关的糖基化修饰形式。在肝癌中有研究表明，在肝癌细胞系HLE与表柔比星（EPI）和米托蒽醌（MIT）耐药细胞系（HLE-EPI和HLE-MIT）中，N-聚糖和糖基转移酶的表达都发生了改变，聚糖的改变与获得性耐受有关，提示新的耐药性机制。

Lattová等研究了两种最常见的癌细胞系人乳腺MCF-7癌和T淋巴母细胞CEM细胞的聚糖谱，并将其与单独使用赫赛汀治疗后的谱进行比较或与脂转染胺结合并与质粒DNA混合形成脂复合物。通过用PNGaseF消化从总细胞中释放N-聚糖，并通过基质辅助激光解吸电离质谱（MALDI-MS）进行分析。这项研究表明，人乳腺癌和淋巴瘤化疗后，其细胞表面N-糖链发生改变。乳腺癌耐药机制的研究显示，人乳腺癌细胞株MCF-7与乳腺癌阿霉素耐药细胞株MCF/ADR细胞中N-糖链的某些特定糖基序列和N-糖链的组成存在差异，N-糖链与乳腺癌细胞耐药性的产生有关。干扰N-糖链（衣霉素作用和PNGaseF作用）可增强MCF/ADR细胞对化疗药物的敏感性。

β3Gn-T8即β-1,3-N-乙酰氨基葡糖转移酶8（β3Gn-T8），对N-糖链复杂型分枝结构的延伸有强有力的作用。研究显示，其在恶性肿瘤细胞中高表达。有报道显示β3Gn-T8也参与了髓性白血病多药耐药的发生。研究表明，通过分析NB4/ADR细胞表面N-糖基化修饰可以发现N-糖基化修饰与髓性白血病耐药具有相关性。下调β3Gn-T8的表达可以增强髓性白血病细胞的药物敏感性。进一步研究显示，在体外药敏试验中抑制NB4/ADR细胞中β3Gn-T8的表达，可增强该细胞对抗肿瘤药物的化学敏感性。

卵巢癌是女性最常见的癌症之一，化疗仍然是卵巢癌的主要治疗方法。但是，耐药性是有效治疗卵巢癌的主要障碍，其潜在机制尚不清楚。在一项研究中，作者使用整合的全球蛋白质组学和 N - 糖蛋白组学对阿霉素敏感的 OVCAR8 细胞及其对阿霉素耐药的变体 NCI/ADR - RES 细胞进行比较分析。研究者在 740 种 N - 糖蛋白中总共鉴定了 1525 种独特的 N - 糖基肽，其中 253 种 N - 糖基肽在 NCI/ADR - RES 细胞中表现为显著变化。蛋白质组学和 N - 糖蛋白代谢组学的整合分析提供了新的见解，有助于阐明 N - 糖基化与 MDR 的关系，了解 MDR 的机制，并发现新的诊断和治疗靶标。另外，N - 聚糖可能与晚期高级别非上皮性卵巢癌细胞对铂类或紫杉烷类化疗药物的耐药性有关。一项研究纳入 83 例卵巢癌患者，将其随机分为两个独立的队列（基本队列和验证队列）。两组均涉及术后残留肿瘤细胞或无肿瘤细胞残留的病例，或确定对该化疗耐药或敏感的病例。在验证队列中，可以使用术前血清样品。研究者将从肿瘤和血清中释放的 N - 聚糖过甲基化，并通过基质辅助激光解吸/电离质谱（MALDI - MS）进行分析。质谱分析连续检测到 68 个（组织）和 63 个（血清）N - 聚糖光谱信号，其中 8 个在两个独立队列中差异显著，包括术后残留癌症组织的病例。在验证队列的患者血清中检测到其中一种聚糖差异显著。在基本队列或验证队列中均无术后宏观残留情况下，未发现由于相同的 N - 聚糖而导致强度发生统计学差异。从生物化学的观点来看，统计学上显著的 N - 聚糖对应于带有二等分（末端）GlcNAc 残基的结构和带有唾液酸和（或）岩藻糖残基的四触角结构，其中，6 种组织 N - 聚糖可被认为是卵巢癌患者对化疗耐药的潜在标志物。

N - 糖基化也能通过影响一些受体的功能来影响肿瘤细胞对药物的耐受性。表皮生长因子受体（EGFR）是一种 N - 糖基化的跨膜蛋白，是经批准可用于治疗非小细胞肺癌（NSCLC）患者的口服生物利用剂厄洛替尼的靶标。研究者在这项研究中检查了衣霉素抑制 EGFR N - 糖基化和刺激内质网应激是否增强了厄洛替尼诱导的 NSCLC 细胞系的生长抑制。数据表明衣霉素显著增强了肺癌细胞对厄洛替尼的敏感性，特别是使耐药细胞系对厄洛替尼敏感，并且这种致敏作用可能与激活内质网应激途径和抑制 EGFR N - 糖基化有关。

P - 糖蛋白（P - glycoproteins）是高度糖基化的质膜蛋白，可通过从细胞中泵出多种不同的药物来赋予其多药耐药性。研究表明，N - 糖基化有助于 P - 糖蛋白的稳定性，但对药物转运本身没有作用。缺失突变体显示耐药性明显降低，即使在质膜中具有高水平的 P - 糖蛋白也是如此。

3. N - 糖基化和肿瘤血管生成

血管生成是指从已有的毛细血管或毛细血管后静脉发展而形成新的血管，主要包括激活期血管基底膜降解，血管内皮细胞的激活、增殖、迁移，重建形成新的血管和血管网，这是一个涉及多种细胞多种分子的复杂过程。研究表明，新生血管的生长和成熟是一个相当复杂和协调的过程，血管的形成与发展取决于血管生成促进因子和抑制因子的动态平衡，需要细胞与细胞、细胞与基质的相互作用，需要一系列的受体被激活，并由多种促血管生长因子和血管生成抑制因子调节。

血管生成信号的关键诱因，例如，血管内皮生长因子受体2（VEGFR2）、成纤维细胞生长因子受体-1（FGFR1）、Notch 和 Tie 受体及血管内皮细胞钙黏蛋白整联蛋白和免疫球蛋白样细胞黏附分子（Ig-CAMs）高度糖基化。这些受体和其他受体糖基化的总体变化可能会对它们的生物学活性和与其他分子的相互作用产生广泛的影响。

EGFR2 是一种高度 N-糖基化的受体酪氨酸激酶，在包括癌症在内的生理和病理情况下均参与促血管生成信号传导。使用糖苷水解酶和激酶测定及免疫沉淀和基于 MS 的分析发现，VEGFR2 中 Asn-247 位点的 N-连接聚糖阻碍了内皮细胞中 VEGF 配体介导的受体激活和信号传导。研究证据表明：与细胞表面相关的 VEGFR2 在 Asn-247 处显示唾液酸化 N-聚糖；相反，附近的 Asn-145 和 Asn-160 位点含有较低水平的唾液酸化 N-聚糖和较高水平的高甘露糖 N-糖基化聚糖。此外，用唾液酸封端的 VEGFR2 Asn-247 连接的聚糖与配体介导的 VEGFR2 激活相反，而无盖的去唾液酸聚糖则有利于该受体的激活。因此研究者提出，N-糖基化，特别是唾液酸对 Asn-247 处 N-聚糖的封端，可调节内皮细胞中 VEGFR2 的配体依赖性激活和信号传导。特定 VEGFR2 糖基化位点的酶促去除或突变会放大配体依赖性 VEGFR2 的激活和信号传导，表明 VEGFR2 的血管生成信号也受糖基化变化的影响。

内皮细胞（EC）代谢被认为是血管生成的驱动力之一。被研究报告鉴定为牛和人微血管 EC 的 EC 丝裂原和生存因子的己糖胺 D-甘露糖胺（ManN），并与 VEGF 加成。ManN 抑制 EC 中的糖基化并诱导 N-聚糖和 O-聚糖谱发生显著变化。进一步研究证明，ManN 和两种 N-糖基化抑制剂通过 JNK 激活和内质网应激引起的未折叠蛋白应答刺激 EC 增殖。ManN 在小鼠皮肤损伤模型中导致血管生成增强。ManN 还促进小鼠后肢缺血模型中的血管生成，与对照组相比，肢体血流恢复加快。另外，眼内注射 ManN 诱导视网膜新血管形成。因此，抑制蛋白糖基化后应激途径的激活可以促进 EC 增殖和血管生成，并可能代表治疗缺血性疾病的治疗策略。

在肿瘤的发生和发展中，血管生成发挥了巨大作用。研究者在肿瘤血管生成中广泛观察到异常糖基化，肿瘤微环境产生改变的聚糖可能会导致癌症的进展和侵袭性。肿瘤组织中的血管通常用于运输氧气和营养从而导致肿瘤的进展和转移。异常糖基化通过降解细胞外基质以激活血管生成信号通路来促进肿瘤血管生成。肿瘤血管生成是浸润实体瘤内皮细胞的繁殖过程，这个过程导致已经存在的血管中新血管的萌芽和成熟。肿瘤细胞可以通过释放与相邻细胞中各自受体结合的血管生成分子，或者通过旁分泌信号传导促进血管发芽，从而与肿瘤微环境发生相互作用。这些血管对于提供营养和氧气以帮助肿瘤生长必不可少的。当癌细胞通过血液循环系统并在远处形成继发性肿瘤时，就会发生肿瘤转移。

靶向血管内皮生长因子（VEGF）治疗为肿瘤患者带来的临床益处是短暂的，患者可能会面临复发的问题。学界确定了一种糖基化依赖性途径，该途径可以补偿同源配体的缺失，并保留对 VEGF 阻断的血管生成作用。EC 表面糖原的重塑选择性调节了半乳凝素 - 1（Gal1）的结合，该结合在识别 VEGFR2 上的复杂 N - 聚糖后激活了 VEGF 样信号传导。抗 VEGF 敏感肿瘤中的血管表现出高水平的 α2 - 6 - 连接的唾液酸，阻止了 Gal1 的结合。相反，分泌的抗 VEGF 难治性肿瘤增加了 Gal1，其相关脉管系统显示出糖基化模式，促进了 Gal1 与 EC 的相互作用。EC 中 β1 - 6GlcNAc 分支的中断或肿瘤来源的 Gal1 的沉默将难治性转化为抗 VEGF 敏感性肿瘤，而消除 α2 - 6 联结的唾液酸则赋予了对抗 VEGF 的抗性。Gal1 - N - 聚糖轴的破坏促进了血管重塑，免疫细胞流入和肿瘤生长抑制。

PKN 是与 PKC 相关的保守家族成员，是第一个被鉴定为小 GTPase Rho 靶标的蛋白激酶。PKN 参与各种功能，包括细胞骨架排列和细胞黏附。一项研究显示其生成了具有 PKN3 靶向缺失的小鼠。*PKN3* 基因敲除（KO）小鼠是有活力的，并且发育正常。然而，PKN3 的缺乏对血管生成有影响，如体外离体主动脉环测定和体内角膜囊袋测定中微血管发芽的显著抑制。此外，当从尾静脉给药时，PKN3 KO 小鼠表现出黑色素瘤细胞的肺转移受损。重要的是，小干扰 RNA（siRNA）敲低 PKN3 会诱导 HUVEC 中细胞表面糖蛋白（包括 ICAM - 1，整联蛋白 β1 和整联蛋白 α5）的糖基化缺陷。这些数据提供了第 1 个体内遗传学证明，PKN3 在血管生成和肿瘤转移中起关键作用，而细胞表面糖蛋白的成熟有缺陷可能是这些表型的基础。

六、N - 糖基化修饰的临床应用

蛋白质的 N - 糖基化修饰机理已在临床上大量应用，包括诊断标志物、疫苗、拟糖药物等。

糖蛋白抗原是由与细胞膜成分异常糖基化而形成的抗原，现已有多种糖蛋白抗原作为临床肿瘤标志物：①CA15 - 3 分子量约 400kDa，是乳腺细胞上皮表面糖蛋白变异体。CA15 - 3 可作为乳腺癌辅助诊断、术后随访和转移复发的指标，对晚期乳腺癌有较高的诊断率。在肺癌、结肠癌、胰腺癌、卵巢癌、子宫颈癌、原发性肝癌等疾病中也有一定的诊断价值。②CA12 - 5 为卵巢癌的主要标志物，在其他肿瘤中也有参考价值。③CA19 - 9 为唾液酸化的 N - 岩藻戊糖 Ⅱ，或称胃肠道碳水化合物抗原（GICA），正常人血清 CA19 - 9 < 37U/mL。研究者已发现胃肠道恶性肿瘤患者 CA19 - 9 浓度升高，在其他肿瘤中也可升高，如胰腺癌、结肠癌、肝癌等。还有其他很多临床应用广泛的肿瘤或其他疾病的诊断标志物都是糖基化修饰相关的蛋白抗原，研究探索不同疾病中蛋白质糖基化水平的异常表达意义非凡。

研究发现，肿瘤中多数蛋白质的 N - 糖基化修饰位点和正常人体内表达不一致，这些修饰位点可以作为疫苗开发的靶点。这一策略不仅可以诱导针对聚糖和糖蛋白的特异性免疫反应（涉及 T 细胞和抗体），还可以通过识别凝集素免疫受体"阻断"癌症碳水化合物结构，例如，抑制性聚糖结合受体（GBR）的特异性抗体可用于阻断凝集素 - 聚糖相互作用，从而形成耐受性肿瘤微环境；针对肿瘤聚糖或糖基化抗原的单克隆抗体（mAb），可通过基因工程增强效应器功能，如抗体依赖性细胞毒性（ADCC）或补体激活，毒素（产生免疫毒素）或糖苷酶结合物也可以被修饰；通过它们的酶活性，可以去除特定的聚糖，产生新的聚糖特异性单克隆抗体，促进抗聚糖嵌合抗原受体（CAR）T 细胞的产生。同时，糖修饰的肿瘤抗原被用于体内靶向树突状细胞（DC），以诱导产生肿瘤特异性 CD4$^+$、CD8$^+$ T 细胞、TCR 和 T 细胞受体，进而用于肿瘤的靶向治疗中。

除了通过糖组学或糖蛋白组学发现生物标记物外，糖相关疫苗、抗体治疗或糖识别分子，即基于糖的治疗或糖模拟物，是未来有希望的策略。最近，有公司开发了一种糖模拟分子，可抑制参与炎症过程的 E 选择素、L 选择素和 P 选择素，它将是治疗镰状细胞病相关血管闭塞性疼痛的一种有前途的药物。这表明拟糖药物是有希望的新候选药物。

生物药（如单克隆抗体和 Fc 抗体融合蛋白）是快速发展的一类治疗性药物，大部分生物药携带糖基化修饰，尤其是 N - 糖修饰。其中重组单抗药物主要是 IgG 型抗体，其包括识别抗原性表位的 Fab 片段和招募分子等作用的 Fc 片段，Fc 片段的 CH2 区（Asn297）和 Fab 片段都可能发生糖基化，其中 Fc 片段糖基化可以促进单抗药物的稳定性和可溶性，减少形成聚体的趋势，并且糖基化水平可以促进或消除抗体的效应子功能。例如：无核心岩藻糖可以提高 IgG 与 FcγRⅢa 受体的亲和力，增强抗体依赖的细胞介导的毒性作用（ADCC）；糖链末端半乳糖苷的存在可以增强补体依赖的细胞毒性作用（CDC）；唾液酸化程度会影响 ADCC 活性和抗体结构稳定性；末端 GlcNAc 残基可提高 CH2 区的热稳定性；末端高甘露糖残基对单克隆抗体药物的药代动力学有显著影响。随着基因编辑技术的发展，可以构建一系列敲除或敲低单个基因或一系列基因的工程细胞用于生产重组单抗药物。Yang 等通过 ZFNs 敲除 CHO 细胞的一系列糖基转移酶，产生了不同种类、糖型一致的重组蛋白人红细胞生成素，如 α - 2，3 连接唾液酸加帽的糖链。Rillahan 等利用 RNAi 技术在水生植物小浮萍中敲低 α - 1，3 - 岩藻糖基转移酶和 β - 1，2 - 木糖基转移酶基因的表达，从而优化了抗人 CD30 的单克隆抗体的糖基化，产生的单克隆抗体糖型均一，ADCC 和效应子功能更强。鉴于生物药糖修饰受到生产工艺等多种因素的影响，要产生理想且一致性的糖修饰，对生产工艺要求极高。而针对糖基化的结构和批次一致性分析也是生物药质量监控的重要一环。

蛋白质糖基化作为一种复杂多样的翻译后修饰类型，广泛影响蛋白质的结构和功能，在生物体内发挥着复杂调控作用。尽管与基因组学和蛋白质组学相比还不成熟，但是随着富集方法、质谱鉴定方法和生物信息技术的突破性发展，糖基化蛋白质组学的研究已经呈现飞速发展的势头，有助于全面了解糖修饰蛋白的结构和种类，把握糖基化修饰与肿瘤和其他疾病发生发展的关系，并对研发新型糖蛋白药物、发现新的诊断标志物和治疗靶点产生深远影响。

第二节　O-糖基化

一、O-糖基化的结构和物理性质

蛋白质参与生命活动的各个环节，维持机体的正常生理功能，特定蛋白功能的异常变化是导致肿瘤、脂肪肝、糖尿病、神经系统等多种疾病发生发展的重要因素。蛋白质的功能与其三级结构密切相关，而氨基酸序列则是决定蛋白特定三级结构的基础，其中关键的氨基酸残基缺失或被替代将会严重影响蛋白的空间构象，进而引发各种疾病。同时，蛋白质的功能还与其表达含量有关，更依赖于蛋白自身活性的变化。翻译后修饰（PTM）是调节蛋白质功能活性的主要方式之一。通过对翻译后的蛋白质进行甲基化、乙酰化、泛素化、糖基化、磷酸化等化学修饰，进一步使其成为具有特定生物学功能的成熟蛋白质，从而改变蛋白质的化学性质或结构。近年来，随着基础研究的深入，人们发现各类疾病中均存在异常的翻译后修饰方式，糖基化修饰是一种重要的翻译后修饰方式，通过调节蛋白质的功能、构象、定位、转运、稳定性以及蛋白质间的相互作用，密切参与了细胞多种生理和病理过程。O-GlcNAc糖基化是一种重要的翻译后修饰方式，主要由糖基转移酶和糖苷水解酶介导，能够响应营养条件和环境的变化，通过维持生物体内多种蛋白质糖基化水平的动态平衡，参与代谢、DNA的损伤修复、细胞增殖、免疫等生理过程。

糖基化修饰是一种重要的翻译后修饰方式，通过调节蛋白质的功能、构象、定位、转运、稳定性及蛋白质间的相互作用，密切参与了细胞多种生理和病理过程。O-GlcNAc糖基化是一种重要的翻译后修饰方式，主要由糖基转移酶O-连接N-乙酰葡糖胺转移酶（OGT）和糖苷水解酶O-连接N-乙酰葡糖胺糖苷酶（OGA）介导，能够响应营养条件和环境的变化，通过维持生物体内多种蛋白质糖基化水平的动态平衡，参与代谢、DNA的损伤修复、细胞增殖、免疫等生理过程。

O型β-N-乙酰葡糖胺（O-GlcNAc）修饰作为一种非经典的糖基化修饰方式，于1983年由美国约翰斯·霍普金斯大学的G. W. Hart等最先发现。研究者在分析血液淋巴细胞膜上的糖链时，意外发现这种糖基化修饰方式，它广泛存在于细胞浆和细胞核中，是发生在蛋白质丝氨酸和苏氨酸上的一种动态可逆的翻译后修饰。相较于传统的糖基化修饰方式，O‐GlcNAc 修饰主要有以下 4 个方面的特征，分别是：①在细胞内发生修饰的位置不同，除少数特殊情况以外，O‐GlcNAc 修饰主要发生在核和细胞质的蛋白上。②糖链的组成不同，O‐GlcNAc 修饰仅由单一的单糖组成。③O‐GlcNAc 修饰是一种动态且快速可逆的修饰方式。④催化和去除糖基化修饰的反应酶不同，O‐GlcNAc 修饰是由独特的 OGT 催化，再经由特异性 O‐GlcNAc 的糖基水解酶 OGA 去除蛋白质上修饰的糖链。

迄今为止，已有大量研究表明，O‐GlcNAc 修饰与癌症、神经退行性疾病和糖尿病等多种疾病密切相关。然而值得注意的是，直到最近才有研究报道发现 OGT 基因的突变与智力障碍直接相关。但是，OGT 的突变是如何导致疾病？在 OGT 突变致病的这一过程中有哪些特定蛋白的功能受到干扰？这些科学问题仍有待进一步研究确定。

本章将对 O‐GlcNAc 修饰的相关内容进行重点阐述。

（一）O‐糖基化结构特点

O‐糖基化是将活化的糖基逐一转移到蛋白质氨基酸的侧链羟基，生成 O‐糖苷键的一种糖基化方式，这种侧链羟基包括丝氨酸和苏氨酸的醇羟基、酪氨酸的酚羟基（如糖原蛋白）及羟赖氨酸的羟基（如胶原蛋白）。O‐连接糖蛋白的的糖基化位点序列仍不清楚，由多肽链的二级和三级结构决定，常集中在蛋白分子的丝氨酸和苏氨酸且周围有脯氨酸的序列中。与 N‐糖链相比，O‐糖链结构的分支较少，常是双天线结构，但连接形式较丰富，包括 O‐乙酰葡糖胺、O‐乙酰半乳糖胺和 O‐岩藻糖等多种连接形式。

1. 以 O‐乙酰葡糖胺连接的糖链

早在 1983 年，O‐GlcNAc 就已被发现，研究人员在利用半乳糖转移酶和氚放射性核素标记的底物 UDP‐半乳糖，在小鼠 B、T 淋巴细胞和巨噬细胞中寻找带有 N‐乙酰葡糖胺末端的糖蛋白时偶然发现了这种糖基化修饰。O‐GlcNAc 修饰与其他常见的糖基化修饰不同，它只发生在细胞核和细胞质中，形成简单的糖链结构，并且多次以不同速率在一个多肽分子的不同位点进行糖链的修饰和水解脱落，根据细胞内外微环境的改变快速可逆地动态调节，进而参与细胞多种生理病理过程的调控。该修饰由糖基转移酶 OGT 和糖苷水解酶 OGA 介导，这两种酶常处在一个复合物中，由不同的调节因素决定目的蛋白的修饰。而在多数情况下，O 型 N‐乙酰葡糖胺修饰的功能和结构都更类似于经典的磷酸化修饰。越来越多的研究表明，细胞中大多数的转录因子和蛋白激酶都受 O‐GlcNAc 修饰，使这些蛋白质的功能发生改变，调节下游分子，进而改变细胞的许多功能，例如，基因的转录表达调控过程。

细胞 O‐GlcNAc 水平的变化是响应各种生理和病理刺激而发生的，O‐GlcNAc 稳态失调与多种疾病有关。OGT 基因的缺失是胚胎致死，在细胞培养中，小鼠胚胎成纤维细胞（MEF）在 OGT 被敲除后约 4~5d 死亡。尽管 OGA 敲除后小鼠能够存活，但约 90% 在出生后 24~48h 内死亡。由 OGA（dnOGA）以组织特异性方式过度表达诱导的 O-GlcNAc 水平慢性增加导致骨骼肌细胞凋亡和心脏代谢改变。因此，维持 O-GlcNAc 稳态对于细胞和组织的正常生理功能是必不可少的。研究认为存在支持正常生理过程的最佳 O-GlcNAc 修饰范围，而超出该范围会导致细胞功能障碍。因此，研究者提出为了保持在这个最佳范围内，OGT 和 OGA 共同形成一个"缓冲"系统以响应 O-GlcNAc 修饰的适度变化。

多年来的观点认为，调节细胞 O-GlcNAc 水平的主要机制是营养信号，因此在营养过剩的情况下，如高血糖，O-GlcNAc 水平会增加，如果葡萄糖水平下降，O-GlcNAc 水平会降低。这一概念与以下事实一致，即绕过 GFAT 的葡糖胺导致 UDP-GlcNAc 的合成不受控制并增加 O-GlcNAc 水平。这也使葡萄糖胺能够在药理学上用于增加 UDP-GlcNAc 合成和 O-GlcNAc 水平。然而，通过增加外源性葡萄糖或通过胰岛素刺激使葡萄糖摄取增加引起的葡萄糖利用率的急剧变化对细胞 O-GlcNAc 水平几乎无影响，这也与葡萄糖增加 5 倍对离体心脏灌注中氨基己糖生物合成通路（HBP）通量没有影响的报道一致。但这种反应可能因细胞类型和治疗持续时间不同而有很大差异。此外，OGT 活性对 UDP-GlcNAc 浓度非常敏感，在不同 UDP-GlcNAc 浓度下，UDP-GlcNAc 表现出多个表观米氏常数值。因此，UDP-GlcNAc 浓度的变化可以直接影响整体和组织特异性的 OGT 活性和 O-GlcNAc 水平。

然而，虽然作为调节机制的营养感受器是一个有价值的概念，但它没有阐明因响应不同刺激而发生的 O-GlcNAc 修饰变化率差异大的原因。例如，神经母细胞瘤细胞的去极化显著增加了 OGT 活性，可使其在 1min 内达到峰值，导致 O-GlcNAc 水平升高，中性粒细胞的刺激导致 O-GlcNAc 在 30s 内约增加 5 倍，之后 5~10min 内保持正常水平。而压力引起的 O-GlcNAc 水平升高，例如，缺血或热休克，会在数分钟到数小时内发生。相反，在某些疾病中，例如，癌症、糖尿病或心脏肥大，O-GlcNAc 水平会长期升高，导致我们对这种稳态 O 重置的机制——正常范围之外的 GlcNAc 水平仍然知之甚少。如上所述，GFAT、OGT 和 OGA 都被磷酸化修饰，表明这些翻译后修饰可能有助于 O-GlcNAc 糖基化修饰的动态调节。

2. 以 O-乙酰半乳糖胺连接的糖链

O-乙酰半乳糖胺（O-GalNAc）糖链是糖链通过乙酰半乳糖胺和丝氨酸、苏氨酸的羟基结合，其他糖基再通过不同的核心结构方式与乙酰半乳糖胺相连接。但 O-GalNAc 糖链的多种连接方式只能连接较少的糖链残基，形成较短的糖链，其中最常见的是核心结构是半乳糖-β-1-3 乙酰半乳糖胺-α-丝氨酸/苏氨酸，这种糖链具有免疫原性，被称为 Tn 抗原，存在于许多糖蛋白和黏附蛋白分子中，在生理病理过程中发挥重要作用。

O-岩藻糖基化是一种重要修饰，在发育相关信号分子 Notch 的功能调控中发挥关键作用。由 GDP - 岩藻糖 - 蛋白岩藻糖基转移酶（POFUT）催化 O - 岩藻糖修饰，这种修饰发生在 Notch 受体蛋白的 EGF 样结构域的第 2 个和第 3 个保守半胱氨酸残基间的丝氨酸或苏氨酸残基，调节 Notch 信号通路，影响相关下游基因的功能。

（二）O - 糖基化的物理性质

O - GlcNAc 糖基化修饰的底物为二尿嘧啶乙酰葡糖胺（UDP - GlcNAc），UDP - GlcNAc 是细胞内葡萄糖、氨基酸、脂肪酸和核苷酸等物质进入氨基己糖生物合成途径（HBP）的终末产物，糖基转移酶 OGT 通过将其催化共价结合到目的蛋白的丝氨酸或苏氨酸残基上，糖链的连接能够改变蛋白的识别和结合能力，影响蛋白质的稳定性，改变蛋白间的相互作用，而糖苷水解酶 OGA 负责水解去除糖链。O - GlcNAc 糖基化高度依赖于细胞的能量状态，对热休克、缺氧和营养剥夺等细胞内外环境的改变极其敏感。因此，O - GlcNAc 糖基化可作为细胞能量和应激的感受器参与调节细胞转录、翻译、信号转导和代谢等一系列生理病理过程。

二、O - 糖基化的调控方式

（一）O - 糖基化修饰相关酶

1. O - 糖基转移酶 OGT

OGT 在生物体中广泛表达且具有高度保守性。根据 TPR 序列的长短差异，哺乳动物 OGT 主要分为 3 种亚型：ncOGT（最长序列），mOGT（线粒体 OGT，中间型），sOGT（最短序列）。OGT 的这 3 种异构体都有相同的羧基末端和磷酸肌醇结合域，只是氨基端的四肽重复序列重复次数不同。人源 OGT 是由 2 个 110kDa 和 78kDa 亚基构成的异质三聚体，在细胞核和胞浆内都有表达，并且 OGT 在肝、胰腺、结肠、心脏和大脑等多种组织中均表达，其中以胰腺中的表达量最高。OGT 是一种双功能蛋白，包括 C 端的催化结构域和 N 端的 TPR 结构域，蛋白质糖基化修饰水平的高低和底物 UDP - GlcNAc 的含量直接相关。晶体结构的相关研究表明，OGT 的催化结构域处有一个核苷酸结合域，并且 TPR 晶体结构显示为二聚体，亚基间通过形成一个界面从而更好地帮助 OGT 对蛋白质进行糖基化修饰。TPR 结构域通过一个柔性铰链区与催化核心分离，同时，这种柔性铰链区允许 TPR 域在空间上旋转，可能由此限制或允许催化核心与蛋白质底物的结合，使 OGT 蛋白对底物具有一定的特异性。

OGT 的催化结构域仅占蛋白质总分子量的很小一部分，其余部分主要由 TPR 组成。TPR 由 34 个氨基酸基序组成，通过重复形式聚集以形成 α - 螺旋超螺旋，在 OGT 与目标底物蛋白的相互作用中发挥关键作用。对 TPR 结构域在调节 OGT 底物选择性方面的重要性进行观察发现，仅对 TPR 中的两个天冬氨酸残基进行修饰，就能够显著改变 OGT 的底物偏好。虽然大多数 OGT 底物需要 TPR 结构域，才能发生 O - GlcNAc 修饰；然而，仍存在一些蛋白质仅与催化区域相互作用。OGT 以同型二聚体的形式存在，而这种二聚化也需要 TPR 结构区域；然而，这种相互作用的体外破坏并没有改变 OGT 活性。尽管 OGT 二聚化的功能目前尚不清楚，但其可用于稳定与特定底物的相互作用。例如，TPR 6－7 区域的突变会阻止 OGT 二聚化，降低 Nup62 上的 O－GlcNAc 水平。

O－GlcNAc 修饰的明确共有序列尚未确定，因此，我们对 OGT 结构、功能及其与分子的相互作用和底物特异性机制的了解仍然有限。研究表明 UDP－GlcNAc 和肽之间的相互作用在肽相对于活性位点的方向，活性位点有助于底物选择。此外，OGT 偏爱具有紧密接近的脯氨酸和支链氨基酸的 Ser/Thr 残基，导致延长的肽方向也表明活性位点施加了一定程度的序列约束，从而进行底物选择。然而，被广泛接受的观点是 OGT 底物的选择在很大程度上取决于与 TPR 域的结合。TPR 结构域对于大多数蛋白质的 O－GlcNAc 修饰是必不可少的，特定底物与特定 TPR 区域相互作用的事实支持了这一观点。例如，在脑组织中，ataxin－10（Atx－10）与 TRP 6－8 结合，而 mSIN3A、10－11 易位（TET）2/3 和贩卖驱动蛋白 1（TRAK1）都需要 TPRs1－6。此外，TPR 结构域中仅两个天冬氨酸残基的突变改变 OGT 活性及目标特异性。结构研究揭示了 TPR12－13 周围的铰链区，这可能会影响蛋白质底物进入 OGT 的活性位点。还有证据表明，在某些情况下，sOGT 可以作为 ncOGT 的负调节剂。TPR 结构域的重要性反映在观察结果中，即该区域的错义突变导致 OGT 功能降低和神经发育异常。OGT 活性和底物识别也可通过 OGT 在 Ser、Thr 和酪氨酸（Tyr）残基上的磷酸化来调节。在 OGT 上已经报道了近 20 个不同的磷酸化位点，其中许多是通过大规模蛋白质组学研究确定的。虽然这些位点中的许多位点的功能及负责其磷酸化的激酶的功能仍然未知，但已经对一些位点进行了表征。例如，胰岛素通过激活胰岛素受体（IR）来增强 OGT 的 Tyr 磷酸化，糖原合酶激酶（GSK）－3β 磷酸化 Ser－3/4 上的 OGT，导致 OGT 活性增加，AMPK 磷酸化 Thr－444，导致亚细胞定位和底物结合靶标发生变化。此外，OGT 在 Ser－20 中被检查点激酶 1（Chk1）磷酸化，导致 OGT 稳定，这是胞质分裂所必需的。OGT 上的 Ser－20 也是 CaMK II 的目标，可增加其活性。位于 TPR 结构域中的 Ser－389 的 O－GlcNAc 修饰调节 OGT 核定位。OGT 中的 Ser 440 3/4 也是 O－GlcNAc 修饰的位点，但是这种修饰功能还有待确定。最近的研究集中在某些磷酸化位点中，在 sOGT 中，Thr－12 或 Ser－56 突变为丙氨酸，显著改变了超过 500 种蛋白质的底物结合。OGT 也在多个残基上被乙酰化；虽然这种修饰的影响尚不清楚，但其中 2 个位点出现在 1 个催化域内这一事实表明它们可以以某种方式调节 OGT 活性。

OGT 靶向特定蛋白质也可以通过其与接头或支架蛋白的相互作用发生，这些蛋白质在 OGT 上募集底物。例如，在禁食期间的患者肝脏中，宿主细胞因子 1（HCF1）将 OGT 靶向过氧化物酶体增殖物激活受体 γ 共激活因子 1－α（PGC－1α），其中 O－GlcNAc 修饰可增加 PGC－1α 稳定性并上调糖异生基因。其他此类相互作用包括将 OGT 募集到神经丝重多肽（NFH）的 p38MAPK、防止 OGT 降解的 REV - ERBα 和 OGA 增加 OGT 和丙酮酸激酶异构体 M2（PKM2）之间的相互作用。OGT - OGA 相互作用的潜力增加了"O - GlcNAczyme"复合物的可能性，这与 O - GlcNAc 修饰的快速和可逆变化一致。胰岛素治疗导致 OGT 从细胞核转移到细胞质和质膜，营养物质可用性的变化也导致 OGT 在细胞核和细胞质之间的重新分布。3 种 OGT 亚型在亚细胞定位上也表现出差异，并且随着同种型之间 TPR 区域的差异，可导致不同的蛋白质组亚型；然而，这仅在体外研究中得到证实。除了作为糖基转移酶的作用外，OGT 还具有蛋白酶活性；尽管迄今为止只鉴定了一种蛋白水解底物，即转录共调节因子 HCF1。为了充分发挥共同调节剂的作用，HCF1 需要进行蛋白水解切割；然而，直到 2011 年，当两份报告表明 OGT 发挥了关键作用时，在这一过程中这种情况发生的机制仍然难以捉摸。这些研究表明 UDP - GlcNAc 和 OGT 都是 HCF1 蛋白水解所必需的，这与 HCF1 的 O - 糖基化是必要的概念一致。最初研究者认为 OGT 具有特定的蛋白酶活性位点；然而，随后的研究表明 HCF1 的一端与 OGT 的 TPR 结构域结合，并且糖基转移酶活性位点的切割区域与常规糖基化底物的切割区域相似。此外，这些研究还表明，UDP - 5SGlcNAc 以与 UDP - GlcNAc 相同的方式与 OGT 活性位点结合，但对糖基转移酶具有抗性，可抑制 HCF1 的水解。OGT 介导的 HCF1 裂解的作用尚不清楚。然而，它可能代表细胞代谢与细胞周期调节之间的联系，有报道称 OGT/HCF1 复合物本身是葡萄糖代谢的重要调节剂。

2. O - 糖苷水解酶 OGA

OGA 又被称为己糖胺酶 D，最早是在细胞组提取物中被发现，主要分布在胞浆中，核内仅存在少量表达。MGEA5 作为 OGA 的编码基因，具有高度保守性，在心肌、胰腺、骨骼肌和肝等多种组织中都有表达。人源 OGA 具有 3 种分型，即 fOGA、vOGA 和 sOGA，这 3 种 OGA 亚型都具有糖苷水解酶活性，其中 fOGA 主要分布在细胞质内，vOGA 则主要在细胞核内，而 sOGA 主要在内质网和脂滴中。研究发现 OGA 的 N 末端结构域含有糖苷水解酶活性。对 OGA 细菌同系物的晶体结构的研究发现 OGA 糖苷水解酶活性与 2 个天冬氨酸残基有关，这 2 个残基起着酸性催化剂的作用。值得注意的是，OGA 蛋白的 C - 末端结构域具有 1 个与 GCN5 有关的组蛋白乙酰转移酶（HAT）样结构域。然而，该结构域的组蛋白乙酰转移酶活性仍然存在争议。

研究表明全长 hOGA 对结晶具有抗性，因此，大部分初始结构和机械信息来自 OGA 的细菌同源物。2017 年，3 项独立研究报告了 hOGA 使用不同的、具有催化功能的、截短形式的蛋白质的晶体结构。在所有 3 项研究中，一个关键且出人意料的发现是 hOGA 形成了一种专性同二聚体，其中一个单体的茎结构域位于另一个单体的催化位点上。这种安排的结果是产生了一个底物结合位点，由保守的疏水残基组成，这支持二聚体是 OGA 的活性形式的观点。进一步结构分析表明，OGA 可能优先从某些位点去除 O – GlcNAc，表明 OGA 可能与 OGT 在调节 O – GlcNAc 周转方面是平等的合作伙伴。此外，据报道，OGA 上的许多特定残基有助于其与不同肽底物的相互作用，这对 O – GlcNAc 修饰对不同蛋白质的差异调节有影响。虽然现在 OGA 的活性位点比以往任何时候都更好地表征，但我们对于其他区域，包括低复杂性区域和伪 AT 域仍然知之甚少。OGA 包括有催化区域和 HAT 结构域，最新的结构分析研究显示 OGA 可以形成一种独特的二聚体结构，两个单体有一段结构域彼此相互覆盖，构成一个结合裂隙，这个底物结合裂隙被认为是 OGA 识别蛋白底物的机制，这种独特的结构特征对于探究 OGA 所发挥的调控作用和机理具有十分重要的意义。

与 OGT 类似，OGA 也受到磷酸化和 O – GlcNAc 修饰的影响。至少有 20 个不同的 Ser、Thr 和 Tyr 磷酸化位点已被 MS 定位在糖基水解酶和假 HAT 结构域中，然而这些修改对 OGA 活性的影响尚未确定。有趣的是，OGA 上的 Ser 405 O – GlcNAc 修饰位点位于中央低复杂性区域，这也是 OGA 与 OGT 相互作用的区域。因此，该残基的 O – GlcNAc 修饰在调节 OGT 和 OGA 之间的相互作用中起作用。OGA 在 Lys – 599 的茎结构域中也被乙酰化。

（二）O – 糖基化修饰调控方式

1. 转录活性

OGT 和 OGA 的转录调控尚未得到充分研究，有许多研究表明它们相互调节且 O – GlcNAc 修饰本身可能有助于它们的转录调节。例如，在 OGT 敲除 MEF 中，OGT 的缺失与 OGA 的减少平行。通过 OGA 抑制增加 O – GlcNAc 水平表明 OGA 转录依赖于 O – GlcNAc。另有其他研究报告称，低 O – GlcNAc 水平有助于增加 OGT 转录。

目前 OGT 和 OGA 相互调节最有力的证据来自 Qian 等的报道，他们称 OGA 的过表达导致 OGT 转录增加，而用 siRNA 敲低 OGA 可以显著降低 OGT 水平。使用 OGT 和 OGA 的启动子荧光素酶报告基因，他们清楚地证明了相互转录调节。他们还表明 OGA 与 p300m、组蛋白乙酰转移酶和转录因子 CCAAT/增强子结合蛋白 – β（C/EBP – β）协同促进 OGT 转录。E2F 转录因子 1（E2F1）是 OGT 和 OGA 的阻遏物。已经表明 E2F1 活性本身可能受 O – GlcNAc 修饰的调节，这说明 O – GlcNAc 可以调节 OGT 和 OGA 转录存在的另一种机制。

OGT 启动子包含一个 TATA 框，这可能有助于 OGT 转录，而 OGA 转录不依赖于 TATA 框。在巨噬细胞中，Cullin 3（CUL3）是一种 E3 泛素连接酶，据报道以核因子 E2 相关因子 2（Nrf2）依赖性方式下调 OGT 表达。维持 O – GlcNAc 稳态的另一个潜在机制是 OGT 和 OGA 的选择性剪接导致内含子保留，这受 O – GlcNAc 水平变化的调节。因此，当 O – GlcNAc 水平高时，由于内含子保留可导致 OGT 核保留增加；而 O – GlcNAc 低水平会减慢这一过程，从而减少或增加 OGT 蛋白。相反，低 O – GlcNAc 水平会增加 OGA 的核保留。值得注意的是，这些变化发生得相对较快，表明 O – GlcNAc 介导的 O – GlcNAc 稳态调节的一种潜在重要机制。许多微小 RNA（miR），包括 miR－101、200a/b、423－5p 等被报道可以通过靶向 OGT 调节 O－GlcNAc 水平或 OGA。因此，虽然我们对 OGT 和 OGA 介导的转录调控有了一定程度地了解，但这些途径的生理作用仍有待进一步明确。

O－GlcNAc 稳态更令人费解的方面之一是葡萄糖缺乏导致整体细胞 O－GlcNAc 水平显著增加。这在 HepG2 细胞中首次被报道，在去除葡萄糖后 12h，O－GlcNAc 水平约增加了 8 倍，同时 UDP－GlcNAc 水平约降低了 40%，表明 HBP 通量增加没有满足升高的 O－GlcNAc 修饰。随后一项研究得出了类似的结论，因为添加 50～100μm 氨基葡萄糖阻止了由于葡萄糖缺乏导致的 O－GlcNAc 增加。与此相反，有报道称葡萄糖剥夺引发的糖原降解为 O－GlcNAc 修饰提供了底物。此外，未折叠蛋白反应（UPR）的调节剂 ATF4 会增加 GFAT1 表达以响应葡萄糖剥夺和 ATF4 抑制或敲低阻止 O－GlcNAc 和 GFAT1 的增加。研究者还建议 ATF4 与另一种 UPR 相关蛋白 X－box 结合蛋白 1（XBP1）一起介导 GFAT1 的稳态水平。这与先前的报告一致，该报告表明压力诱导的 O－GlcNAc 增加是通过 XBP1 增加 GFAT1 蛋白水平介导的。葡萄糖剥夺增加了 OGT 和 OGA 的 mRNA 水平，然而，这与两种蛋白质水平的增加无关。

值得注意的是，O－GlcNAc 水平的这种增加需要细胞外 Ca^{2+}，而 CaMKⅡ的抑制减弱了对葡萄糖剥夺的反应。虽然养分利用率曾经被认为是细胞 O－GlcNAc 稳态的主要调节因素，但越来越明显的是，它只是众多因素中的一个。我们对转录调控的了解正在增长，但仍然有限，磷酸化在调节 GFAT 和 OGT 活性中的作用正在改善；然而，磷酸化在调节 OGA 活性中的作用正在探索中。有证据表明，Ca^{2+} 介导的 CaMKⅡ激活有助于 O－GlcNAc 稳态，这与激动剂诱导的 O－GlcNAc 快速增加不依赖于营养物质的可用性或 GFAT1、OGT 和 OGA 的转录调节一致。

2. 激酶活性

细胞 O－GlcNAc 水平的变化是机体响应各种生理和病理刺激而发生的，O－GlcNAc 的稳态失调与多种疾病有关，其中 OGT 和 OGA 基因的突变失活与小鼠的胚胎存活密切相关。OGT 基因的缺失可发生胚胎致死。在体外细胞培养中，小鼠胚胎成纤维细胞（MEF）在 OGT 敲除后大约 4～5d 死亡。而 OGA 敲除小鼠则有约 90% 会在出生后 24～48h 内死亡。而当 OGA 以组织特异性方式过度表达时，通过诱导 O－GlcNAc 水平逐步升高能够促使骨骼肌细胞发生凋亡，同时改变心脏的代谢。因此，O－GlcNAc 的稳态对于维持细胞和组织的正常生理功能至关重要。由此引发一种理论，即存在支持正常生理过程的 O－GlcNAc 修饰的最佳范围，而过高或过低的 O－GlcNAc 水平均会导致细胞功能障碍。因此，有研究者认为 OGT 和 OGA 共同形成了一个"缓冲"系统，该系统可以响应 O－GlcNAc 修饰在一定范围内的波动变化，比如在 2020 年 4 月，哈佛医学院 Suzanne Walker 团队的一项研究工作指出 O－GlcNAc 能够通过内含子剪接调控整体范围内的基因表达，将营养与细胞的转录剪接机制相整合，为 O－GlcNAc 修饰缓冲系统的假说提供了一定的理论支持。

关于 O – GlcNAc 修饰的功能，研究者普遍认为它是一种营养感受器，调节细胞 O – GlcNAc 水平的主要机制就是营养物质的可用性。在高血糖条件下，O – GlcNAc 水平会显著增加，反之，葡萄糖水平下降则会降低 O – GlcNAc 修饰水平。并且，这一概念已有相应的研究支持，即葡糖胺若绕过 GFAT，可以导致 O – GlcNAc 底物 UDP – GlcNAc 的合成不受控制，进而升高细胞的 O – GlcNAc 水平。因此，在药理学研究中，葡糖胺常被用于增加 UDP – GlcNAc 合成和 O – GlcNAc 水平。令人意外的是，葡萄糖利用率的急剧改变，如增加外源性葡萄糖或经胰岛素刺激的葡萄糖摄取增加并不会对 O – GlcNAc 水平造成影响。另一项研究显示，对离体心脏进行葡萄糖灌注并不会改变 HBP 途径的通量，上述的两项结果得到了相互验证。

HBP 通量和 O – GlcNAc 水平能够受到营养物质的调节，可通过营养状态调节激素，进一步调节 O – GlcNAc 水平，其中胰岛素可能是研究最多的。胰岛素信号刺激后，OGT 从细胞核募集到质膜，接着 IR 将 OGT 磷酸化并激活 OGT，胰岛素信号通路中的胰岛素受体 IRSI、PI3k、Akt 等信号分子被 O – GlcNAc 修饰，从而导致胰岛素信号减弱；脂肪因子瘦素对 HepG2 细胞进行处理能够使整体 O – GlcNAc 水平增加约 2 倍，同时使 GFAT 蛋白水平明显增加。但瘦素刺激 GFAT 表达和升高 O – GlcNAc 水平的机制尚未明确。Ghrelin 是一种在禁食时释放的激素，它会通过增加对下丘脑的食欲刺激，提高 AgRP 神经元中的 O – GlcNAc 水平；而在肝脏中，响应禁食而增加的胰高血糖素以 CaMK Ⅱ 依赖的方式增加 OGT 磷酸化和 O – GlcNAc 水平。

此外，除了营养依赖性激素，G 蛋白偶联受体激动剂也被证明可以增加细胞中的 O – GlcNAc 水平。例如，内皮素（ET）A 受体与 ET – 1 的激活能够导致血管细胞中 O – GlcNAc 水平的时间依赖性增加，并随之影响 ET – 1 的下游信号传导。去氧肾上腺素（PE）是 α 受体激动剂，也可增加心肌细胞中的 O – GlcNAc 水平，并且随后激活 PE 介导的信号通路需要 O – GlcNAc 的增加。O – GlcNAc 水平的 PE 依赖性增加的一种解释是 GFAT 表达的增加。另一项研究表明，这种增加是由 Ca^{2+} 依赖性 CaMK Ⅱ/钙调神经磷酸酶途径介导的。

3. 亚细胞定位及蛋白质稳定性

O – GlcNAc 糖基化和磷酸化修饰方式类似，二者常会在邻近位点发生修饰作用或彼此竞争同一氨基酸位点，引起对另一种修饰作用的抑制。磷酸化修饰常常与蛋白质的定位有关，O – GlcNAc 修饰水平的改变可以影响蛋白质磷酸化状态，以促进或抑制蛋白质的出入核，使其在胞核和胞质内行使不同的生理学功能。研究证明 p53 可以用 Ser149 上的 O – GlcNAc 修饰。最初，学界推测在 Thr155 位点上可能发生 O – GlcNAc 修饰，因为在 STZ 处理下 Thr155 位点上的磷酸化降低。实际上，O – GlcNAc 修饰却发生在 Ser149 位点而不是 Thr155 位点。对 p53 的三维结构的彻底研究表明，两个位点 Ser149 和 Thr155 位于一个灵活的环上。Thr155 和 Ser149 位点之间的距离可能足够接近，能够阻止 Ser149 位点的 O–GlcNAc 修饰后 Thr155 的磷酸化。因此，修饰 Ser149 上的 O–GlcNAc 会降低 Thr155 的磷酸化并使 p53 对泛素依赖性蛋白酶体蛋白水解具有部分抗性。该研究清楚地表明，*MDM*2 和 p53 之间的相互作用不仅受到 Dox 处理诱导的 DNA 损伤所导致的 Ser15、Thr18 和 Thr20 磷酸化水平升高的抑制，而且受到 Ser149 中 O–GlcNAc 修饰导致的 Thr155 磷酸化降低的抑制。O–GlcNAc 的几个已知功能之一是在精确的位置调节位点特异性磷酸化位点或附近的位点，这在维持蛋白质稳定性或蛋白质–蛋白质相互作用中起重要作用。

OGT 依赖性的 SOX2 糖基化修饰通过调节其核转位，降低 SOX2 的蛋白稳定性以促进肿瘤的自我更新，在肿瘤的复发、耐药和转移中发挥重要作用。利用这种激活 SOX2 的机制能够开发新疗法，延缓肿瘤进展，同时根除癌症的"根源"或"肿瘤干细胞"。

4. 分子间相互作用

相互作用分子在调节 O–GlcNAc 循环的活性和定位中发挥不可或缺的作用。核受体 REV–ERBa 将生物钟与葡萄糖和脂质代谢相联系，能够与 OGT 相互作用并调节 OGT。REV–ERBa 保护细胞质 OGT 免受蛋白酶体途径的降解，并增强细胞核中的 OGT 催化活性，从而增加了两个区室中蛋白质的 O–GlcNAc 修饰。REV–ERBa 以促进 OGT 介导的胰岛素信号调节 AKT 在细胞质中的 O–GlcNAc 修饰。因此，REV–ERBa 可能发挥多效性昼夜节律活动通过与 OGT 的直接交互。UDP–N–乙酰葡糖胺焦磷酸化酶 1（UAP1）催化 UDP–GlcNAc 合成的最后一步，需要 UAP1 旁系同源物 UAP1–like–1（UAP1L1），UAP1L1 不能有效催化 UDP–GlcNAc 合成，而是直接与 OGT 的 C 端催化结构域相互作用。敲除 UAP1L1 可以显著降低 O–GlcNAc 修饰水平，但单独的 UAP1L1 不足以在体外增强 OGT 活性。因此，UAP1L1 可能通过与 OGT 相互作用以维持细胞内的 OGT 活性，但这一观点仍需要翔实的证据支持。DNA 中的 5–甲基胞嘧啶在转录调控、基因组印记和抑制转座因子，（TET）1e3 蛋白氧化 5–甲基胞嘧啶，从而促进位点特异性 DNA 甲基化的逆转，特别是在启动子区域。但一些研究表明 OGT 与 TET 蛋白结合，并且调节它们的活动。令人遗憾的是，除了在 REV–ERBa 上的作用之外，尚无取得重大的进展的相关研究，未来的挑战是如何更好地确定这些相互作用的分子对染色质结构和基因调控的影响。为了确定未知的 OGA 结合分子，研究人员利用同位素标记细胞中的氨基酸，揭示了 90 种蛋白质与 OGA 的压力依赖性相互作用。总体而言，其结构和控制这些蛋白质的生化特征的相互作用仍未得到阐明，并且限制了我们对在功能上结合分子如何发挥调控作用的理解。

三、O–糖基化的生物学功能

在前文中，我们讨论了 O–GlcNAc 修饰在糖生物学中的独特地位及影响其调节的众多途径。本节中，我们将重点关注 O - GlcNAc 修饰调节的细胞功能，包括在转录水平和表观遗传机制上对基因表达的调节，以及 O - GlcNAc 修饰如何影响细胞信号传导（如胰岛素和钙）、代谢（如线粒体）和存活（如自噬）。

（一）调节转录因子活性

生物体细胞内 RNA 聚合酶Ⅱ（RNA Pol Ⅱ）和 SP1、STAT5、NF - κB、CREB、p53、FoxO1 等许多重要的转录因子都广泛存在 O - GlcNAc 修饰，这种修饰作用可能抑制或促进基因的转录活性，该调节作用主要取决于转录因子结合的基因启动子区及其他相关蛋白质的差异性。

SP1 在糖尿病患者中具有较高水平的 O - GlcNAc 修饰，能够显著促进心脑血管并发症相关基因的纤溶酶原激活物及细胞外基质蛋白基因的转录，同时抑制其他基因的转录。CREB 与长期记忆相关，糖基化修饰 CREB 将破坏其与转录复合体同其他分子的相互作用，抑制 CREB 的转录活性，而 CREB 的结合蛋白（CBP）与转录因子 STAT5 的结合则需要 O - GlcNAc 对 STAT5 进行糖基化修饰。

基因表达受多个水平的控制。在 DNA 序列中调节转录因子是招募转录调节因子的反应元件，包括许多转录因子家族。但是，适当的招募包含这些响应元件的基因启动子区域的转录机制。特别是转录因子和转录机制的直接修饰可以抑制或激活改变 RNA 水平。研究显示 O - GlcNAc 介导的调节的生物学相关性的第一个分子功能之一是这些转录因子的修饰。早期的研究开始于最初关注普遍表达的 Sp1（一种锌指）的 O - GlcNAc 修饰结合许多富含 GC 基序的转录启动子。Jackson 和 T Jian 的研究发现，来自果蝇或人类细胞的 Sp1 上 O - GlcNAc 修饰的增加会增加其转录活性。

Han 和 Kudlow 发现了转录激活，指出 O - GlcNAc 修饰保护 Sp1 免受蛋白酶体降解。反之，这允许 Sp1 的 O - GlcNAc 修饰充当营养检查点。营养不足、低糖基化和通过减少转录造成的资源节约。随后对 O - GlcNAc 对转录调控的作用机制的研究还发现，在同一因子中，Sp1 可以在其激活域被 O - 糖基化以抑制转录活性，表明这种单一修饰的多重和相反作用取决于环境。这些机制提供了重要线索，例如，糖尿病如何通过减少 Sp1 转录来破坏细胞信号传导过程。在糖尿病中，Sp1 的 O - GlcNAc 修饰被进一步证明可以改变转录活性，因为它与磷酸化状态的动态相互作用进一步改变了 Sp1 亚细胞区室化和活性并可能影响线粒体功能的转录调节。此外，Sp1 的 O - GlcNAc 修饰可能只是干扰其与其他转录因子的相互作用，例如 Elf - 1、Oct1、Sp3 和 Sp4。

转录因子的 O - GlcNAc 修饰介导基因表达的多种机制。虽然早期的大部分研究都是在 Sp1 的 O - GlcNAc 修饰上完成的，但随后的一些研究已经确定了一个不断增长的转录因子列表，这些转录因子具有直接的 O - GlcNAc 修饰和功能结果。这包括胰岛素信号传导和代谢的其他关键转录调节因子，例如，BMAL、ChREBP、FOXO1、LXRα、PGC - 1α 和 PPARγ 及越来越多的与癌症相关的转录因子，GLI、

LXRα、LXRβ 和 NF-κB 及许多其他分子。在 ChREB 存在的情况下，O-GlcNAc 修饰可以再次具有激活和抑制作用。在葡萄糖水平较高的条件下，磷酸化可增强 O-GlcNAc 水平以维持转录活性，这与早期发现一致，显示糖尿病小鼠肝脏 ChREBP O-GlcNAc 酰化和转录活性较高。然而，在正常葡萄糖条件下，ChREBP 在不同的 Ser 残基处被 O-GlcNAc 修饰，这增加了它与其他因子（如 14-3-3）的相互作用，导致核排斥和转录活性降低。这些发现证明了 O-GlcNAc 修饰对转录调控的动态作用有时是相反的作用。虽然不全面，但这些例子巩固了我们的知识，即 O-GlcNAc 修饰转录因子通过改变 DNA 结合、定位、稳定性和与其他共调节剂的相互作用来改变转录活性。转录调控的第二个层次是转录机制本身。尽管最早的研究集中在转录因子的修饰上，但在 20 世纪 90 年代初期人们也认识到 RNA 聚合酶 II（RNAP II）是蛋白质 O-GlcNAc 修饰在其羧基末端结构域（CTD）的直接靶标。这一观察结果随后被扩展为 RNAP II 转录后调节，作为相互排斥的磷酸化和 O-GlcNAc 修饰状态发生，以建立该转录调节剂的不同功能状态。后来，Ranuncolo 及其同事将 RNAP II O-GlcNAc 循环功能定义为转录前启动复合物组装的关键调节回路，该机制进一步扩展表明 UDP-GlcNAc 的水解实际上可以作为一种高能供体来促进预引发复合物的形成和延伸步骤。由于 RNAP II 的 CTD 结构域的重复性质，RNAP II 的 O-GlcNAc 修饰还允许一系列高度异质的糖型，提供调节转录以响应波动的细胞条件的潜力。

其他被 O-GlcNAc 修饰的转录机制包括拓扑异构酶 I（Topo I）和核孔蛋白（NUP）的核孔复合物（NPC）。虽然 O-GlcNAc 对 Topo I 的修饰作用没有得到充分研究，但 NUP 上 O-GlcNAc 的存在是广泛的，并且已经被广泛研究。O-GlcNAc 对 Topo I 的调节似乎直接介导了 DNA 解螺旋去直接介导基因的转录。而通过 O-GlcNAc 修饰 NPC 有越来越多的证据支持在调节核细胞质中的直接传输作用。此外，NPC 组分上相对较高的 O-GlcNAc 修饰稳态水平似乎通过防止其泛素化和降解来保持复合物的完整性。除了在运输中的这一作用之外，NPC 还与染色质结构有关，UDP-GlcNAc 合成和蛋白质 O-GlcNAc 修饰的组成部分似乎涉及 NPC 对斑点和副斑点形成的调节。

（二）调控信号转导途径

Notch 蛋白是多细胞生物发育过程中高度保守的跨膜信号受体糖蛋白分子，具有多种糖基化结构，包含 N-连接糖基化、O-岩藻糖基化和 O-葡聚糖基化等，这些糖链结构分布于部分 EGF 重复单位中，且在不同种属间有所不同，但某些 EGF 重复单位中的糖基化却十分保守。糖基化位点的缺失或糖链长度的改变会影响 Notch 受体分子的蛋白折叠、与配体的结合能力、信号传导及对靶基因的激活等。此外，一些蛋白激酶也受到 O-GlcNAc 糖基化修饰，与磷酸化修饰类似，糖基化修饰也能调节蛋白激酶的催化活性，调控蛋白激酶相应的信号转导，影响靶基因的功能。

1. 胰岛素信号通路

在 20 世纪 80 年代后期，已确定不同干预措施引起的胰岛素抵抗与胰岛素敏感葡萄糖转运蛋白 GLUT4 的易位减少有关。在培养的脂肪细胞中，升高的葡萄糖和单独的胰岛素都不能降低胰岛素敏感性；然而，它们一起使用导致胰岛素反应显著降低。其他研究表明，胰岛素敏感性降低需要谷氨酰胺，随后，Marshall 及其同事证明通过 HBP 的流量增加是这一过程中的一个因素。在胰岛素存在的情况下用葡糖胺延长治疗，降低基础和胰岛素刺激的葡萄糖摄取，并降低质膜 GLUT4 水平，进一步证明 HBP 的产物能够调节胰岛素信号传导。这一观点得到了 Patti 等的支持，他们发现在大鼠中输注葡糖胺会导致骨骼肌中胰岛素刺激的葡萄糖摄取和糖原合成受损。该研究还表明 IRS1/2 的水平与 O – GlcNAc 的葡糖胺依赖性增加有关。此外，骨骼肌和脂肪细胞中 GFAT 的过度表达导致外周胰岛素抵抗。总之，这些研究提供了胰岛素信号转导可能通过 HBP 介导的 O – GlcNAc 修饰增加来调节的第一个迹象。通过 PUGNAc 抑制 OGA 来提高 3T3 – L1 脂肪细胞中的整体 O – GlcNAc 水平，导致胰岛素刺激的葡萄糖摄取受损，而胰岛素介导的 IR – 或 IRS2 磷酸化水平没有变化。而胰岛素诱导的 AKT 和 GSK3β 磷酸化在 PUGNAc 治疗后减弱。虽然未发现 AKT 和 GSK3β 被 O – GlcNAc 修饰，但 IRS1 和 β – catenin 均以 PUGNAc 依赖性方式进行了修饰。随后的研究表明，AKT 也受 O – GlcNAc 修饰，这会减弱其功能。几项研究质疑 O – GlcNAc 修饰在胰岛素抵抗发展中的作用。例如，通过表达 OGA 或敲低 OGT 来降低 O – GlcNAc 水平并不能减轻脂肪细胞中高血糖引起的胰岛素抵抗。此外，使用比 PUGNAc 更具特异性的 OGA 抑制剂，例如 NBuGt 和 6 – Ac – Cas，未能重述早期对 PUGNAc 观察到的胰岛素抵抗的观察结果，尽管 IRS – 1 被确认为 O – GlcNAc 修饰的目标。Buse 及其同事得出结论，增加的 O – GlcNAc 修饰只是与胰岛素抵抗相关的众多因素之一，并不是必需的。而在血糖正常的情况下，体内肝脏中 O – GlcNAc 的减少通过 O – GlcNAcase 的过表达显著增加了 AKT 活性。虽然增加的 O – GlcNAc 在导致细胞胰岛素抵抗中的确切作用仍不清楚，但人们一致认为胰岛素治疗会刺激 OGT 的 Tyr 磷酸化。脂肪细胞的胰岛素刺激导致 OGT 的 Tyr 磷酸化显著增加、OGT 活性增加及 OGT 和 IR 之间的关联更加紧密。胰岛素治疗也导致 OGT 从细胞核转移到细胞质。另一项研究报告认为，胰岛素触发了 OGT 从细胞核到质膜的易位，这是由 PIP3 与 OGT 结合促进的。因此，有人提出 OGT 包含一个 PIP3 结合域；然而，结构研究还不能证实这种结构域的存在。招募 OGT 到质膜，导致 OGT 磷酸化和活性增加，随后 IRS1、AKT 和胰岛素信号传导的其他下游目标的 O – GlcNAc 修饰增加。PTP1B 长期以来被认为是主要的通过胰岛素受体激活环中 Tyr 残基的去磷酸化减弱胰岛素信号传导的机制。有趣的是，据报道 PTP1B 被 O – GlcNAc 修饰导致酶活性增加，从而可能有助于减少胰岛素信号传导。这些发现表明，靶蛋白的 OGT 易位和 O – GlcNAc 修饰是一种反馈机制，其中胰岛素信号的持续激活以胰岛素依赖性方式受到抑制。许多研究检查 O–GlcNAc 在胰岛素信号中的作用的局限性之一是它们主要存在于培养的脂肪细胞中。因此，它可能在其他胰岛素敏感细胞和组织中有所不同。尽管如此，毫无疑问，胰岛素信号通路的关键要素包括 IRS1/2、PDK1、AKT 和 GSK3β，这些都是 O–GlcNAc 修饰的靶标，并且在所有情况下增加 O–GlcNAc 修饰都会抑制其活性。

2. 钙离子信号通路

人们越来越认识到 Ca^{2+} 信号传导和蛋白质 O–GlcNAc 修饰之间的相互调节，也许最好的例证是通过 O–GlcNAc 修饰调节 CaMKIV 活性和由 CaMKIV 介导的磷酸化调节 OGT 的活性。神经母细胞瘤细胞的去极化导致 OGT 活性和 O–GlcNAc 水平的快速增加，这被证明是由 OGT 的 CaMKIV 磷酸化介导的。Ca^{2+}/O–GlcNAc 串扰潜力的早期迹象是在突触蛋白 I 上鉴定了 7 个 O–GlcNAc 修饰位点，这些位点聚集在其调节磷酸化位点周围，并且这些位点的 O–GlcNAc 修饰降低了 CaMK II 的亲和力突触素 I。在心脏中，CaMK II 也被证明在 Ser–279 上被 O–糖基化修饰，导致 CaMK II 的自主激活，这在糖尿病的情况下会增加心律失常。在肝脏中，类似于在神经母细胞瘤细胞中的观察，CaMK II 磷酸化 OGT，增加 O–GlcNAc 水平，随后激活自噬。鉴于由 CaMK 蛋白质家族调节的多种细胞功能，很可能还有更多与 O–GlcNAc 修饰的联系有待发现。活化 T 细胞核因子（NFAT）转录因子家族分布有助于调节许多过程，包括免疫系统、心脏和骨骼肌及大脑。Ca^{2+} 依赖性激活钙调蛋白，激活磷酸酶钙调神经磷酸酶，使 NFAT 快速去磷酸化，导致其核易位和激活。在新生儿心肌细胞中 NFAT 易位由肥大细胞激动剂如血管紧张素 II（Ang II）或 PE 启动，发现高血糖以 HBP 依赖性方式抑制这种易位。随后的研究表明，增加 O–GlcNAc 水平减弱了 Ang II 诱导的细胞质 Ca^{2+} 增加。最近，据报道心肌细胞中 NFAT 易位需要激活 O–GlcNAc 信号传导，这可以用钙调神经磷酸酶抑制剂环孢菌素 A 阻断。因此，O–GlcNAc 修饰可能在 NFAT 信号传导的起始及其抑制中具有调节作用发挥功能。另一种蛋白质已被确定为 NFAT 的 Ca^{2+} 依赖性激活的关键参与者，特别是在免疫系统中，是基质相互作用分子 1（STIM1），通过其在调节钙离子进入通路（SOCE）中的调节作用发挥功能。STIM1 受磷酸化的正向和负向调节，O–GlcNAc 的增加会增加基础磷酸化，但减弱了磷酸化的激活依赖性增加。STIM1 是一种高度保守的蛋白质，是哺乳动物 Ca^{2+} 信号传导的核心成分，因此，O–GlcNAc 对其功能的调节可能会产生深远的影响。在骨骼肌和心肌中，Ca^{2+} 在肌肉收缩中也起核心作用。

肌丝可通过 Ca^{2+} 与关键蛋白质结合，也可通过内质网或肌质网调节 Ca^{2+} 的释放和摄取。骨骼肌肌球蛋白是第一个显示为 O–糖基化修饰的收缩蛋白，所有同工型蛋白都被修饰。随后的研究将肌动蛋白和肌球蛋白轻链（MLC）1，2 鉴定为

O - GlcNAc 目标，并发现在带皮肌肉纤维中 O - GlcNAc 水平的急剧增加降低了 Ca^{2+} 敏感性，表明 O - GlcNAc 在调节骨骼肌收缩性方面可能发挥作用。研究还发现来自心肌的肌丝蛋白被 O - GlcNAc 修饰和除了在骨骼肌中鉴定的那些之外，肌钙蛋白 I 在 Ser - 150 处被修饰，这是一个调节 Ca^{2+} 敏感性的磷酸化位点。O - GlcNAc 水平的药理学增加降低了 Ca^{2+} 敏感性，这与早期的骨骼肌研究一致。细胞溶质 Ca^{2+} 进入内质网（肌质网）是调节 Ca^{2+} 信号传导和肌肉收缩的重要机制，这由肌质网或内质网钙 ATP 酶（SERCA）及其抑制剂磷蛋白（PLB）控制。PLB 的磷酸化减弱了它的抑制作用，促进 SERCA 更快地将 Ca^{2+} 吸收到内质网或肌质网中。PLB 是 O - GlcNAc 修饰的目标，发现 Ser - 16 是最有可能的目标，尽管迄今为止尚未得到质谱检测的证实。通过抑制 OGA 或在高血糖条件下可增加 PLB 的 O - GlcNAc 水平，降低 PKA 介导的 PLB 磷酸化 Ser - 16；相反，OGT 的降低显著增加了 PLB 磷酸化。增加的 O - GlcNAc 水平与 SERCA 活性较低及 SERCA 和 PLB 之间关系更紧密有关。得出的结论是，PLB O - GlcNAc 修饰的增加可能是糖尿病患者心脏中内质网或肌质网慢速再摄取 Ca^{2+} 的一个因素。研究显示心脏中 SERCA 表达在 O - GlcNAc 水平增加的条件下降低，这归因于转录因子 Sp1 的 O - GlcNAc 修饰增加。虽然 Yokoe 等报道 SERCA 不是 O - GlcNAc 靶点，但其他研究已经表明它是 O - GlcNAc 化的，尽管这种修饰的效果仍有待确定。

细胞 Ca^{2+} 信号传导的另一个重要分子是肌醇 1，4，5 - 三磷酸（InsP3）受体，它位于内质网或肌质网膜上，并由响应各种细胞外刺激产生的 InsP3 激活。在 C2C12 肌管中，O - GlcNAc 水平的增加延缓了缓激肽诱导的 IP3 的产生和相关的 InsP3R 介导的 Ca^{2+} 释放，这与 PLC - β1 的 O - GlcNAc 修饰有关。InsP3 受体 1 型（InsP3R - 1）在基础条件下可被 O - GlcNAc 修饰，并且在用 OGA 抑制剂 PUGNAc 治疗后可能会增加。此外，基础 O - GlcNAc 水平的降低导致通道开放概率的显著增加，相反，O - GlcNAc 水平的升高降低了通道开放率。这些发现证明了 O - GlcNAc 在生理条件下调节 InsP3R - 1 的潜在作用。来自同一组的后续研究发现 InsP3R - 2 未被 O - GlcNAc 酰化，其功能未因 O - GlcNAc 水平的整体变化而改变。然而，有趣的是，他们发现 InsP3R - 3 被 O - GlcNAc 酰化，但其 O - GlcNAc 水平的变化与使用 InsP3R - 1 观察到的结果相反。InsP3R 普遍表达，尽管不同的同种型在其功能上表现出组织特异性差异。因此，我们需要更好地了解 O - GlcNAc 在其调节中的作用。很明显，O - GlcNAc 修饰提供了营养物和 Ca^{2+} 信号之间的关键链接，有助于调节大多数关键 Ca^{2+} 途径。越来越明显的是 O - GlcNAc 水平以 Ca^{2+} 依赖性方式受到调节，例如 CaMK II/IV 介导的 OGT 磷酸化导致活性增加和 O - GlcNAc 水平升高。应激诱导的细胞 O - GlcNAc 水平增加也显示依赖于细胞外 Ca^{2+} 和 CaMK II 的激活。我们对 Ca^{2+} 在调节 GFAT 活性中的作用知之甚少，尽管它可以被 CaMK II 磷酸化，但 Ca^{2+} 在调节 OGA 活性中的作用尚不明确。

第三节　糖基磷脂酰肌醇

一、糖基磷脂酰肌醇概述

糖基磷脂酰肌醇（GPI）是蛋白与细胞膜结合的唯一方式，是一个糖脂结构，其核心结构由乙醇胺磷酸盐、3 个甘露糖苷、葡糖胺及纤维醇磷脂组成。在真核生物和原生动物中，各种形式的 GPI 修饰是普遍存在的蛋白质翻译后修饰。一般来说，任何蛋白的 GPI 锚都不是同质的，而是一系列同系物的混合体。

关于 GPI 生物途径合成最早报道来自锥虫系统，用放射性标记的 UDP – N – 乙酰葡糖胺（UDP – GlcNAc）和 GDP – Mannose（GDP – man）培养洗涤锥虫膜合成GPI，能有效检测到合成中间产物。主要合成路径依次为氨基葡糖基磷脂酰肌醇的合成，添加甘露糖、磷酸乙醇胺等。哺乳动物 GPI 合成与锥虫相比，有两个显著的区别，一是所有哺乳动物的甘露糖基化 GPI 生物合成中间体对细菌 PI – PLC 的切割具有抗性，但对血清 GPI – PLD 敏感，提示它们含有酰化肌醇；二是大多数甘露糖基 GPI 中间体都可通过额外的磷酸乙醇胺被取代。

GPI 调控受到白细胞跨膜迁移的影响。白细胞跨内皮迁移是一个重要的机制炎症和免疫反应的基本过程。白细胞黏附到细胞表面的机制内皮细胞是白细胞外渗的第一步，已经被很好地证明。然而，随后的步骤，包括脱粘、移动基本上还是未知的。研究发现，单克隆抗体 b2 整合素，依赖性上调和下调人中性粒细胞的黏附及经内皮细胞体外迁移。这种单抗识别的分子是 GPI 锚定糖蛋白，此种蛋白质可能是这个家族的一个新成员，整合素相关的 GPI 锚定蛋白还包括尿激酶型纤溶酶原激活剂受体（uPAR）、脂多糖（LPS）、LPS 结合蛋白（LBP）受体（CD14）和 FcγRⅢB（CD16b）均是整合素功能的调节者。

二、糖基磷脂酰肌醇锚蛋白概述

糖基磷脂酰肌醇锚蛋白（GPI – AP）是依靠其所含的两个脂酰链插入细胞质膜脂双层的外层，不含跨膜部分和胞内结构域。GPI 的结构及生物合成途径可以影响GPI – AP 的功能，并最终影响机体的发育生长。在哺乳动物细胞中，GPI 锚定序列的生物合成途径受损会导致胚胎致死，另外还会引起一个遗传基因的下游启动子突变，从而减少甘露糖基转移酶 PIG – M 的表达并削弱 GPI 甘露糖化，最终导致肝门静脉血管血栓形成。

GPI – AP 是一类通过其羧基末端的 GPI 结构锚定于真核细胞膜表面的蛋白质，与膜上的脂筏或微区域相连接，其功能多样，包括酶活性、信号传导、细胞黏附、细胞壁代谢、神经生成和免疫反应等。与其他质膜蛋白一样，GPI – AP 的时空组织结构对其在生理条件下的生物功能至关重要。

(一) GPI – AP 的结构

GPI – AP 的羧基末端通过磷酸乙醇胺的磷酸二酯键连接到三甘露糖基非乙酰化葡糖胺（Man3 – GlcN）核心。GlcN 的还原末端与磷脂酰肌醇（PI）相连。然后 PI 通过另一个磷酸二酯键穿过细胞膜疏水区而锚定到细胞膜上。该主链结构对于许多真核细胞中 GPI – AP 来说是普遍共有的，如酵母菌、原生动物虫类（布氏锥虫和恶性疟原虫）及一些植物。Man3 – GlcN 寡糖核心可以在细胞分泌期间进行各种修饰。

GPI 锚定蛋白可通过用磷酸肌醇特异性磷脂酶 C（PLC – PI）处理进行释放。该酶特异性水解磷脂酰肌醇的磷酸二酯键，形成游离的 1，2 – 二酰基甘油和糖肽结合的肌醇环 1，2 – 磷酸酯。

关于脂质结构，哺乳类动物细胞中 GPI – AP 有两个特征。首先，有核细胞中大部分 GPI – AP 在其 PI 部分有两个饱和的脂肪链，但在相同的细胞中自由的 PI 则在 Man2 号位置是一条不饱和的脂肪链；其次，对于许多 GPI – AP 而言，其 PI 部分由双酰基链和 1 – 烷基，2 – 酰基两种形式构成，后面一种为主要的形式，而烷基链尚不知其生物学意义。

(二) GPI – AP 的生物合成

1. GPI 锚定序列翻译后连接到蛋白上

要被 GPI 连接的蛋白在其 C 端有一个连接的信号肽，该信号肽是可被预组装的 GPI 识别、切开和代替，这一过程是在内质网中转酰胺基酶作用下完成的。蛋白质 C 端的 GPI 连接信号肽在许多 GPI – AP 前体中没有共有序列，但有一些普遍的特征。首先，蛋白质的氨基酸残基与 GPI 锚定序列之间是酰胺键连接，且该残基序列被称为 O 位点。已知的 O 位点氨基酸是一些小分子的支链，命名为 G，A，S，N，D，C；其次，O + 2 位点氨基酸也是一些小分子支链，如 G，A，S，亲水性的间隔序列在 O + 3 位点开始；最后，C 端疏水序列有足够的长度跨越内质网膜。为了能使 GPI 连接到蛋白上，GPI 连接信号肽包含所有的必要信息，因为这些信息确保 GPI 连接到蛋白的 C 端后成为 GPI – AP。

2. GPI 锚定序列与蛋白质连接之后的加工

GPI 锚定序列与蛋白连接后不久且在它们被转运出内质网之前，肌醇上连接的酰基链在蛋白酶 PGAP1 的作用下被移除。PGAP1 是 post – GPI attachment to proteins1 的简称，是一种脱酰基酶，其结构有一个脂酶模体。肌醇酰基的脱酰化发生在几乎所有的细胞类型中，除了人红细胞谱系。GPI – Ap 以分泌小泡的形式从内质网转运到高尔基体。在酵母菌中，p24 家族蛋白 Emp24p 和 Erv25P 存在于 GPI 中。Aps 在从内质网有效转运出去的过程中起到了重要作用。在哺乳动物细胞中，降低表达 *p*23 基因（*p*23 是 p24 蛋白家族的成员）可以导致 GPI – AP 从内质网转移到高尔基体的过程延迟，这一效应显示 p24 家族蛋白在酵母菌和哺乳动物细胞中有类似的功能。

在高尔基体内 PI 部分的脂肪酸的修饰机制已被阐明。GPI 锚定序列前体和 GPI‐AP 有不同的 PI 部分。GPI 锚定序列前体在 PI 的 2 号位置有一个不饱和脂肪酸链，而在 GPI‐AP 中 PI 的 2 号位置则有一个饱和脂肪酸链，通常是硬脂酸，它在 GPI 锚定序列前体和 GPI‐Ap 的 PI 中，其 1 号位置几乎都是由一个饱和的脂肪酸链独占。PI 部分有双酰基链和 1‐烷基、2‐酰基两种形式，研究证实在高尔基体内 PI 的 2 号位置不饱和脂肪酸链将被硬脂酸代替。最初 2 号位置上的不饱和脂肪酸链被切除，产生一个 lyso‐GPI‐AP 中间体。PGAP3 是一个 35kDa 的膜蛋白，主要表达在高尔基体内，在中间体形成的过程中 PGAP3 是不可或缺的。PGAP3 是酵母菌细胞蛋白 PerlP 的同系物，而 PerlP 亦参与相似的脂肪酸修饰过程。生成的中间体 lyso‐GPI‐AP 被硬脂酸连接从而再酰化，此过程需要蛋白 PGAP2 的参与。PGAP2 是一个 27kDa 的膜蛋白，主要表达于高尔基体。

3. GPI 锚蛋白的功能

GPI 锚蛋白在免疫系统中能够起激活抗原的作用，在精子的发生、发育、精子获能等方面具有重要作用，主要参与细胞与细胞或细胞与环境间的作用，可以被 PI‐PLC 或 PI‐PLD 水解后能产生信号转换的第二信使；GPI 锚蛋白通过一些主要的组织相容性复合分子对抗原提呈进行修饰。在哺乳动物的免疫系统中，GPI 锚蛋白参与了巨噬细胞抗炎性反应、T 细胞的活化、补体级联放大、细胞增殖、白细胞外渗、肿瘤的入侵与转移等。

在细胞信号转导分子中，有一类细胞表面蛋白通过 GPI 锚定在胞膜上，包括 CD73、CD24、CD48、CD55、Thy‐1、ly‐6、Qa‐2、CD14、CD59、CDwl08 等，其中 CD73、CD55、CD59 等是人精子中的 GPI 锚蛋白，这些蛋白对于维持精子功能，发挥精子生理作用具有重要意义。GPI 微域由 GPI 锚蛋白、糖鞘脂、胆固醇、Sre 家族蛋白酪氨酸激酶 PTK、G 蛋白和细胞骨架蛋白、少量穿膜蛋白等组成。GPI 锚定蛋白虽然缺乏胞内区，但能诱导细胞信号，导致 T 淋巴细胞增殖及细胞因子的产生。淋巴细胞表面 GPI 锚蛋白与胞内信号分子 PTK、G 蛋白构成了 GPI 锚蛋白信号传导的重要分子基础。T 细胞上的 GPI 锚蛋白以富含胆固醇和糖鞘脂的脂微区形式存在，胆固醇和糖鞘脂不仅参与构成去垢剂不溶性复合物，还直接影响到激活 GPI 诱发的级联信号转导，脂微区的胞浆面富含 Src 激酶，微区的形成是 Src 激酶聚集所必需的，故也是信号转导的基础。GP1 锚蛋白被激活后可与 TCR/CD3 相互作用 ，并介导胞内一系列早期细胞活化事件，TCR/CD3‐ξ 链、ZAP‐70、PLC‐r1 等的磷酸化，IP3 和 DG 生成，Ca 动员，最后蛋白激酶转入细胞核中调节与 T 细胞活化有关的基因的转录，介导 IL‐2 生成和 T 细胞增殖，可见 GPI 锚蛋白是淋巴细胞活化的重要信号分子。

三、GPI 与肿瘤

研究显示有 50 多种 GPI 锚蛋白质与肿瘤关系密切，其中，GPI 锚定的癌胚抗原、前列腺特异性抗原、胎盘型碱性磷酸酶等已经作为肿瘤标志物，GPI 锚定的 CD46、CD55 和 CD59 等参与肿瘤免疫逃逸，GPI 锚定的基质金属蛋白酶、T - 钙黏合素、CD87 等参与肿瘤的侵袭和转移，GPI 锚定的 CD14、CD16、CD24、CD48 和 GDNFR - a 等能以脂筏的形式介导肿瘤细胞的信息传递。一些细胞因子如 L - 2、L - 12 等被改造成 GPI 锚蛋白，已试用于肿瘤治疗。

（一）GPI 锚定蛋白质与肿瘤侵袭、转移

研究证实多种 GPI 锚定的黏附分子、蛋白溶酶、细胞因子和生长因子等参与肿瘤的转移过程。具体如下：①GPI - AP、T - 钙黏合素（T - Cad）研究表明转染 T - Cad cDNA 的肿瘤细胞其生长、增殖和侵袭受到抑制，而且失去对生长因子作用的敏感性。推测 T - Cad 能够抑制肿瘤细胞的生长，并影响肿瘤细胞与基质之间的黏附。②GPI 锚定 CD87，尿激酶纤溶酶激活物受体（uPAR，CD87）在肿瘤组织的生长、血管形成及肿瘤浸润转移等多种病理过程中发挥作用。已知 CD87 与白血病细胞浸润、肝细胞癌、胃癌、肺癌、乳腺癌、卵巢癌等多种肿瘤的形成和转移密切相关。通常 GPI 锚定 CD87 在肿瘤组织的细胞表面高表达，它们调控癌细胞的增殖、分化、黏附、迁移和浸润。而失去锚定的可溶性 CD87 则能清除 uPA，减少纤溶酶的生成。③GPI 锚定的基质金属蛋白酶（如 MT4 - MMP、MT6 - MMP）及 GPI 锚定的 RECK 基因在肿瘤浸润和转移过程起重要作用。RECK 能够调节基质金属蛋白酶 MMP - 2、MMP - 9 和 MT1 - MMP 的活性，已经发现 RECKmRNA 高表达的肝细胞癌患者有较好的生存率。④OPCML 已被证明是一种有效的肿瘤抑制因子，具有独特的作用机制，可调节癌症中的关键致癌激酶。人表皮生长因子受体 2（HER2）可通过脂域隔离和蛋白降解抑制受体酪氨酸激酶（RTK），AXL 受体酪氨酸激酶可通过受体型蛋白酪氨酸磷酸酶 G（PTPRG）的协调失活，强调 OPCML 作为自然发生的 RTK 负调控因子的功能，可以调节几个主要角色。此外，OPCML 恢复了侵袭性癌症的信号传导和表型状态，从"间质样"状态恢复到更上皮的状态，突出了其在 EMT 逆转中的作用。鉴于 OPCML 可调控汇聚在 pERK 和 pAKT 上的 RTK 网络下游的信号通路，以及在 pSMAD2、pSMAD3 上转换的 TGF - β 信号通路，因此有可能通过恢复 OPCML 来抑制多个致癌模块。由于大多数癌症通过使用系统冗余和同时上调几种致癌驱动因素来规避细胞毒性疗法，OPCML 作为 RTK 网络的主调控因子的识别至关重要，这表明 OPCML 不仅可以重建 RTK 网络平衡，还可以与酪氨酸激酶抑制剂协同，从而潜在地控制癌症并改善患者预后。鉴于 OPCML 位于质膜外单片上的细胞位置，通过细胞外重组 OPCML 治疗来恢复抑癌因子可能是一种可行且方便的选择，可在未来改进现有的癌症治疗方法。

（二）GPI 锚蛋白与肿瘤免疫逃逸

某些 GPI 锚定抗原表达减少是肿瘤细胞逃逸免疫活性细胞攻击的重要原因。已证实 EB 病毒阳性 Burkitt 淋巴瘤逃逸免疫活性细胞攻击的主要原因是由于 GPI 锚定 CD58 表达缺乏；急性粒细胞白血病细胞、肺癌红细胞、未分化的鼻咽癌细胞也均低表达 CD58。淋巴细胞白血病患者细胞表面 GPI 锚定 CD48 减少，而血浆中可溶性 CD48 增加。甚至有学者认为某些 GPI – AP 缺陷是肿瘤细胞表型的标志之一。

（三）GPI 锚蛋白与肿瘤血管生成

肿瘤血管生成是一个非常复杂的过程，涉及多种因子的调节。研究发现，某些 GPI – AP，如 CD87，即尿激酶型纤溶酶原激活剂受体（uPAR）、膜型基质金属蛋白酶（MT – MMP）、T – 钙黏着蛋白、CD55、带有 Kazal 模体的诱导回复突变富含半胱氨酸蛋白质（ RECK）等与肿瘤血管生成关系密切。GPI – AP 涉及一系列肿瘤血管发生的级联过程，包括酶原的活化、水解系统的激活，以及各种促进肿瘤血管生成的信号通路分子的修饰改变。

四、GPI 与其他疾病

糖基磷脂酰肌醇特异性磷脂酶 D（GPI – PLD）是人体内唯一能特异性水解 GPI 并能释放出锚蛋白的磷脂酶，可调节锚蛋白的表达和生理功能。GPI – PLD 在除肿瘤之外的某些血液系统疾病、炎症性疾病等均有一定的异常表达。

（一）GPI 与血液系统疾病

人类造血细胞质膜上表达的分化抗原（CD）约有 10% 是 GPI 锚蛋白，一些细胞因子或细胞因子受体也通过 GPI 结构锚定于造血细胞质膜上。GPI – PLD 可通过调节这类锚蛋白的释放来影响血细胞的生成及其功能。白血病等恶性肿瘤中有很多传递跨膜信息和调节细胞分化、增殖的 GPI 锚蛋白，如 CD24、CD59 和 CD66 等，这些 GPI 锚蛋白存在于细胞膜上，与原癌基因 c – Src 家族酪氨酸蛋白酶（PTK）及 G 蛋白等信息分子聚集在一起形成胞饮体，当上述 GPI 锚蛋白的含量增加时，它们之间发生交联反应，PTK 和 G 蛋白被激活，细胞内 Ca^{2+} 浓度增加，从而导致 PTK 被激活，PTK 能够使细胞内一些原癌基因，如 c – fosAPl/jun 等活化，导致细胞恶变。

（二）GPI 与炎症性疾病

GPI – PLD 能水解 CDl06、CD55、CD59 等重要的 GPI 炎性锚蛋白，它的水解产物能增加干扰素 – 1 和肿瘤坏死因子 – α 等巨噬细胞因子的表达。在严重的炎症性疾病中，血清 GPI – PLD 活性与炎性反应标记物、单核细胞和杆状核细胞的数量呈正相关，与多形核白细胞、中性粒细胞和淋巴细胞呈负相关，提示炎性反应系统可以诱导或抑制 GPI – PLD 的释放及合成。在系统性炎性反应综合征中，GPI – PLD 的活性减少 75% 以上。

五、GPI 临床应用

GPI 锚定修饰是治疗肿瘤的一种有潜力和前景的新策略。人们已经利用 GPI 锚将传统的跨膜型表面蛋白锚定于细胞表面而发挥治疗作用。目前，GPI 改造过的分子包括 MHC-Ⅰ，MHC-Ⅱ、B7-1、CD2、IL2 和凋亡蛋白-1（Fas）等。国内也有人将 CD46-CD55 嵌合分子及葡萄球菌肠毒素 A（SEA）改造成 GPI-AP。这些改造在肿瘤治疗方面取得一定的疗效，比如，GPI 化的共刺激分子如 B7-1 和 B7-2 修饰肿瘤细胞后，能够明显提高肿瘤细胞的免疫原性，激活特异性的 T 细胞反应。

肿瘤细胞和抗原递呈细胞的改造和临床应用为 GPI 提供了技术支撑。这方面的研究目前已有一些进展。①GPI 锚定蛋白转移法可用于改造 APC 的抗原库，如利用预先形成的含有 GPI 化的 MHCI 类分子重链、β2m 轻链和抗原肽的异三聚体复合物修饰 APC 细胞表面，这种方法可以很好地控制 APC 细胞表面的抗原密度。这样得到的 APC 细胞可用于 T 细胞的体外扩增。②GPI 锚蛋白转移法也可以改变 APC 的黏附性。有学者报道用人工制备的 GPI 化细胞因子，改变了 APC 的黏附性。③GPI 锚蛋白转移法可以强化肿瘤细胞的活化功能。有试验表明用 GPI 化的共刺激分子，如 B7-1 和 B7-2，修饰肿瘤细胞后，能够明显提高肿瘤细胞的免疫原性，激活特异性的 T 细胞反应。有人用 GPI 化的 IL-12 修饰肿瘤细胞表面，可以抑制肿瘤细胞在小鼠体内的致瘤性，进一步展示了 GPI 化的细胞因子在肿瘤疫苗研究中具有广阔的应用前景。不仅在体外对细胞进行修饰，在体内也可以用 GPI 锚定蛋白对肿瘤细胞进行表面修饰。用 GPI 修饰某些免疫调控分子，直接注入肿瘤灶内（类似于体内基因治疗方法）。一方面可避免出现系统应用相应免疫制剂所带来的毒副作用，另一方面可使肿瘤局部免疫耐受性的微环境得到有效的逆转。

GPI 锚是一个结构复杂的翻译后修饰蛋白，它的生物学功能神秘。对它进行有效研究的主要障碍是很难生产结构明确的 GPI 部分和 GPI 锚蛋白。细胞提取物中包含不同的混合物，包括锚和修饰的蛋白质结构，化学合成需要许多复杂而困难的合成转移。虽然如此，在这些结构的合成方面仍然取得了许多进步，包括最近一个报导证实 GPI 的生物合成途径已经被阐明，许多酶的特征已有报道，GPI 同型物更是进一步扩大了生产。

第四节　C-糖基化

一、C-糖基化概述

糖类具有固定的环状骨架和丰富的手性中心，常被用作天然产物和药物合成的构件或手性来源。在众多的修饰策略中，最经典的是糖基化。糖基化是指碳水化合物底物的同分异构体中心受到亲核剂的攻击而发生的反应。在糖基化过程中，人们一直追求高得率的特异性立体选择性。

C-糖基化是糖基化中极为罕见的一类，与O-糖基化和N-糖基化相比，C-糖基化的发展要缓慢得多。目前发现C-糖基化存在于为数不多的天然产物中，糖基供体和受体之间通过稀有的C-C糖苷键连接，反应由C-糖基转移酶负责催化完成。

二、天然产物与药物合成中的C-糖基化方法

传统的C-糖基化反应通常是由金属试剂，如锡、锌、锂、铝和Grignard试剂与糖基供体发生亲核反应，这种类反应效率高。但由于金属试剂对空气和水分的敏感性，不易处理。近10年来，研究者一直致力于开发更温和、更高效、高立体选择性的C-糖基化合成方法。下述内容重点介绍近10年来C-糖基化在天然产物和药物合成中的应用。

（一）路易斯酸介导的C-糖基化

1. Ferrier反应

Ferrier反应是一种常见的糖类衍生物上的亲核取代与配位重排，它提供了一种将环状乙烯基缩醛转化为四氢呋喃或四氢吡喃的有效途径，并成功应用于一系列复杂的天然产物合成中。

（1）烷基苷。从中国民间药用植物远志的根和茎中分离得到的多甲内酯A fallax Hemsl（远志科）可用作抗肝炎药或补品。它是一种酚类化合物，附着在具有取代氧杂二环辛酮骨架的四环结构上。有研究者开发了一种分子内Ferrier型葡萄糖衍生物的糖基化，以构建其核心结构。2014年，Szeja等通过Ferrier重排合成了一系列带有烷基间隔层的染料木素糖缀合物，并对合成的6种C-糖苷进行细胞毒性研究，结果表明其中4种C-糖苷对人结直肠癌细胞株HCT116和前列腺癌细胞株DU的毒性均高于母体染料木素。

（2）烯基苷。烯基苷Aspergillide C是从海洋真菌Aspergillus ostianus菌株01F313中分离得到的次生代谢产物，对小鼠淋巴细胞白血病细胞L1210具有细胞毒性，LD50为2.0μg/mL。Aspergillide C的骨架是1个14元大环内酯与1个2,6-反式二氢吡喃环融合，2014年，Srihari等通过Lewis酸催化ferrier型C-糖基化三-O-乙酰-d-半乳糖，构建了Aspergillide C的反式二氢吡喃环。

2. 糖基供体活化

（1）烷基苷。Neodysiherbaine A是一种从菌丝海绵中分离得到的氨基酸，是红藻酸盐（IC50 = 66±5.2nmol/L）和α-氨基-3-羟基-5-甲基-4-异恶唑丙酸（IC50 = 227±40nmol/L）谷氨酸受体的高度选择性激动剂。2011年以来，

Donohoe 报道了一种在 SnBr4 存在下，以 β-d-吡喃糖四乙酸通过 C-糖基化合成 Neodysiherbaine A 更高效的方法。

（2）烯基苷。N-乙酰神经氨酸（Neu5Ac）是唾液酸最常见的衍生物，唾液酸是具有 9 碳酸性主链的单糖的通用术语。2011 年，Liu 等报道了 Neu5Ac 的 7 步高效全合成，从 d-甘氨酸衍生的氨基磺酸酯开始，经过铑催化的氮杂化反应得到氮杂化中间体，然后在铟存在下与烯丙基溴进行 c-糖基化，扩大糖环，并通过后续反应得到 Neu5Ac。

（3）芳基苷。Fries-type 糖基化，包括邻糖基化和随后的原位 O→C 重排是在许多年前发展起来的。然而，合成糖基类黄酮等芳基 C-苷类化合物是一种简单有效的方法，具有多种生物活性。Chaufurosides A 和 B 是从乌龙茶中分离得到的含缩合二氢呋喃环的 C-糖基黄酮类化合物。在 $10\mu g/kg$ 剂量的特应性疾病小鼠中，Chaufurosides A 显示出优于市售泼尼松和倍他米松（10mg/kg 和 0.8mg/kg）的抗炎作用。Chaufurosides A 也可以抑制偶氮甲烷处理后大鼠肠息肉的发育和隐窝的异常形成，是一种潜在的结肠癌化学预防剂，Chaufurosides A 和 B 的合成是从四邻苄基-D-葡萄糖基亚酰亚甲酯与苯乙酮衍生物的糖基化开始的。芒果苷、同质芒果苷和新芒果苷是具有代表性的 C-糖基类黄酮类化合物，具有抗氧化、抗菌、抗炎、抗肿瘤、抗糖尿病、脂溶和抗过敏等多种药理作用，有研究报道合成芒果苷和同型芒果苷的合成路线，其中 Lewis 酸催化 friedel-crafts 型 C-糖基化是关键步骤。

Polycarcin V 是从多形链霉菌中分离得到的 gilvocarcin 型天然产物，对黑色素瘤细胞、非小细胞肺癌和乳腺癌细胞具有较好的细胞毒性。它也可以在暗区通过非共价结合的方式与双 DNA 结合，与富含 AT 的 DNA 结合的亲和力比富含 GC 的 DNA 高出近 1 个数量级。在 Polycarcin V 的结构中有一个天然罕见的 α-C-糖苷与 L-鼠李糖的连接，有研究者设计了 Lewis 酸促进的 Friedel-Craftstype C-糖基化，使用衍生的鼠李糖基供体，在 C-2 处有乙酰基，以控制立体选择性。皂草苷，即 6-C 和 7-O-di-β-d-吡喃葡萄糖-4'，5，7-三羟基黄酮，具有抗氧化、降血糖及血液保护作用。有研究者通过 $BF_3\cdot OEt_2$ 促进对邻苄基葡萄糖基 α-氟化与 2，4-邻二苄基间氯苯乙酮的 C-糖基化反应，得到所需的 β-葡萄糖苷，收率高达 96%。

阿斯帕拉辛是一种二氢查尔酮 C-苷类化合物，从阿斯帕拉辛叶中分离得到，具有抗氧化和抗诱变作用，有助于维持 2 型糖尿病患者的糖稳态，其中，准确的温度控制是 C 糖基化成功合成阿斯帕拉辛的关键，该策略在 minhan 方法的基础上提高了合成效率，该方法采用 1，2 二邻-左戊酰-3，4，6-三苄基葡萄糖作为糖基供体进行 C-糖基化。Shie 等应用 Sc（OTf）3-促进的糖基化，合成了一系列 6，8-二-C-糖基黄酮，具有相同或不同的糖基取代基，用未修饰的 D-葡萄糖或木糖对（±）柚皮素进行糖基化，得到所需的二甘油三酯和单 C-甘油三酯。然而，当过乙酰糖基三氯乙酰氨基甲酸酯与富含电子的黄酮进行串联糖基化反应时，会产生区域选择性的 6，8 - 二 - C - 糖基黄酮，并可被修饰成一系列的 6，8 - 二 - C - 糖基黄酮。这些化合物大多通过抑制 TNF - α 的表达和 NO 的产生而显示出抗炎作用。例如，6，8 - di - C - 葡聚糖黄素 55aa（两个糖基均为葡萄糖）抑制 NO 的产生，IC50 值为 3.9μmol/L，强于亲本黄素（IC50 值为 19μmol/L）。Santos 等还探索了镧系金属氟化物促进的裸单糖和柚皮素之间的直接 C - 糖基化，除三氟化铈外，其余镧系三氟化铈 [Pr（OTf）3] 均能得到理想的单糖基化产物，收率为 41.2%，选择性为区域选择性和立体选择性。该条件进一步适用于其他糖基供体，如半乳糖、甘露糖、鼠李糖、乳糖和麦芽糖，得到所需的 C - 8 糖基化产物，产率为 28% ~ 38%，超声波加热在一定程度上有助于提高反应收率。

多霉素是一类芳基 C - 糖苷类抗生素，具有明显的抗肿瘤活性，主链中的两个 C - 糖苷负责与 DNA 的插层选择性。Suzuki 等报道了他们合成的多霉素类的两个成员，多霉素 A 和 Saptomycin b。三环的双 C 糖基化是通过连续的 Sc（OTf）3 催化完成的。

Aciculatin 是一种 β - D - 洋地黄酮类黄酮，是传统中草药针叶草的提取物之一，不仅具有抗炎作用，而且可能是一种强效的 p53 诱导剂或低基因毒性的抗癌化合物，Lee 的团队在 2016 年报道了一种针状蛋白的全合成，构建所需骨架的关键合成步骤包括区域和立体选择性 β - 糖基化、Baker-Venkataraman 重排和环脱水，苯酚衍生物与糖基供体发生 3，4 - 二氧苯甲酰基硫代地黄苷的 C - 糖基化反应，在 NIS/TfOH 的存在下实现了原位 O→C fride 型重排，为 C - 糖基中间体提供了纯 β 构象和理想的区域选择性。从海洋链霉菌相关放线菌中分离得到的 Marmycin A 具有抗菌、抗肿瘤、抑制酶和抑制细胞生长等多种生物活性，体外对 12 株人肿瘤细胞具有一定的杀伤作用，IC50 值为 7 ~ 58nmol/L。Marmycin A 具有独特的六环结构，该结构将糖对应物与芳族苯并 [α] 蒽醌连接的 C - 和 N - 糖苷键组成，蒽醌核与糖基相连，通过铜介导的乌尔曼胺化反应得到 Marmycin A。Lemaire 等报道了一种新的方法，通过过渡金属自由交叉偶联反应，从不同的芳基锌试剂和糖基溴化合成多种芳基 C - 糖苷，具有优良的收率和 β 选择性，该方法成功地应用于达格列氟辛和灿格列氟辛的高效立体选择性合成。

（4）炔基苷。2002 年，研究者首次从海洋来源的真菌 Emericella varicolor 中分离出（+）- Varitriol。研究表明，Varitriol 对肾、乳腺和中枢神经系统癌细胞具有较强的细胞毒性，有研究者应用路易斯酸催化的 C - 糖基化反应，获得了用于 Varitriol 的呋喃糖苷结构单元。该方法是通过将糖基氟化物与乙炔三氟硼酸钾偶联来实现的。

（二）过渡金属催化的 C - 糖基化

与路易斯酸促进的糖基化相比，过渡金属催化的 C - 糖基化并不常见，并且直到最近才被用于天然产物合成中。通过利用过渡金属催化反应的特性，与传统的糖基化相比，过渡金属催化的 C - 糖基化已显示出巨大的优势，例如较低的启动子负载量和更好的立体选择性。

1. 烷基苷

近年来，均相钯催化脱羧基烯丙基化反应因其反应效率高、反应条件温和而被成功应用于 C - 糖基化反应。2013 年，有研究者成功地将该方法用于曲霉菌 A 的正式全合成，这是一种大环内酯，对小鼠淋巴细胞白血病细胞 L1210 具有显著的细胞毒性，LD50 值为 2.1g/mL，这种复杂的双环化合物是从海洋来源的真菌曲霉菌株中分离出来的，带有独特的 14 元大环内酯类化合物稠合的 2，6 - 顺式 - 四氢吡喃基序。由 D - 葡萄糖为原料，合成 β - 酮酸酯，然后将其进行钯催化的脱羧 C - 糖基化反应，以完全的 β 选择性获得 2，6 - 顺式二氢吡喃，收率为 86%。该策略成功地挑战了由取代的糖的 C - 3 立体化学控制的排他性 β - 选择性，不同于通过 Ferrier C - 糖基化获得的一般 α - 选择性。

2. 烯基苷

与钯催化剂相比，金催化剂在 C - 糖基化反应中的应用要晚得多。然而，自 2009 年 Balamurugan 等第一篇报道以来，金催化剂的 C - 糖基化由于金盐的高亲烃性和亲碳路易斯酸性而受到了相当大的关注。2017 年有研究者报道金催化分子内 C - 糖基化不对称合成高薄荷醇 C 的核心骨架，这种倍半萜烯是从越南香气树的根中分离出来的，据报道是越南传统医学抗炎剂的生物活性成分。从 D - 葡萄糖衍生的炔丙基羧酸盐开始，通过金催化的串联 1，3 - 酰氧基迁移/费勒重排反应，得到了关键的中间体，随后在 $BF_3 \cdot OEt_2$ 存在下中断环化，得到高薄荷醇 C 的非对映异构纯核结构。

3. 芳基苷

钯催化的烯基硼酸与芳基/烷基卤化物之间的 Suzuki - Miyaura 反应也被用于 C - 糖基化，并成功地应用于从印度治疗性病的民间药物——盾叶粉中分离出的柏根素的全合成。芳基 C 糖苷经过硼氢化和 C - B 键氧化得到 β - C - 基糖苷，之后，通过苯甲醇的选择性氧化和所有保护基团的裂解，生成柏根素。据报道，糖基锡烷与有机卤化物之间的钯催化 Stille 交叉偶联反应可通过多个基团构建糖苷键。2015 年，有研究者报道了从苦链霉菌中分离得到的抗肿瘤抗生素 derhodinosylurdamycin A 的总合成，Pd（PPh3）2Cl 催化 D - 葡萄糖衍生的锡烷与芳基碘的偶联，得到芳基 C - 糖苷，随后进行立体选择还原生成完整的 β - C - 芳基糖苷。然后，用二糖供体进行 O - 糖基化，分别裂解苄基和甲基及氧化二酚，从而提供了目标天然产物 derhodinosylurdamycin A，该产物对 L1210 白血病细胞系表现出明显的活性。在 2017 年，有研究者发现通过钯/铜共催化的 C - H 活化从各种 1 - 碘代糖和杂环合成各种杂芳基 - C - Δ1，2 - 糖苷，并合成磷酸化酶抑制剂衍生物，在 Pd（OAc）2 存在的情况下，可以一步获得 C - 芳基糖苷，并且该方法可以耐受杂芳族底物上的氯和溴取代基，从而获得优异的收率。

（三）葡糖内酯的亲和加成法

1. 烯基和炔基苷

炔基锂试剂可通过亲核加成被广泛用于 C–糖基化。2010 年，Hanessian 等通过该反应作为糖基序和二氢吡喃亚基组装的关键步骤，完成了（+）–安布卢奇霉素 S 的全合成，这种复杂的天然产物是从黏多糖多纤维纤维素中分离出来的，对多种病原体均显示出强大的抗真菌活性。在正丁基锂存在下，用二氢吡喃连接的炔烃和 α–D–吡喃葡萄糖苷衍生的内酯进行 C–糖基化，用 $BF_3 \cdot OEt_2$ 去除羟基和苄醚的保护作用后，均丙基体系在氢化物试剂的作用下发生反式还原，生成三醇，用铂/氧体系在水溶液中选择性氧化成伯醇，制得安布卢奇霉素 S。

2. 芳基苷

近 10 年来，芳基金属与 D–萄糖酸内酯之间的亲核加成已成为构建 C–苷键的一种流行策略。2，3，4，6–四邻三甲基硅基葡萄糖酸内酯被应用于几种天然产物的全合成。2010 年，Nomura 等报告了钠依赖性葡萄糖共转运蛋白 2（SGLT2）抑制剂卡格列净的合成，芳基溴化物与正丁基锂之间的反应生成芳基锂试剂，再通过添加所需物质得到半缩酮化合物，随后通过甲氧基化、脱甲氧基化和脱硅化得到所需的卡格列净。2，3，4，6–四–O–苄基葡萄糖酸内酯也是合成 SGLT2 抑制剂的常见中间体。与甲硅烷基保护基相比，苄基醚在酸性条件下更稳定。2012 年，Imamura 等报道了另一种具有苯并噻吩结构的钠依赖性葡萄糖共转运体 2 抑制剂伊格列净的合成。Ohtake 的研究小组于 2012 年合成了一种新的带有 O–螺酮环的 SGLT2 抑制剂——托格列净。从 O–全苄基葡糖酸内酯开始，通过典型的添加、去三苯甲基化和缩酮化作用能够得到 O–螺酮 C–芳基葡萄糖苷。在引入另一个芳基取代基，除去羟基并裂解苄基后，以高收率产生了目标糖苷托格列净。

与芳基溴化物相比，芳基氟化物在芳基金属和 D–葡糖酸内酯之间的 C–糖基化反应中使用较少，因为它们在锂试剂中的行为不同，直到广泛利用氟苯的邻位锂化性能为止。在 2016 年，Suzuki 等报道了使用 1，3，5–三氟苯作为糖基受体的（+）–vicenin–2 的全合成。（+）–vicenin–2——一种双–C–糖基芹菜素，是从荨麻中分离出来的。据报道具有抗癌、抗糖尿病、抗炎和抗氧化的特性。该过程通过连续的亲核加成和还原来完成，并且以 4 个步骤获得 C2–对称的双–β–C–糖苷，产率为 55%。随后，将芳基氟化物基序再加入 α，β–不饱和 Weinreb 酰胺中，可得到酮。最后，在苯甲醛肟的存在下，使酮进行取代反应以用羟基取代氟原子，并一步进行 oxa–Michael 加成/氧化，得到铬–4–酮衍生物。在亲核芳族取代（SNAr 反应）以苄氧基取代其他两个氟原子并氢化以裂解所有苄基之后，最终获得（+）–vicenin–2。

通过添加硫代呋喃和 D–葡萄糖酸内酯产生的 β–C–呋喃糖苷可用于通过狄尔斯–阿尔德环加成反应制备复杂的 C–芳基糖苷。2006 年，Martin 等报道了自葡萄链霉菌培养物中分离出的糖苷类抗生素葡萄霉素 B2 的全合成，由 3 - 链硫代呋喃和内酯合成。通过典型的加成和还原提供 3 - 呋喃基 C - 糖苷，随后通过 Mitsunobu 反应转化为环加成前体，接着，在正丁基锂存在的情况下进行分子内苯并呋喃 [4 + 2] 的环加成，得到 C - 乙烯基糖苷。

许多 C - 糖苷及其类似物具有重要的生物学活性。化学合成是为进一步的研究和应用奠定基础的主要途径。作为全合成中广泛使用的方法，近年来，C - 糖基化得到了很好的发展，包括路易斯酸催化的 Ferrier 型和供体活化的 C - 糖基化，过渡金属催化的 Heck 型和 Tsuji - Trost 型 C - 糖基化，以及有机锂试剂向葡萄糖酸内酯的亲核加成。在大多数情况下，立体选择性是受底物控制的，例如，取代糖环的构象，邻氨基苯甲酸酯参与效应和空间位阻。尽管这方面的研究已经取得了相当大的进展，研究者仍在积极寻求一种用于天然产物合成的高度控制区域和立体选择性 C - 糖基化的通用方法。

三、C - 糖基化与蛋白质

在蛋白质翻译后修饰中，糖基化可能是最丰富的修饰。蛋白质糖基化的两种主要类型已经知道多年，即 N - 糖基化和 O - 糖基化，其中糖的部分分别共价键连接到天冬酰胺的氮原子或羟基氨基酸的氧原子。其生物化学性质、结构和生物合成及其生物学功能已有广泛描述。几年前，人们发现了一种不同于上述蛋白质糖基化的新类型，即 C - 糖基化，因为糖通过 C—C 键与蛋白质相连。

（一）C - 甘露糖基化的结构

C - 甘露糖基化是一种新型的蛋白质糖基化形式，它由甘露吡喃残基通过 C—C 键与色氨酸的吲哚 C2 碳原子的共价链接，这种链接最早在人类尿液的 RNA 酶 2 中被发现，这种蛋白质的基础结构由 Edman 降解决定。除 7 号残基外，其他残基与 cDNA 序列中推导出的残基完全相同，而 cDNA 中的 7 号残基被预测为色氨酸，这表明该残基是经过修饰的。ESIMS 被发现来自不同酶消化的肽，其中含有 Trp - 7，其分子量比预期的非修饰肽高 162Da。

此外，ESIMSMS 光谱的其他性质是典型的芳香族 C - 糖苷。①损失 120Da，形式上相当于损失 4 个 $CH_2 = O$ 单位，这种损失在 C - 糖苷结合的碳水化合物中是典型的，在低分子质量的黄酮 C - 糖苷中也可以观察到，经核磁共振鉴定单糖为甘露 - 吡喃糖。②缺少 162Da 的损失，特点是 N - 和 O - 糖苷连接的糖从含有 C2 - 甘露糖基色氨酸（C2 - Man）- Trp 的各种离子中多次损失 18Da（H_2O）。③目前可以很容易地通过蛋白质测序来检测 C - 甘露糖基化，其中 C2 - Man - Trp 可以被识别，而不需要使用质谱仪。

（二）C - 甘露糖生物合成途径

研究者通过在标记为 D - [2 - 3H] 甘露糖的 NIH - 3T3 细胞中表达嵌合 RNase 2.4，发现甘露糖是 C - 甘露糖基化最早的前体，揭示了该通路的下一步步骤。RNase 2 是一种分泌蛋白，包含膜易位的信号序列，并通过内质网传播。糖前体可能与发生在内质网中的其他类型的蛋白质糖基化相同。在此基础上，大胆假设 C2 - Man - Trp 的前体为多萜醇磷酸甘露糖（Dol - P - Man），在 CHO Lec15 细胞中表达的 RNase 2.4 证实了这一点，在 CHO Lec15 细胞中，Dol - P - Man 合酶活性很低，且含量显著下降，对纯化蛋白的分析显示 C - 甘露糖基化水平明显降低，证实了 Dol - P - Man 是 C - 甘露糖基色氨酸生物合成途径的前体。

研究者在体外重建了从 GDPMan 到 Dol - P - Man 再到 C - 甘露糖基化肽的整个生物合成途径。体外实验将大鼠肝微粒体与合成的含有识别序列的肽段（最短肽段仅由 4 个氨基酸组成 1 个识别序列，WAKW）和放射性标记的 Dol - P - Man 进行孵育，用氯仿/甲醇萃取后，发现水相中的肽被放射性标记，表明 Dol - P - Man 确实是前体，识别序列 WXXW 足以进行 C - 甘糖基化，且该反应受酶催化，95℃加热或用胰凝乳蛋白酶处理可消除 C - 甘露糖基化。

（三）C - 甘露糖基化的蛋白

色氨酸残基的 C - 甘露糖基化不仅存在于尿液中的 RNase 2 中（不包括它仅以排泄蛋白的代谢形式存在），也存在于从红细胞和培养的 HL - 60 细胞中分离出来的酶中。研究者对各种转染培养的哺乳动物细胞（HEK293、COS7、CHO 和 NIH - 3T3）也进行了修饰，表明来自不同种类哺乳动物、不同器官和组织的细胞具有进行 C - 甘露糖基化所需的机制。

在确定了生化途径后，研究者对不同的生物体进行了 C 甘露糖基转移酶 RNase 2.4 衍生肽的活性检测。在秀丽隐杆线虫、两栖动物、鸟类和哺乳动物中都发现了这种活性，但在大肠杆菌、昆虫和酵母中却没有发现。

体外对小鼠各器官和组织膜组分的检测表明 C - 甘露糖基转移酶活性存在于哺乳动物机体的大部分部位，但是，酶的比活性因器官而异。这些结果有力地表明，C - 甘露糖基化所需的机制存在于许多生物中。

C - 甘露糖基化蛋白对 C2 - Man - Trp 的分解代谢尚不清楚。最近从人尿中分离出的 C2 - Man - Trp 是一种游离氨基酸，这表明仅通过 C - 甘露糖基化蛋白的蛋白水解降解就能排泄 C2 - Man - Trp。人们在数据库中发现的一些蛋白质已经证实了 C - 甘露糖基化的存在。在 11 个蛋白中共发现 49 个 C - 甘露糖基化的色氨酸残基。另一个被证明是 C - 甘露糖基化蛋白是 CHO 细胞中的重组白细胞介素 - 12（IL - 12）。一组特别有趣的蛋白质是 1 型血栓应答蛋白重复序列（TSR）中包含复杂的识别基序（共识序列，TSP - 1：WXXWXXWXXC）的蛋白质，其中包括细胞外基质蛋白（血小板应答蛋白 - 1 和 - 2），轴突引导蛋白（UNC 5、F - spondin、M - spondin、SCO - spondin、semaphorins F 和 G），参与血管生成的蛋白质（脑特异性血管生成抑制剂 BAI - 1、BAI - 2 和 BAI - 3），金属蛋白酶（ADAMTS，如聚蛋白多糖酶），GON - 1，原骨胶原 IN - proteinase、lacunin，恶性疟原虫蛋白陷阱和蛋白质的补充系统（裂解素和终端补码元件 C6、C7、C8 和 C9）。部分 TSR

（WSXWS，称为 WS 基序）也存在于细胞因子受体中（包括促红细胞生成素、生长激素、催乳素、IL - 2、IL - 3、IL - 4、IL - 5、IL - 6、IL - 7、IL - 9、IL - 11、IL - 13、GM - CSF、G - CSF、白血病抑制因子、抑癌素、睫状神经营养因子、促血小板生成素、降钙素、瘦素）。

研究者对补体的末端成分（C6、C7、C8α、C8β 和 C9）进行分析后发现，属于 C - 甘露糖基化者，都包含一个或多个 TSR 基序或 WXXWXXWXXC，或者含有 1 个或 2 个被其他氨基酸取代的色氨酸残基。在 TSR 中，所有色氨酸上都发现了 C - 甘露糖基化。在复杂基序中缺少色氨酸或在 + 3 位上缺乏其他芳香残基（XXXWXXWXXC 序列中的第 2 个色氨酸残基，如 C9）甚至是单一色氨酸残基（不属于 WXXW 基序的一部分）的色氨酸残基（如 C6 和 C7）也属于 C - 甘露糖基化，这表明，终端补体成分除了 WXXW 基序外，还包含第 2 个 C - 甘露糖基化信号。这种信号既可以由一级结构形成，也可以由蛋白质的三维结构形成。在这两种情况下，可能涉及第 2 个 C - 甘露糖基转移酶。

为了验证第一种可能性，对包含来自 TSR 序列的 12 个氨基酸合成长肽进行体外 C - 甘露糖基化分析，常规用于 WXXW 序列。经质谱分析和 Edman 降解，发现 C6 的肽没有 C - 甘露糖基化，C9 的肽仅在第 1 个色氨酸残基上有 C - 甘露糖基化，这表明紧邻第 2 个 C - 甘露糖基化的色氨酸的氨基酸不提供其 C - 甘露糖基化的信号，或者在该分析中所用的蛋白质来源中不存在可催化该反应的另一种 C - 甘露糖基转移酶。当前，重组 C9 蛋白及来自 C9 的 TSR 在细胞培养物中表达，以检查在蛋白折叠后是否存在形成 C - 甘露糖基化的信号。

（四）C - 甘露糖基化蛋白质的功能

迄今为止，尽管研究者已经提出了几个假设，但 C - 甘露糖基化的功能仍然难以确定。目前仅确定了来自大肠杆菌的重组 RNase 2 的三维结构，Trp - 7（在天然蛋白中被 C - 甘露糖基化）和 Trp - 10 残基位于其 N 端 α - 螺旋。然而，C - 甘露糖基化的存在似乎对酶活性没有影响。RNase 2 的 NMR 研究表明，糖和蛋白质之间存在非共价相互作用。RNase 2 包含一个大的插入环，该插入环在该家族的其他 RNase 中不存在，它被转运到细胞表面。

来自补体系统的 6 种多肽（备解素和末端补体成分）显示为 C - 甘露糖基化。除嗜酸性粒细胞阳离子蛋白外的补体系统是先天免疫系统之一。模型构建表明，甘露糖基残基可以填充由该环的主链和侧链原子形成的空腔。

在尚需证明 C - 甘露糖基化的细胞因子受体中，C - 甘露糖基化的识别序列以 WSXWS 的形式存在，在家族中非常保守，并且发生在细胞外结构域中。结果表明，IL - 2 受体的任意一个色氨酸残基的突变都能消除配体的结合。然而，目前尚不清楚的是，这种结合的缺乏是由于配体结合位点的直接改变造成的，还是由于脊椎动物的受体较少造成的。这是一个由 30 余种浆蛋白和膜蛋白组成的系统，有非常严格调节的激活级联反应，除其他因素外，还可在被攻击细胞的膜中形成亲水孔，从而导致细胞溶解。

蛋白质C-甘露糖基化的发现是蛋白质糖基化领域的一个重要贡献，翻译后修饰对于特定蛋白质的功能通常是必须的。复制正确糖基化模式的能力对于利用重组蛋白研究蛋白质功能特别重要，明确可靠发生糖基化反应的系统尤其必要，C-甘露糖基化的研究是这一领域的有益补充。

四、C-糖基化的药理作用及其临床应用

（一）植物源的C-糖苷的天然产物

几乎所有的天然黄酮类化合物都以O-糖苷或C-糖苷形式存在于植物体内。膳食中的类黄酮C-糖苷与其相应的O-糖苷相比，受到的关注较少。据报道，黄酮类C糖苷类具有显著的抗氧化活性、抗癌和抗肿瘤活性、肝保护活性、抗炎活性、抗糖尿病活性、抗病毒活性、抗菌和抗真菌活性等。

总黄酮C-糖苷在急性炎症模型中具有较强的抗炎活性，在急性和慢性肝损伤模型中具有较强的肝保护活性。从软体动物提取物中提取的维柯宁-2、异山索苷、雪夫托苷及其富集组分总黄酮C-糖苷在体外和体内均能预防非酒精性脂肪肝。体外研究显示，总黄酮C-糖苷降低了油酸处理的HepG2细胞的脂质积累，总黄酮C-糖苷参与了过氧化物酶体增殖物激活受体α及其下游的调控，以及促炎细胞因子的减少。体内研究中，在高脂饮食诱导的脂肪肝大鼠中，总黄酮C-糖苷降低了谷氨酸氧乙酸转氨酶和谷丙转氨酶的水平，以及减少肝脏和血液中的脂质积累，而不影响食物摄入。此外，总黄酮C-糖苷也增加了抗氧化酶系统在体内的活性。

血清总胆红素是肝病诊断中最敏感的指标之一。血清总胆红素水平异常升高提示肝胆疾病，因此肝细胞功能受严重干扰。总黄酮C-糖苷介导的治疗可以抑制总胆红素水平的升高，这表明总黄酮C-糖苷可以稳定胆道功能障碍。白蛋白是血清蛋白的一个关键组成部分。白蛋白是在肝脏中合成的，因此它是用于监测肝功能的指标。有研究显示CCl_4组50%的患者血清白蛋白水平下降，出现肝功能水平下降和健康状况不佳的迹象。在接受总黄酮C-糖苷治疗的大鼠中，白蛋白含量显著增加。这表明总黄酮C-糖苷治疗可以稳定血清蛋白水平，体现了肝细胞功能状态的改善。

此外，研究者对胶原的主要成分羟脯氨酸的肝脏含量进行了检测，以评价肝组织中胶原的含量。长期中毒CCl_4可显著提高肝羟脯氨酸水平，而总黄酮C-糖苷给药可显著降低肝组织中羟脯氨酸含量，表明总黄酮C-糖苷可改善肝胶原过度积累，同时通过组织学分析证实了总黄酮C-糖苷的肝保护作用。综上，总黄酮C-糖苷治疗可改善肝脏组织学，改善肝脏脂肪变性和坏死，抑制肝纤维化。这些数据首次表明，总黄酮C-糖苷对CCl_4诱导的大鼠纤维化有很强的治疗作用。

大花皇冠是一种药用植物，传统上其叶子用于治疗炎症，包括关节炎和类风湿性关节炎。用70%的乙醇提取该物和富含类黄酮的C糖苷部分给小鼠治疗，显

著减少了关节腔和关节周围组织中中性粒细胞的聚集，其中趋化因子（C-XC）配体1、肿瘤坏死因子α和白细胞介素1β（ELISA）水平也降低。组织学分析证实，与对照组相比，大花皇冠70%的乙醇提取物和富含黄酮C糖苷的部分都能抑制关节炎症。

从山楂中提取分离出的芹菜素C-糖苷具有一定的抗氧化作用。它在低浓度时具有抗氧化活性，在高浓度时具有促氧化活性，其中黄酮骨架中的C-3/C-4邻位二羟基和C-3羟基在抗氧化行为中起重要作用。另外，在癌细胞增殖试验中，芹菜素能显著抑制癌细胞的增殖，且其抑制功能与其中的C-糖苷紧密相关，上述结果均说明，C-糖基化对芹菜素的生物活性有显著影响。

从库拉索芦荟中鉴定出一种杂乱的C-糖基转移酶能够成为缺少酰基的C-糖基化支架。基于AbCGT的底物杂交性，研究者采用化学酶法合成了16个对钠依赖的葡萄糖转运蛋白与具有抑制活性的C-糖苷，该糖苷在糖尿病小鼠上表现出较明显的降血糖活性。从原产于印度的榆树中分离出的黄酮C-糖苷对成骨细胞（骨形成细胞）分化具有较大的影响。该发现证明黄酮C-糖苷在治疗骨质疏松症方面具有一定的作用。从龙胆草分离得到的黄酮C-糖苷——异黄酮苷6-O-葡萄糖苷对花生四烯酸（AA）诱导的血小板聚集有明显的抗血小板作用。

（二）微生物源的C-糖苷天然产物

目前发现的微生物源的含C-糖基的化合物（C-糖苷）都是次级代谢产物，其糖基供体和受体均存在一定程度上的结构多样性，糖基受体多是聚酮和肽类结构，供体多是一些六碳糖或者脱氧六碳糖。

1. 含C-糖基的抗生素

含C-糖基的抗生素包括榴红菌素（granaticin）、simocyclinone D8、美达霉素（medemycin）、gilvocarcin、hedamycin、乌达霉素（undamycin）等，其中，乌达霉素是具有抗肿瘤活性的聚酮抗生素，结构上属于角环素家族，聚酮母核上连接有一个寡糖链，其中第一个糖基D橄榄糖（D-olivose）通过C—C糖苷键与聚酮母核连接。其生物合成途径基本已经阐明，首先经过9次二碳单位聚合，形成长的聚酮链，再经过还原、芳香化、环化等反应形成芳香聚酮母核。然后再进行包括糖基化和O-糖基化在内的各种修饰反应，从而把相应的寡糖链连在母核上。催化C—C糖苷键形成的酶是C糖基转移酶UrdGT2。目前关于这个酶已经有晶体结构分析的报道，认为是个同源二聚体，属于GT-B超级家族。

美达霉素是具有抗菌活性和一定抗肿瘤活性的抗生素，其芳香聚酮母核与一个稀有的脱氧六碳糖胺通过C—C糖苷键相连。这种抗生素最突出的地方在于1985年，Hopwood教授研究组把美达霉素的基因簇与放线紫红素的基因组合在一起，在生物细胞中产生了第一个杂合的天然化合物，从而诞生了"组合生物合成"的概念。这个化合物生物合成途径已经有部分被阐明，我们推测其母核的形成与乌达霉素类似，也存在前期芳香聚酮母核形成和后期结构修饰的步骤。2003年，美达霉素生物合成全基因簇从链霉菌（*Streptanyces* sp. AM-7161）菌株中克隆出来；2005 年，美达霉素合成中第一个后期修饰酶-立体专一性酮基还原酶的功能已经被鉴定。目前已经有证据显示其 C-糖基化是美达霉素生物合成的最后步反应，此外，在其基因簇中也发现，存在唯一一个 C 糖基转移酶的同源基因 *med* - ORF81。

2. 含 C-糖基的铁载体类化合物

除上述聚酮抗生素外，C-糖基化还存在于一些致病菌的铁离子载体中，其糖基受体是肽类结构，形成的化合物包括 salmochelins、小菌素 E492（Mcc492）及肠杆菌素等。

肠杆菌素是肠道致病性大肠杆菌和沙门氏菌的细菌素类产物，其母核是由 3 个 N-（2，3 二羟苯甲酰）丝氨酸（DHB-Ser）进行分子间酯化而形成的环状结构，所以属于非核糖体肽类。在 3 个 DHB-Ser 单体的 DHB 环上，其 C5 位置都有可能被葡萄糖通过 C-C 糖苷键修饰，形成含有 1~3 个 C-糖基的肠杆菌素，其中 salmochelins 是含有 1 个或者 2 个糖基的肠杆菌素。这些系列化合物都是肠细菌内的铁载体，能特异性与环境中微量的 3 价铁结合，满足细胞对铁的需要，并且相关研究已经证明葡萄糖与 DHB 环之间的 C—C 糖苷键的形成是由 C 糖基转移酶 IroB 来催化的，体外酶学反应表明这个酶的底物识别范围较宽。

小菌素 E492 是由肺炎克雷伯菌产生的短肽，其母核是由核糖体指导合成的含 84 个氨基酸的肽链。小菌素 E492 的 C-末端通过翻译后修饰，与一个线性肠杆菌素基团相连，即一个葡萄糖通过 C—O—C 糖苷键（葡萄糖 C6 位置与肽链的 Se84 之间）和 C—C 糖苷键（葡萄糖 C1 位置与 DHB-Ser 环的 C5 位置之间）分别连接了核糖体肽与非核糖体肽两个部分，形成完整的小菌素 E492 的结构。含 C 糖基的肠杆菌素的修饰使得小菌素 E492 在体内能更有效地捕获铁离子，所以小菌素 E492 也是一种铁离子载体，同时它还具有抗革兰氏阴性菌活性的作用，所以又属于肽类抗生素。催化小菌素 C 糖基化的酶是 IroB 的同源蛋白 MceC，但在底物识别方面明显不如 IroB 识别的底物范围广。

参考文献

[1] 樊代明. 整合肿瘤学·基础卷. 西安：世界图书出版西安有限公司，2021.

[2] 金长宫，冷文，王华新. 糖基因和 N-糖链介导人肝癌细胞转移及耐药性的研究. 国际肿瘤学杂志，2013，40（11）：871-876.

[3] KudoT. N-glycan alterations are associated with drug resistance in human hepatocellular carcinoma. Molecular Cancer，2007，6：32.

[4] 马秋虹. 糖蛋白 N-糖链与人乳腺癌耐药相关性的研究. 大连：大连医科大学，2012.

[5] LiuZ，Shen L，Xu L，et al. Down-regulation of β-1，3-N-acetylglucosaminyltransferase-8 by siRNA inhibits the growth of human gastric cancer. Mol Med Rep，2011，4（3）：497-503.

[6] 苗小艳，马红叶，张旭，等. N-糖基化修饰在髓性白血病耐药中的作用. 中国微生态学杂志，2014，26（5）：506-510.

［7］Yanlong Ji, Shasha Wei, Junjie Hou, et al. Integrated proteomic and N-glycoproteomic analyses of doxorubicin sensitive and resistant ovarian cancer cells reveal glycoprotein alteration in protein abundance and glycosylation. Oncotarget, 2017, 8 (8): 13413 - 13427.

［8］Zahradnikova M, Ihnatova L, Lattova E, et al. N-Glycome changes reflecting resistance to platinum-based chemotherapy in ovarian cancer. Journal of Proteomics, 2021, 230: 103964.

［9］Schinkel A H, Kemp S, Dollé M, et al. N-glycosylation and deletion mutants of the human MDR1 P-glycoprotein. Journal of Biological Chemistry, 1993, 268 (10): 7474 - 7481.

［10］Chiodelli P. Contribution of vascular endothelial growth factor receptor-2 sialylation to the process of angiogenesis. Oncogene, 2017, 36: 6531 - 6540.

［11］Chandler KB. N-Glycosylation regulates ligand-dependent activation and signaling of vascular endothelial growth factor receptor 2 (VEGFR2). Journal of Biological Chemistry, 2019, 294 (35): 13117 - 13130.

［12］Zhong C, Li P, Argade S, et al. Inhibition of protein glycosylation is a novel pro-angiogenic strategy that acts via activation of stress pathways. Nature Communications, 2020, 11 (1): 6330.

［13］Cheng WK, Oon CE. How glycosylation aids tumor angiogenesis: An updated review. Biomedicine Pharmacotherapy, 2018, 103: 1246 - 1252.

［14］Hasina R, Lingen, MW. Angiogenesis in oral cancer. Journal of Dental Education, 2001, 65 (11): 1282 - 1290.

［15］Oon CE. Role of Delta-like 4 in Jagged1-induced tumour angiogenesis and tumour growth. Oncotarget, 2017, 8 (25): 40115 - 40131.

［16］Croci DO. Glycosylation-dependent lectin-receptor interactions preserve angiogenesis in anti-VEGF refractory tumors. Cell, 2014, 156 (4): 744 - 758.

［17］Mukai H, Muramatsu A, Mashud R, et al. PKN3 is the major regulator of angiogenesis and tumor, metastasis in mice. Scientific Reports, 2016, 6: 18979.

［18］Jefferis R. Recombinant antibody therapeutics: the impact of glycosylation on mechanisms of action. Trends Pharmacol Sci, 2009, 30 (7): 356 - 362.

［19］Briggs MT. Translating N-Glycan Analytical Applications into Clinical Strategies forOvarian Cancer. Proteomics Clin Appl, 2019, 13 (3): e1800099.

［20］Clerc F. Human plasma protein N-glycosylation. Glycoconj J, 2016, 33 (3): 309 - 343.

［21］Dotz V, Wuhrer M. N-glycome signatures in human plasma: associations with physiology and major diseases. FEBS Lett, 2019, 593 (21): 2966 - 2976.

［22］Drake RR. Glycosylation and cancer: movingglycomics to the forefront. Adv Cancer Res, 2015, 126: 1 - 10.

［23］Drake RR. Altered glycosylation in prostate cancer. Adv Cancer Res, 2015, 126: 345 - 382.

［24］Jain K. A review of glycosylated carriers for drug delivery. Biomaterials, 2012, 33 (16): 4166 - 4186.

［25］Mastrangeli R. The Formidable Challenge of Controlling High Mannose-Type N-Glycans in Therapeutic mAbs. Trends Biotechnol, 2020, 38 (10): 1154 - 1168.

［26］Mereiter S. Glycosylation in the Era of Cancer-Targeted Therapy: Where Are We Heading? Cancer Cell, 2019, 36 (1): 6 - 16.

［27］Mohanty S, Chaudhary BP, Zoetewey D. Structural insight into the mechanism of N-linked glycosylation by oligosaccharyltransferase. Biomolecules, 2020, 10 (4): 624.

[28] Moremen KW, Tiemeyer M, Nairn AV. Vertebrate protein glycosylation: diversity, synthesis and function. Nat Rev Mol Cell Biol, 2012, 13 (7): 448 – 462.

[29] Ohtsubo K, Marth JD. Glycosylation in cellular mechanisms of health and disease. Cell, 2006, 126 (5): 855 – 867.

[30] Pinho SS, Reis CA. Glycosylation in cancer: mechanisms and clinical implications. Nat Rev Cancer, 2015, 15 (9): 540 – 555.

[31] Russell A. Unravelling Immunoglobulin G Fc N-Glycosylation: a Dynamic Marker Potentiating Predictive, Preventive and Personalised Medicine. Int J Mol Sci, 2018, 19 (2): 390.

[32] Tang L. N-Glycosylation in progression of skin cancer. Med Oncol, 2019, 36 (6): 50.

[33] van den Boogert MAW, Rader DJ, Holleboom AG. New insights into the role of glycosylation in lipoprotein metabolism. Curr Opin Lipidol, 2017, 28 (6): 502 – 506.

[34] Varki A. Biological roles of glycans. Glycobiology, 2017, 27 (1): 3 – 49.

[35] Verheijen J. Therapeutic approaches in Congenital Disorders of Glycosylation (CDG) involving N-linked glycosylation: an update. Genet Med, 2020, 22 (2): 268 – 279.

[36] Zhang, S. Insights on N-glycosylation of human haptoglobin and its association with cancers. Glycobiology, 2016, 26 (7): 684 – 692.

[37] Zhou Q, Qiu H. The Mechanistic Impact of N-Glycosylation on Stability, Pharmacokinetics, and Immunogenicity of Therapeutic Proteins. J Pharm Sci, 2019, 108 (4): 1366 – 1377.

[38] 胡一，何东，曹科，等. 蛋白糖基化修饰在肿瘤多药耐药中的作用. 中国肿瘤临床，2019，46 (23): 1223 – 1226.

[39] Tan HY, Eskandari R, Shen D, et al. Direct one-step fluorescent labeling of O-GlcNAc-modified proteins in live cells using metabolic intermediates. Journal of The American Chemical Society, 2018, 140 (45): 15300 – 15308.

[40] Rengifo J, Gibson C J, Winkler E, et al. Regulation of the inositol 1, 4, 5-trisphosphate receptor type I by O-GlcNAc glycosylation. Journal of Neuroscience, 2007, 27 (50): 13813 – 13821.

[41] Boehmelt G, Wakeham A, Elia A, et al. Decreased UDP-GlcNAc levels abrogate proliferation control in EMeg32-deficient cells. Embo Journal, 2000, 19 (19): 5092 – 5104.

[42] Zhang X, Qiao YX, Wu Q, et al. The essential role of YAP O-GlcNAcylation in high-glucose-stimulated liver tumorigenesis. Nature communications, 2017, (8): 15280.

[43] Wang T, Yu Q, Li J, et al. O-GlcNAcylation of fumarase maintains tumour growth under glucose deficiency. Nat Cell Biol, 2017, 19 (7): 833 – 843.

[44] Joubert M, Jagu B, Montaigne D, et al. The Sodium-Glucose Cotransporter 2 Inhibitor Dapagliflozin Prevents Cardiomyopathy in a Diabetic Lipodystrophic Mouse Model. Diabetes, 2017, 66 (4): 1030 – 1040.

[45] Zou L, Zhu-Mauldin X, Marchase RB, et al. Glucose deprivation-induced increase in protein O-GlcNAcylation in cardiomyocytes is calcium-dependent. The Journal of Biological Chemistry, 2012, 287 (41): 34419 – 34431.

[46] Kazemi Z, Chang HN, Haserodt S, et al. O-linked beta-N-acetylglucosamine (O-GlcNAc) regulates stress-induced heat shock protein expression in a GSK-3 beta-dependent manner. Journal

of Biological Chemistry, 2010, 285 (50): 39096 – 390107.

[47] Baek JH, Liu YV, Mcdonald KR, et al. Spermidine/spermine N (1) -acetyltransferase-1 binds to hypoxia-inducible factor-1alpha (HIF-1alpha) and RACK1 and promotes ubiquitination and degradation of HIF-1alpha. The Journal of Biological Chemistry, 2007, 282 (46): 33358 – 33366.

[48] Lynch TP, Ferrer CM, Jackson SR, et al. Critical role of O-linked beta-N-acetylglucosamine transferase in prostate cancer invasion, Angiogenesis, and Metastasis. Journal of Biological Chemistry, 2012, 287 (14): 11070 – 11081.

[49] Slawson C, Hart GW. O-GlcNAc signalling: implications for cancer cell biology. Nature Reviews Cancer, 2011, 11 (9): 678 – 684.

[50] Wu H, Ballantyne CM. Metabolic inflammation and insulin resistance in obesity. Circulation research, 2020, 126 (11): 1549 – 1564.

[51] Petrus P, Lecoutre S, Dollet L, et al. Glutamine links obesity to inflammation in human white adipose tissue. Cell metabolism, 2020, 31 (2): 375 – 390, e11.

[52] Perry RJ, Zhang D, Guerra MT, et al. Glucagon stimulates gluconeogenesis by INSP3R1-mediated hepatic lipolysis. Nature, 2020, 579 (7798): 279 – 283.

[53] Roden M, Shulman GI. The integrative biology of type 2 diabetes. Nature, 2019, 576 (7785): 51 – 60.

[54] Thielen L, Shalev A. Diabetes pathogenic mechanisms and potential new therapies based upon a novel target called TXNIP. Current Opinion in Endocrinology Diabetes and Obesity, 2018, 25 (2): 75 – 80.

[55] Yang Q, Vijayakumar A, Kahn BB. Metabolites as regulators of insulin sensitivity and metabolism. Nature Reviews Molecular Cell Biology, 2018, 19 (10): 654 – 672.

[56] Taub DG, Awal MR, Gabel CV. O-GlcNAc Signaling Orchestrates the Regenerative Response to Neuronal Injury in Caenorhabditis Elegans. Cell reports, 2018, 24 (8): 1931 – 1938, e3.

[57] Zhao Y, Tang ZQ, Shen AG, et al. The role of PTP1B O-GlcNAcylation in hepatic insulin resistance. International Journal of Molecular Sciences, 2015, 16 (9): 22856 – 22869.

[58] Yang YR, Jang HJ, Choi SS, et al. Obesity resistance and increased energy expenditure by white adipose tissue browning in Oga (+/−) mice. Diabetologia, 2015, 58 (12): 2867 – 2876.

[59] Cividini F, Scott BT, Dai AZ, et al. O-GlcNAcylation of 8-oxoguanine DNA glycosylase (Ogg1) impairs oxidative mitochondrial DNA lesion repair in diabetic hearts. Journal of Biological Chemistry, 2016, 291 (51): 26515 – 26528.

[60] Robles-flores M, Melendez L, Garcia W, et al. Posttranslational modifications on protein kinase c isozymes. Effects of epinephrine and phorbol esters. Biochimica Et Biophysica Acta-Molecular Cell Research, 2008, 1783 (5): 695 – 712.

[61] Wells L, Vosseller K, Hart GW. A role for N-acetylglucosamine as a nutrient sensor and mediator of insulin resistance. Cellular and Molecular Life Sciences, 2003, 60 (2): 222 – 228.

[62] Franchini DM, Schmitz KM, Petersen-Mahrt SK. 5-Methylcytosine DNA demethylation: more than losing a methyl group. Annual Review of Genetics, 2012 (46): 419 – 441.

[63] Lima VV, Giachini FR, Carneiro FS, et al. O-GlcNAcylation contributes to the vascular effects of ET-1 via activation of the RhoA/Rho-kinase pathway. Cardiovascular Research, 2011, 89 (3):

614 – 622.

[64] Wang J, Lin D, Peng H, et al. Cancer-derived immunoglobulin G promotes tumor cell growth and proliferation through inducing production of reactive oxygen species. Cell Death Disease, 2013, 4 (12): e945.

[65] Vella P, Scelfo A, Jammula S, et al. Tet proteins connect the O-linked N-acetylglucosamine transferase OGT to chromatin in embryonic stem cells. Molecular Cell, 2013, 49 (4): 645 – 656.

[66] Vyas B, Silakari O, Bahia M S, et al. Glutamine: fructose-6-phosphate amidotransferase (GFAT): homology modelling and designing of new inhibitors using pharmacophore and docking based hierarchical virtual screening protocol. Sar and Qsar in Environmental Research, 2013, 24 (9): 733 – 752.

[67] Dehaven JE, Robinson KA, Nelson BA, et al. A novel variant of glutamine-Fructose-6-phosphate amidotransferase-1 (GFAT1) mRNA is selectively expressed in striated muscle. Diabetes, 2001, 50 (11): 2419 – 2424.

[68] Ruan HB, Ma YN, Torres S, et al. Calcium-dependent O-GlcNAc signaling drives liver autophagy in adaptation to starvation. Genes & Development, 2017, 31 (16): 1655 – 1665.

[69] Al-Saran N, Subash-Babu P, Al-nouri DM, et al. Zinc enhances CDKN2A, pRb1 expression and regulates functional apoptosis via upregulation of p53 and p21 expression in human breast cancer MCF – 7 cell. Environmental Toxicology and Pharmacology, 2016, 47: 19 – 27.

[70] Abbas H A, Maccio DR, Coskun S, et al. Mdm2 is required for survival of hematopoietic stem cells/progenitors via dampening of ROS-induced p53 activity. Cell Stem Cell, 2010, 7 (5): 606 – 617.

[71] Kawauchi K, Araki K, Tobiume K, et al. Loss of p53 enhances catalytic activity of IKK beta through O-linked beta-N-acetyl glucosamine modification. Proceedings of the National Academy of Sciences of the United States of America, 2009, 106 (9): 3431 – 3436.

[72] Lundby A, Lage K, Weinert BT, et al. Proteomic analysis of lysine acetylation sites in rat tissues reveals organ specificity and subcellular patterns. Cell Reports, 2012, 2 (2): 419 – 431.

[73] Jiang JY, Lazarus MB, Pasquina L, et al. A neutral diphosphate mimic crosslinks the active site of human O-GlcNAc transferase. Nature Chemical Biology, 2012, 8 (1): 72 – 77.

[74] Smet-Nocca C, Broncel M, Wieruszeski JM, et al. Identification of O-GlcNAc sites within peptides of the Tau protein and their impact on phosphorylation. Molecular Biosystems, 2011, 7 (5): 1420 – 1429.

[75] Sharma NS, Gupta VK, Dauer P, et al. O-GlcNAc modification of Sox2 regulates self-renewal in pancreatic cancer by promoting its stability. Theranostics, 2019, 9 (12): 3410 – 3424.

[76] King DT, Males A, Davies GJ, et al. Molecular mechanisms regulating O-linked N-acetylglucosamine (O-GlcNAc) -processing enzymes. Current Opinion in Chemical Biology, 2019, 53: 131 – 144.

[77] Shi JH, Gu JH, Dai CL, et al. O-GlcNAcylation regulates ischemia-induced neuronal apoptosis through AKT signaling. Scientific Reports, 2015, 5: 14500.

[78] Jin NN, Ma DL, Gu JL, et al. O-GlcNAcylation modulates PKA-CREB signaling in a manner specific to PKA catalytic subunit isoforms. Biochemical and Biophysical Research Communications, 2018, 497 (1): 194 – 199.

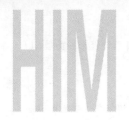

第三章 糖基化与疾病

◎韩渭丽 周 耀 乐双双 张 静 袁强强
李 雁 田苗苗 宁 丽 曹嘉谊 宋建霞 金熠蓉

第一节 概 述

糖基化是所有真核细胞所共有的蛋白质翻译后修饰最为丰富和多样的形式。蛋白质的酶促糖基化涉及一个复杂的代谢网络和不同类型的糖基化途径，由此可调控蛋白质组的大量扩增，从而产生多样的蛋白质形态及其生物学功能。

很多癌症，如乳腺癌、前列腺癌、黑色素瘤、胰腺癌、卵巢癌等，都被报道曾经发生过异常的糖基化变化。这些变化包括 O - 聚糖的截短形式、N - 聚糖分支程度的增加、唾液酸化、硫酸化、岩藻糖基化及一系列其他可能的变异。不同的糖基化可以改变蛋白质的相互作用、稳定性、运输、免疫原性和功能。肿瘤特异性糖基化变化与肿瘤进展（即转移）密切相关，因为糖蛋白大量存在于细胞表面和细胞外基质上，因此在细胞相互作用中起重要作用。

一、蛋白质糖基化的类型及意义

60 多年前，学界首次描述了与致癌转化相关的糖基化变化。单克隆抗体技术的出现进一步证实了这些观察结果，表明肿瘤特异性抗体针对碳水化合物表位，在多数情况下，肿瘤糖蛋白和鞘糖脂上存在癌胚抗原。与未转化的对应物相比，肿瘤细胞显示出广泛的糖基化改变。蛋白质糖基化增加了分子异质性及细胞群体内的功能多样性。出现这种异质性是因为异常的聚糖修饰具有蛋白质特异性、位点特异性（特定蛋白质上的不同位点可以被针对性糖基化）和细胞特异性。糖基化的特异性取决于特定细胞或组织类型内糖基化过程的各种内在因素。研究者假设肿瘤相关碳水化合物结构改变的两个主要机制，即所谓的不完全合成和新合成过程。不完全合成过程通常发生在合成的早期阶段，癌是正常上皮细胞表达复合多糖的正常合成受损的结果，导致倾向于肿瘤结构的生物合成，如唾液酸 Tn

（STn）表达于胃肠道和乳腺癌。相反，新合成通常在晚期且发生在癌症，是指与癌症相关的诱导某些基因参与碳水化合物的表达决定因素，如某些抗原（如唾液酸 lewisa（SLea 和 SLex）的从头表达多见于癌症。

（一）唾液酸糖基化

唾液酸化是细胞糖基化的一个重要修饰方式，唾液酸化的碳水化合物在细胞识别、细胞黏附和细胞信号传导中具有重要作用。唾液酸化增加，特别是在 α2、6 - 和 α 糖基转移酶表达改变导致的 2，3 - 连锁唾液酸化与已被证明癌症密切相关。乳糖胺链经常以唾液酸终止。例如，α2，6 - 唾液酸化乳糖胺（Sia6LacNAc）是 β - 半乳糖苷 α2，6 - 唾液酸转移酶 I （ST6Gal - I），一种在结肠癌、胃癌和卵巢癌等多种恶性肿瘤中表达改变的酶，据报道是结肠癌预后不良的预测标志物。与癌症相关的其他主要唾液酸化抗原是 SLea 和 SLex。SLea 和 SLex 已被证实在许多恶性肿瘤中高表达，且表达水平与癌症患者的低生存率相关。

（二）岩藻糖基化

岩藻糖基化也与癌症有关。岩藻糖基化聚糖由一系列岩藻糖基转移酶（Fuc - Ts）合成；Fuc - TI - Fuc - TXI 型由 FUT1 - FUT11 编码，其中 FUT3 也被称为 Lewis 基因。岩藻糖基化作为一种不可扩展的修饰存在，通常被细分为末端岩藻糖基化（产生特定的 Lewis bloogroup 抗原，如 Lex 和 Ley 以及 Lea 和 Leb）和核心岩藻糖基化。SLe 抗原生物合成的末端步骤包括 α1，3 - 或 α 适当的 1，4 - 岩藻糖化 α2，3 - 唾液酸化 1 型（SLea）或 2 型（SLex）。成人 T 细胞白血病细胞中 SLex 的表达增强依赖于 Fuc - TVII 活性。这种白血病的病因是人类嗜 T 淋巴细胞病毒 1（HTLV - 1）逆转录病毒，它编码一种转录激活蛋白 TAX，该蛋白调控编码 Fuc - TVII 的 *FUT7* 基因，Fuc - TVII 是控制白细胞 SLex 合成的限制性酶。

核心岩藻糖基化包括添加 α1，6 - 岩藻糖通过 Fuc - TVIII （FUT8 编码）的作用转化为 N - 聚糖最内侧的 GlcNAc 残基。FUT8 和核心岩藻糖基化的过度表达是肺癌和乳腺癌等癌症的一个重要特征。这种核心岩藻糖基化的增加可反映于肝癌发生过程中的血清水平。值得注意的是 α - 甲胎蛋白是公认的肝细胞癌（HCC）早期检测的生物标志物，可与慢性肝炎和肝硬化相鉴别。在乳腺癌中，表皮生长因子受体（EGFR）核心岩藻糖基化的增加与二聚化和磷酸化的增加有关，可导致 EGFR 介导的信号转导，促进乳腺癌相关肿瘤细胞的生长。

（三）N - 聚糖

在疾病向恶性转化的过程中，一种常见的糖基化改变是癌细胞中复合物表达的增加，即 β1，6 - 支链 N - 连接聚糖。GlcNAc 分支 N - 聚糖表达增加是由于 GnT - V 活性增加，GnT - V 由甘露糖苷乙酰葡糖胺转移酶 V （MGAT5）基因编码。MGAT5 的表达受 RAS - RAF - MAPK 信号通路调节，该通路在癌症中被激活。支链 N - 聚糖通过 β1，4 - 加仑，由 β1，3 - GnT 通过聚 N - 乙酰乳糖胺延长，并进一步用唾液酸和岩藻糖封端。这种聚 – N – 乙酰乳糖胺结构是半乳凝素的配体。半乳凝素是一个保守的碳水化合物结合蛋白家族，形成称为"晶格"的半乳糖凝集素 – 聚糖结构。半乳凝素在肿瘤中起重要作用，可促进肿瘤转化、肿瘤细胞存活、血管生成和肿瘤转移。在永生化肺上皮细胞系中 MGAT5 的过度表达导致接触抑制丧失，肿瘤形成增强，且可增强小鼠乳腺癌细胞的侵袭和转移。此外，在 HER2 转基因小鼠乳腺肿瘤模型中发现乳腺癌形成的早期事件受 GnT – Ⅴ 调控。此外，下调小鼠乳腺癌细胞系中的 GnT – Ⅴ 可显著抑制肿瘤生长和转移。在 MGAT5 缺乏的背景下，一种病毒癌基因在转基因小鼠中诱导的乳腺癌进展和转移受到明显抑制。此外，GnT – Ⅴ 介导的糖基化通过 WNT 信号调节结肠癌干细胞室和肿瘤进展。与 GnT – Ⅴ 的功能不同，GnT – Ⅲ（由 MGAT3 编码）催化将 GlcNAc N – 聚糖二分法添加到细胞中 $\beta1,4$ – 键，抑制 N – 聚糖的额外加工和延伸，如 $\beta1,6$ 分支结构。GnT – Ⅲ 可抵消 GnT – Ⅴ 在癌症中的作用，参与抑制癌症转移。MGAT3 转染具有高转移潜能的小鼠黑色素瘤 B16 细胞后，细胞凋亡率显著降低，$\beta1,6$ GlcNAc 分支（由于 GnT – Ⅲ 和 GnT – Ⅴ 酶竞争）可导致小鼠肺转移的显著抑制。GnT – Ⅲ 通过调节关键糖蛋白，如 EGFR、整合素和钙黏蛋白，抑制肿瘤转移。

（四）O – 聚糖截短

肿瘤的另一个共同特征是截短的 O – 聚糖的过度表达。GalNAc 型 O – 聚糖，也称为黏液型 O – 聚糖，常见于大多数跨膜和分泌型糖蛋白中。在恶性肿瘤期间，糖蛋白中也会出现异常糖基化，这些糖蛋白表现出短缩或截短的聚糖的异常表达，例如双糖 Thomsen – Friedenreich 抗原（T 抗原，也称为 core 1）和单糖 GalNAc（也称为 Tn）及其可溶性形式 ［ST 和 STn（Neu5Ac）$\alpha2$ – 6GalNAc］，分别是 O – 聚糖未完全合成的结果。多肽 GalNAc 转移酶（ppGalNAcTs）是启动黏蛋白型 O – 糖基化的酶，其表达改变在癌症中十分常见。ppGalNAcTs 控制 O – 聚糖占据的位置和密度，其表达的变化可导致 O – 糖基化的改变。此外，竞争同一底物的酶也可诱导截短聚糖的表达和蛋白质表位的暴露，这些表位本来隐藏在正常的糖基化蛋白质中。C2GnT 和 C2GnT 的相对酶活性 $\alpha2,3$ – 唾液酸转移酶 Ⅰ（ST3Gal – Ⅰ）已被证明可确定癌细胞中的 O – 聚糖结构。其相对活性是糖蛋白（如乳腺癌和胃癌中的粘蛋白）上肿瘤相关表位异常表达的基础。STn 在正常健康组织中很少表达，但在大多数癌中都能检测到，如胰腺、胃、结肠、乳腺、膀胱和卵巢癌，与癌细胞黏附力降低、肿瘤生长增加、肿瘤细胞迁移增强、侵袭和预后不良有关。ST6GalNAc – Ⅰ 的过度表达导致肿瘤中 STn 的异常合成。T – 合成酶 C1GalT1 – 特异性伴侣 1（C1GALT1C1）的突变也可通过 ST6GalNAc – Ⅰ 的作用导致 STn 的表达，该突变可阻止 O – 聚糖的进一步延伸并改变产生 Tn 的途径。因此，STn 被认为是一个重要的预后标志物和抗癌疫苗设计的靶点。

二、癌细胞中的糖基化

聚糖被发现参与许多与癌症有关的基本生物学过程，如炎症、免疫监视、细胞－细胞黏附、细胞－基质相互作用、细胞间和细胞内信号传导以及细胞代谢。此外，聚糖改变蛋白质的构象和结构，从而调节蛋白质的功能活性。揭示糖基相互作用在癌症中的生物学意义有助于破译癌症生物学的分子机制。

（一）肿瘤细胞－细胞黏附中的糖基化

恶性肿瘤的发展在一定程度上表现为肿瘤细胞克服细胞间黏附和侵入周围组织的能力。上皮钙黏素是一种跨膜糖蛋白，是癌症中主要的上皮细胞－细胞黏附分子。聚糖可直接干扰上皮钙黏素功能，从而对肿瘤细胞黏附产生深远影响。

GnT－V在胃癌细胞中的过度表达诱导上皮钙黏素细胞从细胞膜到细胞质的错误定位及其功能损害。GnT－V介导的β1，6GlcNAc－支化N－聚糖到上皮钙黏素导致错误组装和无功能的黏附连接，损害细胞－细胞黏附和下游信号通路，促进肿瘤侵袭和转移。防止特定Asp位点的这种异常糖基化可改善癌症中的上皮钙黏素功能。值得注意的是，胃癌患者上皮钙黏素功能缺失（未在基因或结构层面解释）表现为上皮钙黏素中的1，6GlcNAc支链N－聚糖。

相反，GnT－Ⅲ介导的平分GlcNAc N－聚糖通过上皮钙黏素调节抵消GnT－V活性。这种上皮钙黏素聚糖修饰与细胞膜的延迟转换率、抑制内吞作用、降低细胞的磷酸化有关。β－连环蛋白与上皮钙黏素复合，能够增加黏附连接的稳定性，促进肿瘤抑制。此外，GnT－Ⅲ的表达也与抑制上皮细胞向间充质细胞的转化有关。因此，上皮钙黏素介导的细胞－细胞黏附及其糖基化之间的相互调节机制存在于癌症中，由GnT－Ⅲ和GnT－V的竞争作用控制，无论是肿瘤抑制还是肿瘤转移。

癌细胞产生的唾液酸化聚糖水平增加，导致肿瘤相关抗原的高表达。唾液酸化抗原的表达增加通过静电排斥负电荷促进细胞从肿瘤块中分离，这在物理上抑制和破坏了细胞－细胞黏附。用ST6Gal－Ⅰ转染乳腺癌细胞可在体外增加细胞迁移并减少细胞－细胞黏附。

此外，唾液酸化聚糖（如SLex）可通过与选择素（如E选择素）的相互作用促进肿瘤细胞与血管内皮细胞的黏附，介导肿瘤转移形成的初始步骤。此外，STn在胃癌细胞中的从头表达调节恶性表型，诱导更具侵袭性的细胞行为，减少细胞－细胞聚集，增加基质相互作用、迁移和侵袭。RNA干扰介导的ST6GalNAc－Ⅰ基因沉默可抑制胃癌细胞的转移潜能，这是由于胰岛素样生长因子Ⅰ（IGF－Ⅰ）的表达减少，信号转导子和转录激活子STAT5B的激活减少。此外，C1GalT1C1的体细胞突变和高甲基化表明，C1GalT1C1功能的丧失导致STn表达，从而阻止癌细胞中的细胞－细胞相互作用和细胞生长的接触抑制。临床上，唾液酸化增加常与癌症患者的侵袭性和不良预后有关。

（二）细胞－基质相互作用和信号转导中的糖基化

细胞外基质（ECM）是由糖蛋白、胶原、GAG 和蛋白质组成的一个动态而复杂的阵列蛋白多糖。它为信号事件提供机械和结构支持，以及空间背景，直接影响肿瘤发展、干细胞壁龛的维持和癌症进展。硫酸乙酰肝素蛋白多糖（HSPG）存在于细胞表面和 ECM 中，可调节细胞生长和分化，控制胚胎发生、血管生成和体内平衡。HSPG 含有一个或多个共价连接的硫酸乙酰肝素 GAG 链。HSPG 可分为膜 HSPG（如黏结蛋白聚糖和 GPI 锚定的蛋白多糖、磷脂酰基醇蛋白聚酶），ECM－HSPG（如突触蛋白聚糖、串珠蛋白聚糖和 XⅧ型胶原），分泌囊泡 HSPG，丝甘蛋白聚糖。HSPG 能与细胞因子、趋化因子和生长因子结合，保护它们不被蛋白质水解；此外，HSPG 可作为酪氨酸激酶受体的多种生长因子的共同受体，降低其活性阈值或改变其信号的持续时间。

第二节　糖基化与食管病

食管癌是世界上最常见的恶性肿瘤之一，发病率高，死亡率高。导致食管癌发病率和死亡率高的主要原因表现在以下几方面：一是确切的发病因素不清楚，缺乏有效的 I 级预防措施；二是多阶段演进的发病机理不清楚，缺乏高危人群筛查和早期诊断的生物指标和方法。蛋白质糖基化是一种常见的翻译后修饰（PTM），近年研究表明，细胞表面糖基化的性质决定性地影响膜蛋白的结构和功能，从而影响细胞内稳态。肿瘤糖蛋白组在不同水平上存在差异，包括糖类和（或）聚糖链结构的密度和分布的改变。消化道肿瘤包括食管癌、胃癌和肠癌中最常见的糖基化改变：一是岩藻糖和唾液酸残基取代模式的改变；二是通过甲酰化显著减少 O－氨基半乳糖聚糖延伸（丝氨酸和苏氨酸残基的 PTM）；三是 N－聚糖的分支、核心岩藻糖基化和唾液酸化（Asn 的 PTM）的改变；四是末端聚糖链表位的改变，包括刘易斯血型模式。异常的胞外多糖可以作为信号转导子，调节细胞增殖和存活的关键细胞内通路。本部分将从以上几方面阐述蛋白糖基化修饰在食管癌发生发展及诊疗中的作用和意义。

一、食管癌流行特征

食管癌是世界上最常见的恶性肿瘤之一，发生率高，死亡率高，显著的地域性分布差异（高、低发区发病率相差 500 倍）及与食管－胃交界部腺癌高发区并存是其突出的流行病学特征。导致食管发病率和死亡率无明显改变的主要原因是：①确切的发病因素不清楚（缺乏有效的 I 级预防措施）。②多阶段演进的发病机理不清楚（缺乏高危人群筛查和早期诊断的生物指标和方法）。特别值得指出的是，中晚期食管癌预后很差，5 年生存率仅 10% 左右。而早期食管癌 5 年生存率可提高到 90% 左右。但是，目前临床上首次就诊的患者中，80% 以上均为中晚期癌症。早期食管癌患者无明显特异症状，并且缺乏适宜大范围高危人群筛查的经济、高效和敏感的生物指标和方法是导致这一现象的主要原因。这也是其死亡率无明显改善的主要原因之一。尽管目前的技术很难用于筛查早期食管肿瘤病变患者，但与基因组和细胞周期异常相关的诊断性组织生物标记物已显示出巨大的前景，其中，组织样本中 miRNA 的差异表达和异常蛋白糖基化已被报道可提高现有组织学诊断的可能。

二、食管鳞状细胞癌与食管腺癌

食管鳞状细胞癌和食管腺癌是食管癌的两种主要病理组织类型，其中，食管鳞状细胞癌主要发生于中国等发展中国家。在我国，食管鳞状细胞癌占食管癌的 97%，食管腺癌不足 2%；在西方国家，食管腺癌约占 80%，鳞状细胞癌不足 20%。因此，食管鳞状细胞癌和食管腺癌的特征差异也被认为是中西方食管癌的流行特征差异，具体分为以下几方面：①显著的地域性分布差异和明显家族聚集。中国食管鳞状细胞癌患者突出的流行病学特征是高发病率和死亡率、显著的地域性分布差异（高、低发区发病率相差 500 倍）和明显家族聚集现象（家族史阳性患者占 40%），而西方食管腺癌人群这两种现象均不明显。②组织学发生模式不同。中国食管鳞状细胞癌患者的病变是从正常鳞状上皮→各级癌前病变（鳞状上皮基底细胞过度增生，不典型增生，原位癌）→早期浸润鳞状细胞癌，以多阶段演进为主要组织学发病模式；而西方人群组织学发病模式是从反流性食管炎→巴雷特食管（食管鳞状上皮被柱状上皮所取代）→不典型增生→早期浸润腺癌。③致病危险因素不同。中国人群发生食管鳞状细胞癌的主要危险因素是维生素缺乏（特别是核黄素、维生素 A 和叶酸等）和亚硝胺暴露；而西方人群主要危险因素是肥胖和反流性食管炎，其所致的巴雷特食管是西方人群主要食管癌前病变。与此相反，中国人群巴雷特食发病率较低（0.5%），形体消瘦者患食管鳞状细胞癌的风险较高。

三、糖基化与食管鳞状细胞癌

糖基化是蛋白质翻译后最重要的修饰之一，包含了大量的生物信息。糖基化的改变与某些疾病密切相关；食管鳞状细胞癌是发展中国家的主要病理组织学类型，严重威胁人类健康。关于蛋白糖基化修饰在食管鳞状细胞癌发生发展中的作用主要体现在以下几方面。

（一）通过识别巨噬细胞位点产生肿瘤免疫作用

N - 糖苷类化合物能够降低食管鳞状细胞癌细胞系 TE - 1 诱发巨噬细胞系 THP - 1 的识别作用，从而降低免疫应答。巨噬细胞与肿瘤细胞之间的细胞间接触是宿主抵抗肿瘤细胞的重要初始反应。一项巨噬细胞识别的人食管癌细胞的细胞表面成分的研究分析了人巨噬细胞系 THP-1 细胞与食管癌患者鳞状细胞癌细胞系 (TE) 的相互作用。经胰蛋白酶或 N-糖苷糖基化抑制剂衣霉素处理后，高刺激性 TE-1 细胞系的巨噬细胞触发能力降低。单糖的加入有效地抑制了这些细胞间的相互作用。此外，发现 TE-1 细胞的抗 con-A 突变降低了其巨噬细胞的触发能力，与 L-PHA 结合能力的增加相关，这表明 N-糖苷类碳水化合物替代了 GlcNAc B（Ⅰ-6）连接的乳糖胺天线。因此，某些食管癌细胞上 N-糖苷类碳水化合物的末端残基可能参与巨噬细胞的识别位点，介导免疫逃逸，从而促进食管鳞状细胞癌的进展。

（二）食管鳞状上皮恶性演变过程中发生了糖型改变

多项研究表明，在食管鳞状细胞癌上皮恶性演变的过程中，发生了多糖谱的改变，包括唾液酸糖谱的改变和以黏蛋白（MUC）家族糖基化修饰改变为主的糖型改变。

1. 唾液酸糖谱的改变与食管鳞状细胞癌

通过结合凝集素微阵列和凝集素印迹法的糖组学策略研究食管鳞状细胞癌患者唾液糖谱的改变，研究者发现 13 种凝集素（如 ECA、RCA120 和 DSA）识别的糖型在食管鳞状细胞癌患者的唾液中显示出显著的改变，食管鳞状细胞癌患者的 GalNAc 和 Gal、唾液酸和 GlcNAc 表达谱水平较高，甘露糖和岩藻糖表达谱水平较低。MALDI-TOF/TOF-MS 结果显示，食管鳞状细胞癌患者中含有 GlcNAc 或 Galβ1-4GlcNAc 的 N-聚糖的比例（79.04%）高于正常对照人群（63.20%），这与凝集素微阵列的结果一致。因此，DSA 检测唾液中 GlcNAc、Galβ1-4GlcNAc 等含 N-聚糖的糖型改变，可作为食管鳞状细胞癌诊断的潜在生物标志物，这一发现为了解食管鳞状细胞癌患者复杂的生理变化提供了全面的信息。

2. MUC 糖基化修饰与食管鳞状细胞癌

MUC 是一类主要由黏多糖组成的糖蛋白家族，目前包括 MUC1、MUC2 在内的至少 20 种人黏蛋白基因已经被区别于基因的克隆，黏蛋白的过度表达主要发生在腺癌中，包括胰腺癌、肺癌、乳腺癌、卵巢癌、结肠癌等。然而，研究发现在食管鳞状上皮恶性演变的过程中，MUC1、MUC21 的糖基化修饰具有重要作用。

前期研究发现 MUC1 在食管鳞状细胞癌中高表达，但很少有基因突变，此外，MUC1 与食管鳞状细胞癌的转移和不良预后有关。对食管鳞状细胞癌标本的进一步研究表明，14 对食管鳞状细胞癌标本中有 10 对肿瘤组织中 MUC1 O-糖基化水平高于癌旁组织。此外，有研究进一步验证了 MUC1 O-糖基化与 C1GalT1 之间的潜在联系：38 例食管鳞状细胞癌标本和 19 例癌旁标本的免疫组织化学染色结果显示 MUC1 O-糖基化和 C1GalT1 在大部分食管鳞状细胞癌组织呈阳性表达，在癌旁组织呈阴性或弱阳性表达；并且，MUC1 O-糖基化和 C1GalT1 的共同表达与食管鳞状细胞癌患者的淋巴结转移和生存时间呈正相关。综上，这些结果表明在食管鳞状细胞癌中，C1GalT1 与 O - 糖基化 MUC1 表达相关，C1GalT1 和 MUC1 O - 糖基化在食管鳞状细胞癌的诊断中具有重要意义，而且为靶向 C1GalT1 和 MUC1 O - 糖基化抑制食管鳞状细胞癌患者癌细胞转移开辟了新的思路。

3. MUC21 糖型改变与食管鳞状细胞癌

研究者采用糖型特异性抗体研究 MUC21 在食管鳞状上皮中的表达，发现 MUC21 O - 糖基化改变可用于区分食管鳞状上皮分化和食管鳞状细胞癌，具有重要的诊断价值。

糖型特异性抗体制备如下：以转染 MUC21 的人胚肾 293 细胞为免疫原，制备抗鼠表甘氨酸/MUC21 的人源性黏蛋白 21（MUC21）单克隆抗体。用流式细胞术、免疫沉淀法和蛋白免疫印迹法检测单克隆抗体的特异性、*MUC21* 基因的差异、中国仓鼠卵巢（CHO）细胞（ldlD 细胞和 Lec2 细胞）及 CHO - K1 细胞糖基化。其中一种单克隆抗体——heM21D——与未修饰的 MUC21 核心多肽结合且与 N - 乙酰半乳糖胺（TnMUC21）连接 MUC21。包括单抗 heM21C 在内的 6 种抗体，结合含有 Tn、T 或唾液酸 - T 表位的 MUC21，但不含未修饰的 MUC21 核心多肽。

利用上述抗体，用免疫组织化学方法检测食管鳞状细胞癌及癌旁鳞状上皮中单抗的结合情况，以及 MUC21 在食管鳞状上皮细胞中表达，在鳞状上皮管腔部分可见其 O - 聚糖延伸形式。与单抗 heM21D 结合并且与单抗 heM21C 无反应表明，食管鳞状细胞癌细胞产生 MUC21 而不附着 O - 聚糖。这是第一份显示 MUC21 的糖型发生变化的报道，可用于区分食管鳞状上皮和鳞状癌。因此，这些抗体是描述鳞状上皮分化和癌变的有用工具。

4. 食管鳞状细胞癌中 OGT 过度表达并促进 O - 连接蛋白糖基化

O - 糖基化参与蛋白质修饰并发挥重要的作用，在肿瘤发生、发展及信号转导中的重要作用；谷氨酸酰化在正常的生物过程中发挥作用，其失调与某些人类疾病有关，如糖尿病和神经系统疾病。因此，近期研究探讨了 O - 连接 N - 乙酰葡糖胺转移酶（OGT）和酶促 O - 连接糖基化在食管鳞状细胞癌中的表达及临床意义。用免疫组化法检测 40 例食管鳞状细胞癌组织中 OGT 的表达及 O - GlcNAc 特异性抗体 RL2 的表达。分析患者病理与临床因素的关系。我们发现 OGT 在食管鳞状细胞癌组织中的表达高于正常组织。RL2 抗体水平与 OGT 表达及淋巴结转移呈正相关，提示食管鳞状细胞癌组织中 O - Glc 表达水平较高，与淋巴结转移有关。综上，OGT 激活是食管鳞状细胞癌组织中 O - Glc 分泌水平升高的主要原因。O - Glc 酰化可能在食管鳞状细胞癌中起重要作用。

5. 高尔基异常糖基化与食管鳞状细胞癌

TF 血型抗原作为一种胎儿癌相关抗原，在恶性肿瘤中表达增强，其检测和定量可用于主要在腺癌中的血清学诊断。以花生凝集素（PNA）检测人食管鳞状细胞癌患者血清和组织中的黏蛋白型糖蛋白（TF 抗原）及其诊断指标为指标，进行分析。用酶联凝集素法（ELISA）对 100 例患者进行血清学检测，灵敏度 87.5%，特异度 90%，阳性预测值 95%。用荧光抗原技术（FAT）对 25 例正常食管鳞状上皮标本和 92 例不同程度食管鳞状上皮标本进行 TF 抗原的免疫组化定位，可以更快、更准确地鉴定 TF 抗原，其高表达与性别、肿瘤大小无关。膜结合 TF 抗原的表达与 PNA 结合所决定的从高分化到低分化的不同组织学进程呈正相关。与食管鳞状细胞癌和正常组织相比，标本显示形态改变，高尔基体 PNA 结合明显增加，高分化细胞胞浆分泌颗粒增多，中、低分化细胞膜标记增多。TF 抗原在人体内的表达可能在肿瘤发生过程中起重要作用，是一种化学性质明确的癌相关抗原。利用 PNA - ELA 和脂肪组织对 TF 抗原的免疫组化分析，确定健康人循环中的 TF 抗原为反应型或隐匿型作为早期诊断 ESCC 的一种简单、经济有效的方法，与不同的组织学分级呈正相关。因此，在肿瘤发生过程中，高尔基体发生异常糖基化，导致 TF 抗原与黏蛋白颗粒一起过度分泌到细胞质中，然后分泌到细胞膜中。

四、糖基化与食管腺癌

在食管腺癌发病过程中，循环 N - 连接聚糖发生变化。Mann 等利用凝集素富集岩藻糖基化血清糖蛋白，然后利用蛋白质组学鉴定不同生理状态的蛋白质，包括健康样本、巴雷特食管样本和食管腺癌样本。虽然这项研究一定程度显示了食管腺癌发生过程中 N - 糖基化改变，但由于样本数量非常少，因此没有达到统计能力。研究者进一步用高通量平台——凝集素磁珠阵列质谱（LeMBA - MS），将其中一组单独固定在磁珠上的凝集素被用来捕获糖蛋白，然后在珠上胰蛋白酶消化和液相色谱 - 串联质谱进行食管腺癌发生过程中糖蛋白质鉴定。平行筛选一组凝集素可能有助于鉴别食管腺癌发病过程中不同的糖基化循环蛋白。

研究者对对照组人群、无不典型增生的巴雷特食管患者、高度不典型增生的巴雷特食管患者和食管腺癌患者的血清进行了糖组学分析，描述这些组之间糖基化的显著差异。收集巴雷特食管化生、高度不典型增生和食管腺癌患者的血清样本，以 18 名健康志愿者为对照。质谱分析发现，3 组间 98 个糖链强度有显著性差异，其中 26 个对应于已知的聚糖结构。两两比较显示，在所有两两比较中，8 个聚糖有显著差异。此研究表明通过食管腺癌的糖组学比较分析能够发现可以被选为候选生物标志物的聚糖亚群。这些标志物可区分正常与高度不典型增生、正常与食管腺癌、高度不典型增生与食管腺癌。我们还需进行进一步研究，以确定这些聚糖生物标志物的临床效果。

此外，研究者对未确诊疾病（$N=18$）、高度不典型增生（HGD，$N=11$）和巴雷特食管（$N=5$）患者和食管腺癌（EAC，$N=50$）患者血清进行糖基化研究，血清糖学谱分析显示，癌细胞蛋白或其糖基化模式改变的片段脱落，提示糖基化的改变。这些组之间糖基化有显著差异，98 个特征性相对强度在发病组间有显著差异，其中 26 个与已知的甘氨酸结构相对应。通过 3 种已知糖基结构的相对强度变化预测食管腺癌的灵敏度为 94%，特异性优于 60%。食管腺癌的比较糖基谱显示了一个可以作为候选生物标志物的甘氨酸的子集。这些标志物可区分无病与 HGD、无病 EAC 和 HGD、EAC。这些甘氨酸生物标记物的临床应用需要进一步验证。

五、基于聚糖的食管癌治疗

基于聚糖的食管癌治疗主要包括基于聚糖的免疫治疗、抗体疗法、糖基化抑制剂、模拟物和聚糖靶向纳米载体，其中，基于糖基化的免疫治疗基于聚糖的免疫治疗聚糖和糖缀合物（糖蛋白和糖脂）的细胞表面性质在开发靶向治疗方面具有巨大潜力，包括选择性给药、精确抑制关键致癌途径和免疫治疗，基于短链癌相关多糖疫苗接种的免疫治疗是一个已经在临床试验中探索过的吸引人的概念，即使不适用于胃食管癌和结直肠癌。目前存在的几种针对 STn 和 SLeA 抗原的单克隆抗体可用于诱导抗体依赖性细胞毒性（ADCC），这是抗体疗法的治疗机制。抗体促进抗肿瘤作用或阻断相关致癌受体，是生物医学研究的关键；然而这种疗法在癌症检测和治疗方面显示出局限性，包括指导药物、抗肿瘤药物和免疫治疗剂；而糖免疫原的改良是实现这一目标的关键里程碑。此外，鉴定与免疫系统相互作用的糖表位可能导致开发新的免疫检查点抑制抗体。然而，这仍然是一个新的研究领域。因此，针对糖缀合物的抗体，靶向治疗仍然密切依赖于针对功能相关蛋白质中糖域的双特异性抗体的发展。

糖基化抑制剂和模拟物，包括选择性抑制聚糖－受体相互作用或消除聚糖生物合成途径、岩藻糖基化抑制剂与 PD－1 治疗多种肿瘤及唾液酸模拟物消除唾液酸化，干扰介导免疫抑制的唾液酸化细胞受体，这些研究支持目前糖模拟物在癌症治疗中的相关性；然而，存在的问题是，它们的非靶向性可能会显著干扰聚糖介导的细胞内稳态，这需要更深入的评估。分子与单克隆抗体的结合可能提供了将其靶向癌细胞的必要手段。在聚糖靶向纳米载体方面，目前已开发出具有生物相容性的靶向纳米颗粒，用于选择性地将化疗药物（5－FU 和紫杉醇）输送到表达 SLeA 的 GC 细胞，对健康组织具有最小的脱靶亲和力，预计纳米分子结构在肿瘤部位的优先积累，是由于与靶向效应相关的血管系统和淋巴引流不良可显著改善肿瘤部位不同药物的控制释放，对其他器官的毒性最小。这些解决方案以在体内的改进和采用双特异性单克隆抗体作为靶点，可能为减少化疗相关的不良反应铺平道路，同时对生物有效药物剂量进行管理。

基于聚糖的疫苗利用与 KLH 蛋白载体相连的 STn 抗原，通过抗体介导的杀伤细胞和细胞毒性 T 细胞效应，诱导针对表达 STn 的癌细胞的免疫应答。其他新兴的免疫疗法是基于 CAR－T 细胞的基因工程来靶向表达异常糖基化的癌细胞。此外，也有一些单克隆抗体能够针对异常糖基化细胞抗体依赖性细胞毒性（ADCC）或阻断细胞表面的相关致癌受体。能够干扰聚糖生物合成或阻断与癌症相关的多糖－受体相互作用的抗体也被开发出来。以聚糖为靶点的抗体被用于引导纳米颗粒到达肿瘤部位，从而提高治疗效果。

本部分通过对食管癌临床流行病学特征的分析和食管癌相关糖基化修饰，阐述了糖基化修饰在食管黏膜上皮，包括食管鳞状上皮和食管腺上皮恶性演变过程中的作用和机制，有望为食管癌的精准治疗提供基础。

第三节　糖基化与胃病

糖基化是在酶的控制下，在蛋白质或脂质中附加糖类的过程。这个过程起始于内质网，结束于高尔基体。在糖基转移酶作用下将糖转移至蛋白质，和蛋白质上的氨基酸残基形成糖苷键。蛋白质经过糖基化作用，形成糖蛋白、糖基化是对蛋白质的重要修饰方式，有调节蛋白质功能的作用。糖生物学已成为癌症生物学研究的重点。聚糖是多种生物分子的主要成分，包括由细胞和组织表达的糖蛋白、糖鞘脂和蛋白聚糖。糖基化已被证明参与肿瘤发展和进展的各种病理生理步骤，调节肿瘤细胞的增殖、侵袭、转移和血管生成。

在全球许多地区，每年胃癌的发生和死亡的总数都在上涨。在东亚地区，中国是胃癌发生大国，其死亡数持续居高不下。胃黏膜中存在一组黏蛋白，它们是高等真核生物中最常见的 O－聚糖载体。在正常的胃黏膜，浅表小凹细胞表达的膜相关黏蛋白 1（MUC1）和分泌的 MUC5AC 是胃层的主要成分。更深的胃腺则表达分泌 MUC6。MUC5AC 伴随 1 型 Lewis a 和 Lewis b 抗原的共表达，而 MUC6 表达与 2 型 Lewis x 和 Lewis y 抗原的存在相关。

糖基转移酶基因的遗传多态性导致胃黏膜组织抗原的表达谱不同。例如，岩藻糖基化的 H 型 1 抗原仅在分泌者个体的小凹上皮中表达，而双岩藻糖基化的 Lewis b 抗原仅在分泌者和 Lewis 阳性个体中表达。编码这些酶的基因的遗传多态性与不同宿主对幽门螺杆菌感染的易感性有关。H. pylori 是胃癌发生的主要诱因，其在胃黏膜的定植取决于细菌对胃黏液层和上皮细胞的附着。这种定植是由细菌外膜蛋白介导的，称为黏附素，它与宿主糖基化受体特异性结合。血型抗原结合黏附素（BabA）与岩藻糖化血型抗原 H 型 1 和 Lewis b 结合，它们存在于正常胃上皮细胞分泌的 MUC5AC 黏蛋白中。BabA 还显示结合 Globo H 和 Globo A，它们分别是血型 O 和 A 的决定因素，位于 4 型核心链上。感染具有功能性 BabA 黏附素 HP 菌株的个体出现严重胃病变的风险更高，包括肠上皮化生和胃腺癌。

胃糖基化模式定义了 H. pylori 嗜性，细菌主要存在于黏液细胞表面，其中 MUC5AC 和 1 型岩藻糖基化路易斯抗原共表达。相比之下，表达 MUC6 的更深胃腺的定植很少见。这种分布的机理是在 MUC6 主链中存在具有末端 a1，4－连接的

N–乙酰葡糖胺（a1，4GlcNAc）残基的独特 O–聚糖结构。末端 a1，4GlcNAc 通过抑制 α–葡萄糖基胆固醇（H. pylori 细胞壁的重要组成部分）的合成，并抑制细菌生长，从而表现出天然的抗菌活性。此外，有研究显示 a1，4GlcNAc 表达可抑制促肿瘤炎症。缺乏负责 a1，4GlcNAc 生物合成酶的小鼠（A4GnT –\–小鼠）在没有幽门螺杆菌感染的情况下也可发展为胃腺癌，表明在该模型中 a1，4GlcNAc 缺失足以引发癌症。

正常人胃黏膜主要表达中性岩藻糖基化聚糖，但幽门螺杆菌感染和相关宿主炎症反应可通过唾液酸化抗原（包括唾液酸 Lewis x 和唾液酸 Lewis a）的重新表达诱导胃糖基化表型的重塑。幽门螺杆菌已被证明诱导 b3–N–乙酰葡糖胺转移酶–5（b3GnT5）的过度表达，导致唾液酸 Lewis x 的生物合成增加。幽门螺杆菌与炎症组织的结合主要由唾液酸结合黏附素（SabA）所介导。

在正常胃黏膜中，上皮细胞表现出正常的细胞间黏附，这种黏附由上皮钙黏素介导的糖基化修饰为稳定的糖型：二等分 N–乙酰氨基葡糖（GlcNAc）N–聚糖结构。细胞与细胞外基质（ECM）的相互作用是由整合素介导的，整合素也被二等分的 GlcNAc 聚糖结构修饰。幽门螺杆菌是胃癌发生的主要诱因，而其在胃黏膜的定植依赖于细菌对胃黏液层和上皮细胞的附着。覆盖胃黏膜的黏蛋白凝胶层在幽门螺杆菌的定植中起重要作用。正常的胃细胞表达岩藻糖基化的聚糖，例如 Lewis b 抗原，它可充当幽门螺杆菌黏附和感染的配体，从而导致胃炎过程。幽门螺杆菌的结合是由细菌黏附素介导的，例如与 Lewis b 特异性结合的血型抗原结合黏附素（BabA）和与唾液酸化的 Lewis x 抗原结合的唾液酸结合黏附素（SabA）。

O–甘聚糖是胃的主要成分，其作用机制目前尚不清楚。在一项研究中为了解决这个问题，研究人员建立了缺乏胃上皮 O 聚糖（GEC C1galt1 –/–）的小鼠。GEC C1galt1 –/–小鼠表现出自发性胃炎，到 1 年时进展为腺癌，成瘤率约为80%。相对于野生型对照，GEC C1galt1 –/–胃上皮显示出形成 O–糖蛋白 MUC5AC 的主要缺陷表达，这与胃酸稳态的受损有关。GEC C1galt1 –/–胃中的炎症和肿瘤发生与胱天蛋白酶 1 和 11（Casp1／11）依赖性炎症小体的激活同时发生。基因缺乏 Casp1／11 的 GEC C1galt1 –/–小鼠胃炎和胃癌的进展减少。值得注意的是，胃癌患者中 Tn 抗原的表达，O–聚糖的截短形式和 CASP1 激活与肿瘤进展有关。这揭示了 O–糖基化在胃稳态中的关键作用是保护胃黏膜免受 Casp1 介导的胃炎症和癌症的侵害。总之，这些结果支持有缺陷的 O–糖基化在胃炎和胃炎相关癌症发病机制中的重要作用。另外，胃癌的化疗耐药也和糖基化有着密切的关系。

在胃癌的癌前病变（如胃黏膜肠化生）中经常可观察到异常的细胞表面糖基化，主要表现为黏蛋白表达的改变，肠黏蛋白2的新发表达和杯状细胞中简单黏蛋白型抗原唾液酸 Tn 的异常表达。最近，在胃炎和胃黏膜肠化生患者的血清中发现了含有唾液酸 Tn 的纤溶酶原，表明其可能作为无创临床筛查和诊断的生物标志物。目前，大多数传统的癌症血清学标志物，如癌胚抗原和 CA19 – 9（针对 GC）、CA12 – 5（针对卵巢癌）和 CA15 – 3（针对乳腺癌），都是基于糖缀合物（糖蛋白和糖脂）的检测。然而，这些血清学检测在癌症早期的特异度和灵敏度很低，促使人们寻找新的生物标志物。事实上，检测某种蛋白质的特定糖型可能有助于建立具有更高特异度的生物标志物，才可用于癌症的早期检测或癌前阶段的诊断。例如，岩藻糖基化甲胎蛋白（L3 部分）已获得批准，美国食品药品监督管理局将其作为早期检测肝细胞癌（HCC）的标志物；它出现在 HCC 发病前的肝硬化阶段的患者血清中，因此被认为是 HCC 最佳标志物。最近，研究者已在胃黏膜肠化生和胃癌患者的循环血清纤溶酶原中检测到 O – 糖基化（sialylTn 抗原）的改变。在致癌过程的早期阶段检测到的这种改变可能在早期诊断中具有应用价值。此外，最近还有报告提出，要将岩藻糖基化结合珠蛋白作为胰腺癌和结肠癌的新型生物标志物。

第四节　糖基化与肠道病

　　糖基化是蛋白质和脂质最常见和最重要的翻译后修饰之一，据统计，50% ~ 70% 的血清蛋白属于糖基化形式。在糖蛋白旁边，多糖可以附着在脂质上，以生成糖脂，如糖鞘脂（GSLS）。蛋白质和脂质连接的多糖在细胞分化、细胞间相互作用、细胞生长、黏附、免疫反应和其他方面发挥关键作用。多糖图谱基于多酶生物合成途径，并随着许多细胞转化而改变。这一动态进展增加了复杂性，但也显示了许多可能性，因为异常糖基化是各种疾病和肿瘤的特征，可以作为生物标志物或治疗靶点。蛋白质和脂肪的葡聚糖谱不仅受糖基转移酶和糖苷酶类型和水平的影响，还受结直肠癌环境因子（如葡萄糖、生长因子）和导致糖链结构改变的糖核苷酸等 205 种糖基化水平的影响。因此，与糖结合蛋白（GBP）的相互作用可能会受到影响，从而影响细胞过程，如肿瘤进展、转移和对肿瘤的免疫反应。几项关于癌症相关糖基化的研究表明，异常糖基化是恶性肿瘤转化和肿瘤进展不同阶段的普遍特征。重要的是，到目前为止观察到的糖基化变化对于癌症的类型和阶段是相对特异的，从而使多糖成为潜在的肿瘤生物标志物和药物治疗的靶点。

　　结直肠癌是全球十大最常见和最致命的肿瘤之一，现今治疗中遇到很多难题，例如，由于诊断较晚而导致的预后不良，以及缺乏有效的疗法以避免疾病的进展、扩散和转移。基于对有症状和无症状人群的大规模筛查的早期检测仍然是一项复杂的任务，目前诊断几乎完全依靠结直肠镜检查。缺乏可靠的非侵入性癌症相关分子检测工具也阻碍了挽救生命的干预措施的及时应用。此外，结直肠肿瘤呈现的分子异质性进一步给患者的治疗增加了难度，甚至在组织学性质明显相似的病变之间也有异质性。以上这些因素阻碍了癌症的准确分类，导致医生可能制定出无效的治疗方案，最终延误病情，甚至影响治疗效果。

糖生物学在癌症研究中的地位越来越重要，它在了解各种癌症机制中发挥重要作用，并为诊断应用和治疗策略提供一系列靶点。糖基化可以作为控制几个生理病理过程的关键调节机制。人类糖基化缺陷及其与疾病的联系表明，哺乳动物的糖链含有大量的生物信息。几乎在每种癌症中都检测到与癌症相关的糖链表达，如唾液酸 X（SLeX）、Thomsen－Nouvelle 抗原（TN）和唾液酸氨基转移酶（STN）抗原。越来越多的证据支持糖基化在肿瘤发展的所有阶段中具有关键作用，蛋白质糖基化的改变是伴随结直肠癌变的主要分子事件之一。

一、糖基化与肠癌

与癌症相关的蛋白质和脂肪的糖基化包括 N－聚糖分支增加、O－聚糖密度增加、多糖合成不完全、新合成、唾液酸化增加，以及岩藻糖基化增加。

结直肠癌从恶性转化到肿瘤增殖、周围组织浸润和转移的多个步骤都有相关的糖基化变化。正常结肠黏膜表达较高水平的 N－乙酰葡糖胺（GlcNAc），以及核心 3 和核心 4 的 O－聚糖、球型神经节苷脂（GSL）多糖和二唾液酸神经节苷脂。此外，多糖还可通过乙酰化（Ac）和硫酸化（SU）进行修饰。这些糖链表位随着癌变而减少，有利于 N－糖链的 $\beta1,6$－支化和（多）乙酰乳糖胺（PolyLacNAc）结构的增加。此外，还观察到 $\alpha2,6$－唾液酸化和（唾液酸化）Lews 抗原的升高。T 抗原和 TN 抗原与早期结直肠癌有关，它们的唾液酸化对应抗原在晚期过度表达。神经节苷脂 GD3 和 GM2 及 Globo 型 GSL Gb3 与血管生成有特异性关系。转移性肠癌细胞表现出高水平的高甘露糖型 N－聚糖和（唾液）Lews 抗原，其特征是岩藻糖基化和 $\alpha2,3$－唾液酸化增加。

1. 糖基化与肠癌发生

受控制的细胞分裂、广泛的细胞存活和促进血管生成是肿瘤发生的标志，而糖基化是这些多条细胞生存途径的关键介质。N－乙酰葡糖胺转移酶 GnT－V 在大肠癌细胞或组织中的高表达其在致癌过程的调控中起主要作用。GnT－V 的活性导致 GnT－V 的 1,6－分支增加，从而增加了表皮生长因子受体（EGFR）、结直肠癌转化生长因子受体（TGF－βR）和血管内皮细胞生长因子受体（VEGFR）的糖基化。半乳凝素－3 与 GnT－V Modified N－糖蛋白的相互作用诱导分子结构的形成，延迟这些受体的吞噬和清除，并维持它们对配体的反应性。由于表皮生长因子受体（EGFR）、转化生长因子受体（TGF－βR）和血管生成受体（VEGFFR）分别是生长受体、生长抑制受体和血管生成受体，因此阻止其内化可能会影响肿瘤的侵袭行为和血管生成。除了它们的 N－糖基化，一些促生长受体，如成纤维细胞生长因子受体（FGFR2），可以被 O－多糖取代。由于核心 1 成纤维细胞生长因子1，3半乳糖基转移酶（C1GalT1）过表达而引起的O-糖基化修饰增强了碱性成纤维细胞生长因子（β-β）触发的成纤维细胞生长因子2的激活，并促进了大肠癌细胞的肿瘤进展。更广泛地说，O-糖基化似乎在调节大肠癌细胞生长中起重要作用。的确，O-糖基化抑制剂的使用可通过下调增殖基因表达和诱导凋亡来抑制大肠癌细胞的生长。肿瘤浸润细胞表达的Siglec-9与结直肠癌细胞上肿瘤相关跨膜黏蛋白MUC1的唾液酸化O-糖链相互作用，诱导β-catenin的募集，促进肿瘤生长。或者，肿瘤细胞通过抑制凋亡来提高存活率。在这一点上，大肠癌中观察到的糖基化改变可以调节死亡受体的功能，如CD95（Fas）和肿瘤坏死因子（TNF）相关的凋亡诱导配体受体（DR4/TRAIL-R1和DR5/TRAIL-R2）。大肠癌和其他肿瘤中ST6Gal-Ⅰ唾液酸转移酶活性和转录本的升高导致$\alpha2，6$-唾液酸修饰Fas上N-糖链的增加。Fas$\alpha2，6$-唾液酸化增强被证明能够抑制Fas内化和信号转导，并抑制Fas配体引发的细胞凋亡。除了O-和N-糖链外，GSLS还可能有助于逃避细胞凋亡。研究表明，与邻近的非肿瘤黏膜相比，人类结肠癌组织神经氨酸酶-3（Neu3）的表达增加了3~100倍，它调节膜脂双层中神经节苷脂的含量。此外，转染Neu3可增加神经节苷脂的水解，导致细胞膜上乳糖基神经酰胺（Lac-Cer）的积聚，并抑制丁酸钠诱导的细胞凋亡。

2. 糖基化与肠癌转移

转移是一个多步骤过程，在这个过程中，肿瘤细胞从原来的器官扩散到身体的远处。肝是大肠癌最常见的转移部位，其次是肺和腹膜。为了转移，癌细胞必须从原发肿瘤分离，黏附并降解到细胞外基质，侵入附近的正常组织，穿透淋巴管和/或血管，进入身体的其他部位，最后增殖和刺激血管生成，形成转移瘤。如上所述，肿瘤细胞表面某些特定糖型，如唾液酸基表位、高甘露糖N-聚糖、唾液酸基T和TN抗原的存在与大肠癌的转移有关。

GnT-Ⅴ是参与肿瘤转移形成的关键酶。β-Ⅴ过表达导致大肠癌细胞上GnT-Ⅴ1，6-分支N-糖链的增加且与肿瘤的侵袭和转移有关，预后不良。相反，在小鼠模型中，GnT-Ⅴ缺乏降低了乳腺肿瘤的生长和转移。结果显示，诱导表达GnT-Ⅴa的上皮细胞表现出接触抑制丧失、细胞活力增强和形态转化。通过N-聚糖的结构修饰，GnT-Ⅴ调节几种参与细胞黏附的膜结合蛋白的活性，包括基质酶、β1-整合素和N-钙黏素。GnT-Ⅴ介导的糖基化改变通过减少细胞与细胞间的黏附，增加细胞与细胞外基质的相互作用来调节肿瘤细胞的运动。除了膜结合蛋白，GnT-Ⅴ还可以靶向分泌蛋白。因此，通过分析过表达GnT-Ⅴ的结肠癌WiDR细胞的糖蛋白谱，研究者发现金属蛋白酶组织抑制因子-1（TIMP-1）是GnT-Ⅴ的底物。在大肠癌细胞系和结肠癌组织中均观察到β-1糖基化异常，即TIMP-1的1，6分支、多乳糖氨基化和唾液酸化增加。降低TIMP-1对基质金属蛋白酶MMP-2和MMP-9的抑制作用，从而改善GnT-Ⅴ过表达的结肠癌细胞的运动能力和转移表型。数据显示，GnT-Ⅲ过表达通过减少β1，6分支和增加二等N-聚糖水平来抑制肿瘤转移。这种生物学效应的部分机制是由于上皮钙黏素和 α5β1 - 整合素的糖基化修饰增强了细胞与细胞间的相互作用，并下调了细胞与细胞外基质的黏附。与 GnT - Ⅲ 的作用类似，将 FUT8 转染到 WiDR 人结肠癌细胞后，上皮钙黏素糖基化增加，上皮钙黏素介导的细胞 - 细胞相互作用更加稳定。

3. 糖基化与免疫调节

肿瘤细胞与免疫系统之间的相互作用在肿瘤发生过程中起重要作用。在正常状态下，免疫系统可以引发抗肿瘤反应，从而识别和摧毁癌细胞。然而，在癌症的多步骤发展过程中，肿瘤细胞获得了逃避免疫系统的能力。肿瘤细胞逃避免疫系统的多种细胞和分子机制已经被证实，包括肿瘤细胞表面抗原提呈蛋白表达的减少，T 细胞效应功能的抑制，调节性 T 细胞的促进及髓系来源的抑制细胞在肿瘤微环境中的募集。重要的是，多项研究表明，肿瘤形成过程中糖基化的修饰有助于逃逸免疫系统。例如，大肠癌细胞表达大量的 MUC1 和 CEA，即癌胚抗原相关细胞黏附分子 5（CEACAM5）蛋白，呈现异常的糖基化，这种糖基化被树突状细胞（DC）上表达的 C 型凝集素受体识别，并调节先天和获得性肿瘤免疫反应。因此，巨噬细胞半乳凝素（MGL）与 MUC1 上的 TN 表位的相互作用指示 DC 驱动 2 型 T 辅助细胞（TH2）介导的反应，与 TH1 效应细胞相比，TH2 介导的反应不参与肿瘤根除。值得注意的是，依赖 MGL 的 DC 对含有 Tn 抗原表位的摄取可以增强 MHC Ⅱ 类和（或）Ⅰ 类递呈和启动 T 细胞反应。然而，通过 MGL 摄取 MUC1 未能刺激这种免疫反应，因为 MUC1 上大量的 O - 多糖阻止了 MHC 机械对 MUC1 的降解和加工。与 MUC1/MGL 相互作用类似，CEA 和 CEACAM1 蛋白上 Lewis 抗原的肿瘤特异性表达促进了非整合素（DC - SIGN）对树突状细胞的特异性细胞间黏附分子 - 3 的识别，从而阻碍树突状细胞成熟，增加免疫抑制细胞因子白细胞介素 - 10（IL - 10）的分泌。重要的是，在肿瘤微环境中，膜结合型和可溶性形式的 CEA 都有表达，表现出糖基化的改变。由于在大肠癌患者血清中可以检测到分泌的 CEA，因此推测这种糖蛋白可能会损害远离肿瘤的 DC 的功能。

4. 糖基化与治疗抗性

目前结直肠癌的治疗方法包括放射治疗、化疗、靶向治疗和手术，后者是主要的治疗手段。糖基化已被证明在放疗和药物靶向治疗时对癌细胞具有保护作用。因此，放疗可以通过改变大肠癌细胞的唾液酸化来促进转移，而不是杀死肿瘤细胞。大肠癌细胞经电离辐射处理后，β - 半乳糖苷 α2, 6 - 唾液酸转移酶（ST6Gal - Ⅰ）的表达增加，导致 β - 1 - 整合素等膜蛋白唾液酸化水平升高。ST6Gal - Ⅰ 介导的 β1 - 整合素的超唾液酸化增强了结直肠癌细胞与细胞外基质的黏附，从而赋予细胞生存信号，刺激黏附、迁移和侵袭。值得注意的是，α2, 6 连接的唾液酸也影响肿瘤细胞对靶向治疗的敏感性。用于结直肠癌的药物靶向治疗会干扰 EGFR 和 VEGFR 通路。研究表明，EGFR 酪氨酸激酶抑制剂吉非替尼对过表达 ST6Gal - Ⅰ 或缺乏 ST6Gal - Ⅰ 的大肠癌细胞的细胞毒作用分别为显著降低或改善。而高水平

的 α2，6 - 唾液酸化也可以使肿瘤细胞对药物靶向治疗敏感。事实上，半乳凝素 - 1（Gal - 1）与 VEGFR2 上的 N - 糖链的相互作用触发了 VEGF 样信号，以补偿抗 VEGF 治疗中同源配体的缺失。VEGFR22，6 - 唾液酸化可抑制 GAL - 1 与 α 的结合，使肿瘤细胞对血管内皮生长因子拮抗剂敏感。肿瘤细胞糖基化还增强了对靶向药物的耐药性。

二、大肠癌的糖基化类型

1. N - 糖基化

研究者在将大肠癌组织或细胞系与对照组进行比较的研究中，已发现 N - 糖链图谱的显著差异。N - 多糖特有的变化包括高甘露糖型 N - 多糖的增加。高甘露糖型 N - 聚糖的相对丰度在大肠癌组织中，特别是在细胞系中可升高，并随转移而增加，但其在癌症进展中的作用尚不清楚。一种假设认为，高甘露糖型 N - 多糖的增加是由于 N - 多糖生物合成过程中未完全成熟的前体积累的结果。此外，研究者在肿瘤中发现了核心岩藻糖基化的高甘露糖多糖及带有或不带有岩藻糖的截短型（稀疏）甘露糖基结构。与对照组织相比，包括甘露糖苷酶在内的几种溶酶体外糖苷酶的活性在大肠癌组织中显著增加，这很可能是截短结构所致。随着岩藻糖基转移酶 FUT8 水平的增加，在大肠癌细胞中进一步观察到复合型和杂合型 N - 聚糖的核心岩藻糖基化增强，催化 α1，6 - 核岩藻糖在 N - 糖核最内侧的 N - 乙酰葡糖胺上的加成。据报道，FUT8 酶活性和蛋白表达的增加与大肠癌肿瘤的侵袭性增加相关。相反，与对照组相比，胃癌组织和血清中的总体核心岩藻糖基化水平降低。癌症进展过程中的另一个糖基化变化是将 GlcNAc "一分为二" 地减少。GlcNAc 的 "一分为二" 是 N - 乙酰葡糖胺转移酶Ⅲ（GnT - Ⅲ，*MGAT*3 基因）作用于 1，4 - 甘露糖的结果。总而言之，已报道的 N - 聚糖的癌症相关改变包括高甘露糖型结构的增加以及更高的分支和核心岩藻糖基化。

2. O - 糖基化

黏蛋白是结肠的主要分泌物，并且是 O - 糖基化的结果。在结肠黏膜中，核心 1，2，3 和 4 的 O - 聚糖通常延长或修饰。在恶性转化期间，可表现出癌症特异性的改变，如还原核心 3（GlcNAcβ1 - 3GalNAcα1 - Ser/Thr）和核心 4 [GlcNAcβ1 - 6（GlcNAcβ1 - 3）GalNAcα - Ser/Thr] 结构；β1，3 - 苯乙酰氨基转移酶 6（β3GN - T6，核心 3 合成酶）和 β1，6 - 甲炔氨基甲酰氨基转移酶（核心 4 合酶）的下调可以抑制结肠癌中的转移。相反，核心 1β1，3 - 半乳糖基转移酶（C1gALT1，T - 合酶）通常在结肠癌中过表达，导致 Thomsen - Friedenreich（T）- antigen（Galβ1，3GalNAc - Ser/Thr）的合成增强，并且与之相关的存活率低，癌症进展和转移。抑制核心 1β1，3 - 半乳糖基转移酶可导致 Thomsen - Nouvelle（TN）、T - 和 SiaLyl - T（ST）抗原的还原，并且可能是癌症治疗的靶标。然而，在正常的黏膜中可能也存在 T - 抗原，但被进一步的糖基化覆盖。

癌症相关 O - 糖基化的另一个典型特征是 O - 糖基化的密度更高，与正常黏膜的提取物相比，含有更高水平 N - 乙酰半乳糖胺转移酶Ⅲ的结直肠癌组织的结肠糖基化提取物被证明能够在更高的程度上对 MUC2 串联重复序列的 O - 糖基化多肽进行糖基化。此外，启动黏蛋白 O - 糖基化的 ppGalNAcT 家族的转移酶在结肠癌和其他癌症中更活跃。相反，早期关于人类结肠癌中 O - 多糖生物合成改变的报道描述了结肠黏蛋白中 O - 糖基化的丢失，这也可以被解释为 O - 多糖的截短。综上所述，黏蛋白 O - 多糖增加了核心 1 结构的表达，这些结构通常被截断、唾液酸化和岩藻糖化，促进肿瘤的进展和转移。

3. GSL - 糖基化

GSL - 糖基化在癌症进展过程中也会发生明显变化。我们最近对来自肿瘤组织和对照组的 GSL - 多糖进行了研究，发现肿瘤中的特殊变化特征是岩藻糖基化增加，乙酰化减少，硫酸化减少，球型多糖表达减少，以及二唾液酸神经节苷脂表达减少。唾液酸化的 GSL，即神经节苷脂，被发现参与细胞黏附和运动，这两个步骤在许多癌症的肿瘤转移形成中都是关键步骤。研究已经证实了肝内 asialo gm1（Galβ1，3GalNAcβ1，4Galβ1，4Glcβ1ceramide） - positive 细胞对结肠癌肝转移的抑制作用，而唾液酸化的 gm1 和 gd1a ［NeuAcα2，3Galβ1，3GalNAcβ1，4（NeuAcα2，3）Galβ1，4Glcβ1ceramide］可能是结肠癌抗原，因为它们的表达与细胞生长有关。在体内模型中，小鼠结肠腺癌细胞系中唾液酸酶的低表达导致Slex 和 Gm3（NeuAcα2，3Galβ，4Glcβ1 神经酰胺）水平升高。相反，与 CD9 共表达的 GM3 对人结肠细胞系的细胞运动和侵袭有抑制作用，并且质膜相关神经节苷脂唾液酸酶 NEU3 的上调参与了细胞凋亡的抑制，从而抑制了癌细胞的生长和增殖。

Globo 型多糖 Gb3（Galα1、4Galβ1、4Glcβ1 Ceramide）表达于肿瘤周围的血管中，并被认为与血管生成有关。据报道，Gb3 在高转移性大肠癌中表达增加。研究显示，与对照组相比，Globo - type GSL 的总体表达减少。在包括大肠癌在内的各种癌症中，GSL 上的末端 HexNAc 残基是一种新的肿瘤标志物，而 N - 糖链上的末端 HexNAc 残基在除结肠癌以外的所有癌症中均有增加。总之，GSL - 多糖似乎主要受到生物合成不完全的影响，导致截断结构，单唾液酸化增加，岩藻糖基化增加。据报道，在与结肠癌相关的糖类特异性改变中，唾液酸化和岩藻糖化的主要差异为血型抗原以及其他修饰，如糖链上的硫酸化，发生在 N - 和 O - 糖链及GSL - 糖链中。

4. 肠癌患者血清相关糖基化改变

蛋白癌胚抗原（CEA）和糖类抗原 19 - 9（CA19 - 9）是临床应用最广泛的血清标志物。血清 CEA 或 CA19 - 9 水平升高表明存在大肠癌。然而，两者都缺乏对结直肠癌的敏感性和特异性，排除了用于早期诊断的可能性，但有助于治疗后的分期评估和监测。一项血清 N - 葡聚糖图谱研究显示，大肠癌患者血清蛋白中岩藻糖基转移酶和核心岩藻糖化水平降低，而胰腺癌患者的几种血清蛋白特征是核心岩藻糖水平升高。最近研究者提出岩藻糖化结合珠蛋白作为判断大肠癌术后预后的肿瘤标志物，因为它们与复发、转移、分期和可治愈性显著相关。研究发现补体 C3、富含组氨酸的糖蛋白和激肽原 – 1 中增加的岩藻糖基化和唾液酸化可以作为潜在的血浆标志物，有助于结直肠癌的检测。此外，大肠癌患者血清中 SLeX 和 SleA 水平的升高与远处转移密切相关。利用高密度抗体阵列筛选大肠癌患者血清或血浆中的糖蛋白，与 SLeX 和 SleA 抗原对照，可提示癌症样本中糖蛋白癌症相关表位的表达增强，并确定新的携带者。血清中另一种可以作为潜在生物标志物的糖蛋白是金属蛋白酶组织抑制因子 1（TIMP1），它在大肠癌中被增强的 β1，6 – 分支异常糖基化。大肠癌患者血清半乳糖结合蛋白半乳凝素 – 2、半乳凝素 – 3、半乳凝素 – 4 和半乳凝素 – 8 水平显著升高，它们与黏附分子上的多糖相互作用促进癌细胞与血管内皮细胞的黏附。具体地说，循环中较高水平的半乳凝素 – 2 与较高的死亡率有关。

5. 结论和展望

结直肠癌可诱导肿瘤细胞和组织表面糖基化的几种修饰。这些改变要么是肿瘤发生过程的直接结果，要么是组织环境和炎症改变间接所致。除了在结直肠癌过程中有 N – 聚糖、黏蛋白 – O – 聚糖和 GSLS 的变化，人体内还存在许多其他类型的糖基化方式（如糖胺聚糖、O – GlcNAc 等）。并可能在结直肠癌期间发生巨大变化。虽然许多不同的研究反复观察到与结直肠癌相关的糖基化改变，但一些研究显示出相互矛盾的结果和（或）仍存在争议的结果。造成这种差异的一个根本原因是，在不同疾病阶段对不同样本（从患者分离的肿瘤细胞或组织、细胞系、培养批次等）进行了糖基化分析，并使用了广泛的分析方法。此外，细胞的培养条件也是影响糖基化的因素。现在已经明确的是，与恶性肿瘤相关的糖基化改变与遗传、表观遗传和环境之间存在密切的相互依赖关系。这意味着未来对癌症糖基化的研究必须整合到系统生物学的研究方法中。肿瘤相关多糖与细胞存活、转移潜能、免疫调节和治疗抗性之间有密切的关系。如果这些糖基化改变赋予肿瘤许多功能，它们具有肿瘤特异性的优势，就可以用来治疗肿瘤。新疗法的发展还包括针对肿瘤相关糖蛋白和糖肽的抗体作为癌症疫苗。除了膜结合蛋白的糖链改变外，结直肠癌还可以改变原发瘤附近及患者的血清、粪便或其他生物液中可检测到的可溶性蛋白的糖基化。这些糖基化异常的蛋白，特别是血清中发现的糖基化蛋白，是重要的生物标志物，在早期诊断、患者分层和判断大肠癌预后方面具有潜在的应用价值。事实上，许多诊断癌症的生物标志物都是糖蛋白。然而，尽管众所周知，这些蛋白质在疾病期间表现出糖基化变化，但实际的诊断工具只监测蛋白质的表达水平，而不考虑它们与肿瘤相关的糖基化模式。这是因为能够在蛋白质水平上准确、灵敏和定量测量多糖的技术在实验室研究中仍处于开发阶段。

第五节　糖基化与肝病

多年来发现，蛋白质糖基化的变化在各种肝脏疾病的发病机理和进展中起重要作用。通常，糖基化包括共翻译和翻译后修饰步骤，其中将各个聚糖添加到翻译成内质网的蛋白质中，形成寡糖链，这是酶导向且为位点特异性的过程。体内存在两种类型的蛋白质糖基化：N－糖基化至天冬酰胺（Asn）侧链的酰胺氮和O－糖基化至丝氨酸（Ser）和苏氨酸（Thr）侧链的羟基。人血清中的大多数蛋白质都包含一种或多种N－连接的聚糖，但白蛋白和C－反应性作为载体分子除外。慢性肝病是世界范围内的严重健康问题。当前评估结构性肝损害的金标准是通过肝活检进行，然而更需要有一种非侵入性，简单且价廉的测试方法进行肝脏病理学诊断。因此，蛋白质糖基化修饰水平的变化引起高度关注。

一、糖基化与酒精性肝病

转铁蛋白（CDT）是慢性滥用酒精的最常用标志物。人血清转铁蛋白是一种由肝脏合成的糖蛋白，参与铁在吸收和转运位点之间的转运。由于唾液酸含量的变化，长期摄入乙醇会改变转铁蛋白的正常模式。在饲喂乙醇的大鼠中观察到二乙醇的含量降低。在慢性酒精滥用期间观察到的半乳糖苷－2，6唾液酸转移酶（ST6Gal－Ⅰ）mRNA和蛋白表达水平降低并肝细胞膜相关唾液酸酶升高，可以解释异常的末端唾液酸化。乙醇的氧化产物（如乙醛）通过结合所涉及的酶来干扰N－聚糖的生物合成和转移。除转铁蛋白外，已知许多其他蛋白质在ALD中会被去唾液酸化，包括类黏蛋白、α1－抗胰蛋白酶、铜蓝蛋白等。所以，从血清中总去唾液酸化模式的研究可以发现血清总唾液酸（TSA）和血清游离唾液酸（FSA）的数量及其比例作为酒精滥用的潜在标志物。

二、糖基化与脂肪肝相关性疾病

在肝脏中特异性表达N－乙酰葡糖胺转移酶Ⅲ（GnT－Ⅲ）的转基因小鼠的肝细胞具有椭圆形的肿胀形态，其中含有大量脂质滴。GnT－Ⅲ将GlcNAc残基转移至N－聚糖的三甘露糖苷核心。异常载脂蛋白B的糖基化（水平升高）干扰了该蛋白的功能并导致脂蛋白释放减少并在肝脏中积累载脂蛋白B。转基因小鼠表现出微泡脂肪改变，肝细胞中脂质蓄积异常。除了载脂蛋白－B，载脂蛋白A－1在实验小鼠的肝脏组织中的含量也明显增加，表明糖基化是脂蛋白代谢的调节异常的原因之一，N－聚糖结构可以改变肝脏脂质代谢的某些生化参数。不仅是GnT－Ⅲ，异位表达1，6岩藻糖基转移酶也可引起肝脏和肾脏脂肪变性，组织中充满大量的脂质滴。

三、糖基化与胆汁相关性肝病

糖蛋白上的岩藻糖基化可能是与胆汁相关肝病中最重要的改变。Nakawaga 等通过在胆汁和血清中使用 2D–HPLC（高效液相色谱）和 MALDI–TOF（基质辅助激光解吸/电离飞行时间）质谱分析了寡糖的结构，发现胆汁糖蛋白的岩藻糖基化增加。特定的糖蛋白（α1–抗胰蛋白酶、α1–酸性糖蛋白和触珠蛋白）在胆汁中的岩藻糖基化作用更强。

四、糖基化与病毒性肝病

在病毒性肝病中，乙型肝炎病毒（HBV）感染后糖基化修饰的变化受广泛关注。HBV 和 HCC 之间的糖基化表现出许多相似之处，长期 HBV 感染与 HCC 风险增加相关。GnT–Ⅲ 可能在病毒感染人群的糖基化改变中起重要作用。使用人类肝母细胞瘤的体外实验乙型肝炎病毒转染的细胞系（Huh6）基因组（HB611）发现，与未转染的 Huh6 细胞株相反的 GnTⅢ 活性的特定降低，只 GnT–Ⅲ 以外的糖基转移酶未发生类似改变。结果表明，一些寡糖的糖蛋白结构因过表达而改变。GnT–Ⅲ 可抑制 HBV 蛋白表达，有可能可用于阻止 HBV 复制。

五、糖基化与肝细胞癌

肝细胞癌（HCC）是人类第 5 大癌症，为癌症中第 2 大致死原因。全世界每年约 70 万人因 HCC 丧生。尽管慢性病毒感染仍是肝病和 HCC 的主要风险因素，但非病毒感染的发生率与病毒相关 HCC 的发生率仍以惊人的速度增长。在 HCC 患者血清中观察到的岩藻糖基化、唾液酸化和聚糖分支增加与 HCC 发生发展密切相关。肝癌组织中也发现了类似现象，提示这些聚糖变化可能在肿瘤形成和发展中起作用。糖基化机制的改变被认为是肿瘤细胞向恶性转化的迹象，其中包括 3 种重要的糖基转移酶：N–乙酰葡糖胺转移酶 Ⅴ（GnT–Ⅴ）、GnT–Ⅲ 和 a1–6 岩藻糖基转移酶（a1–6FT）。这些酶在肝脏纤维化发展中广泛存在，多个研究证明其和 HCC 相关。这 3 种酶在肝癌组织或肝癌患者血清中高表达且活性明显改变，提示糖链结构随后可能发生变化。

1. 岩藻糖基转移酶

肝癌中最著名的标志物是血清中岩藻糖基化甲胎蛋白（AFP）。AFP 水平升高已经成为癌症诊断的标志物之一，但是，已知急性肝炎和肝硬化等良性肝脏疾病血清中 AFP 水平也有升高。因此，需要开发一种区分肝癌和非瘤性肝病的标志物。AFP 的岩藻糖基化水平可能有助于实现这个目标。血清岩藻糖基化指数显著提高的肝硬化患者可发生 HCC。该指数有助于发现早期肝癌，尤其是有助于评估肝硬化患者确诊后几年中发生 HCC 的风险。

2. N – 乙酰葡糖胺转移酶

GnT – Ⅲ和GnT – Ⅴ在肝癌具有较高活性，但GnT – Ⅲ的活性比GnT – Ⅴ更高。两种糖基转移酶竞争相同的底物，GnT – Ⅲ活性的增加可能会抑制GnT – Ⅴ活性和随后的GlcNAc β1 – 6分支。在多种癌症中，研究者已经发现GnT – Ⅲ可以抑制肿瘤进展，而GnT – Ⅴ可以促进肿瘤。此外，已知GnT – Ⅲ在肝癌细胞系中活性增加对其恶性生物学行为起促进作用，GnT – Ⅴ活性在细胞周期的不同阶段经历相反的变化。这些变化可能是细胞周期调节机制变化的结果。由GnT – Ⅴ提供的β1 – 6 – GlcNAc分支与肿瘤转移直接相关，可能作为肝癌患者肿瘤侵袭性的标志物。GnT – Ⅴ编码在受Ras信号通路调控的 *MGAT5* 基因上，通常在多种肿瘤细胞中上调。磷酸化是另一种翻译后修饰，众所周知，其在细胞内及细胞内信号中的重要性转导中发挥作用，糖基化可能具有类似的信号传导功能。

糖基化的改变与多种癌症有关。在HCC的病例中，首先确定的主要变化为AFP的核心岩藻糖基化，因为AFP是HCC的主要血清生物标志物。最近，随着现代蛋白质组学和糖组学方法学的出现，已经发现了一些其他的糖基化改变，最显著的是岩藻糖基化、分支增加和唾液酸化增加。这些改变对肝细胞的具体影响仍在研究中。

第六节　糖基化与糖尿病

糖基化是指将糖链连接至蛋白质特定氨基酸位点形成糖复合物的过程。糖链由碳水化合物或多种单糖构成，其组成具有多样性，包括在肽骨架上添加N – 连接的多糖、O – 连接的多糖、磷酸化的聚糖、糖胺聚糖和糖基磷脂酰肌醇（GPI），以及色氨酸残基的C – 甘露糖基化等。糖复合物在细胞中行使多种功能，如形成重要的结构特征，调节生理和病理生理状态下的多种功能，糖基化的改变可以调节炎症反应，使病毒免疫逃逸，促进癌细胞转移或调节细胞凋亡，糖和糖之间的组成也会影响健康和疾病的发生，其中糖基化在糖尿病进程中发挥的作用和内在机制受到广泛关注。

在许多研究中发现，O – 连接和N – 连接的糖基化调控糖尿病发展恶化的进程，糖基化修饰作为细胞调控蛋白质功能的重要方式在糖尿病的发生和发展中发挥不可忽视的作用。

一、N – 连接的糖基化修饰与1型糖尿病

1型糖尿病是一种自身免疫性疾病，其特征是由T细胞（CD4$^+$T和CD8$^+$T细胞）介导，对胰腺β细胞进行破坏，从而导致先天性胰岛素分泌不足。据估计，

被诊断为 1 型糖尿病的儿童和青少年人数每年约增加 3%。然而，在少数 1 型糖尿病患者中，缺乏胰腺自身抗体，但在某些临床诊断为 2 型糖尿病的患者中，却存在胰岛自身免疫的证据。

研究表明超过 50 个基因位点与 1 型糖尿病的发生有关，其中，岩藻糖基转移酶 2 基因（FUT2）被确定为因果候选基因之一。FUT2 编码一种糖基转移酶，负责在不同聚糖上添加岩藻糖 a1，2 - 连接到末端半乳糖，从而在体液和肠黏膜上形成 H 抗原。无功能 FUT2 等位基因纯合子的个体在唾液和黏膜表面（称为非分泌体）不能呈现组织血型抗原。对 1 型糖尿病个体进行的遗传研究表明，非分泌基因型与该疾病易感性相关；因此，宿主对感染的耐药性与自身免疫性疾病的易感性有密切关系。

自身免疫性疾病的敏感性受 CD4$^+$ T 细胞分化为分泌细胞因子的促炎性 Th1 细胞或抗炎性 Th2 细胞的影响。据报道，GnT - V 介导的 N - 糖基化负调节 Th1 反应。GnT - V 介导的 N - 聚糖分支增加了 T 细胞活化抑制糖蛋白 CTLA - 4 的表面保留时间，CTLA - 4 是 1 型糖尿病的致病候选基因之一。

二、N - 连接的糖基化修饰与 2 型糖尿病

存在于质膜上的葡萄糖转运系统在维持葡萄糖进出细胞方面起重要作用。葡萄糖转运蛋白是一个完整的膜糖蛋白家族，由 13 个成员组成。所有脊椎动物的葡萄糖转运蛋白都有一个保守的 N - 糖基化位点。葡萄糖转运蛋白 2（GLUT - 2）是一种葡萄糖传感器分子，参与胰腺 β 细胞的胰岛素分泌、肾脏和肠道的葡萄糖转运，以及通过肝脏糖异生将葡萄糖输送到血流中。一项对欧洲后裔个体中的全基因组关联研究揭示了 1 个与 2 型糖尿病相关的新基因位点和 ST6β - 半乳糖苷 α - 2，6 - 唾液酸转移酶 1 基因（ST6Gal - Ⅰ）。另外，研究发现，在南亚血统的个体中，ST6Gal - Ⅰ 也与 2 型糖尿病相关。不仅如此，在欧洲血统个体中确定的 2 型糖尿病风险等位基因与胰岛中 ST6Gal - Ⅰ 表达增加相关。ST6Gal - Ⅰ 编码一种 N - 糖基化途径蛋白，负责将 a2，6 - 连接的唾液酸转移到含半乳糖的底物。在体内实验中，高脂饮食后的 ST6Gal - Ⅰ 基因敲除小鼠的体重和内脏脂肪组织重量增加。这些结果都表明 ST6Gal - Ⅰ 可能在 2 型糖尿病的发生发展中起重要作用。

三、O - 连接的糖基化修饰与糖尿病

O - 连接的糖基化修饰主要分为 O - GlcNAc 修饰和 O - GalNAc 修饰。研究表明，编码 OGA 的 MGEA5 基因高度保守，通过对墨西哥人糖尿病和非糖尿病受试者的基因编码区和潜在调控区重新测序，鉴定出了 24 个 SNP 位点。通过分析发现，其中 SNP LLY - MGEA5 - 14 位点与糖尿病的发病率显著相关，该 SNP 位点位于含有交替终止密码子的内含子中，可能会影响 MGEA5 的表达，导致 OGA 的蛋白活性受损。这表明以 O - GlcNAc 修饰为主的 O - 连接的糖基化修饰与糖尿病高度相

关。O-GlcNAc 修饰作为营养感受器与糖尿病的发生发展密切相关。众所周知，胰岛素抵抗是 2 型糖尿病和肥胖的一个主要特征，其表现为胰岛素对靶组织的效能降低，慢性高血糖所造成的糖毒性本身对胰岛素敏感性具有有害影响。1991 年，Marshall 等首次提出 HBP 途径与糖毒性诱导的胰岛素抵抗相关。他们在脂肪细胞的培养基中给予高糖和谷氨酰胺，发现原代脂肪细胞对胰岛素的敏感性降低。此外，给予 HBP 途径终产物氨基葡萄糖在诱导胰岛素抵抗方面更具效能。这些结果提示 HBP 在胰岛素抵抗中起重要作用，但目前尚不清楚其中涉及的分子机制。随后的研究也证明了 HBP 途径和蛋白质 O-GlcNAc 参与胰岛素抵抗过程。研究者通过使用 GLUT4 启动子，GFAT 在参与胰岛素刺激的葡萄糖摄取的组织（肌肉和脂肪组织）中过表达，开发了在不同组织中过表达 GFAT 或 OGT 的转基因小鼠模型。结果表明，肌肉、脂肪组织、肝脏或胰腺细胞中该通路的过度激活导致了胰岛素抵抗，与胰岛素诱导的骨骼肌葡萄糖转运体转运量的减少有关。另外，在 GLUT4 启动子控制下肌肉和脂肪组织中过表达 OGT 的转基因小鼠表现与 GLUT4-GFAT 小鼠相似的表型，从而获得了 O-GlcNAc 修饰参与胰岛素抵抗更直接的证据。

四、O-连接的糖基化修饰与胰岛 β 细胞功能失调

OGT 作为 O-GlcNAc 修饰的关键酶之一，与 O-GlcNAc 修饰的程度呈正相关。研究发现，OGT 在胰腺组织中表达水平最高，胰腺中的 OGT 信号比肺和肾脏中的信号高出 12 倍以上，这提示 O-GlcNAc 修饰可能在胰腺组织的功能上，即在调节血糖和胰岛素分泌方面可能发挥重要作用。最新研究结果证实了这一观点，Amber Lockridge 等发现，C57 小鼠的胰岛 β 细胞 OGT 特异性敲除缓解了数周高脂饮食导致的高胰岛素血症。其他研究结果与此一致，利用他莫昔芬诱导的胰岛 β 细胞 OGT 特异性敲除小鼠血糖呈双向变化，从第 8~10 周开始表现严重的高血糖症和胰岛素分泌不足。但有趣的是，在 TM 处理后第 5~6 周，小鼠血糖并没有明显升高，相反其血糖水平较低并伴随胰岛素分泌增加。同样的双相变化也出现在 OGA 过表达小鼠模型中，3~4 个月大的 OGA 转基因过表达小鼠血糖水平较高，同时循环胰岛素水平、胰岛素 mRNA 水平和总胰岛素含量降低。在年龄较大（8~9 个月）的 OGA 转基因过表达小鼠中，葡萄糖耐量恢复至与野生型小鼠一致。这种双相变化可能与 O-GlcNAc 在胰腺中发挥的功能有关，O-GlcNAc 修饰不仅可以作为营养感受器调控胰岛素分泌和血糖动态变化，还与 O-GlcNAc 修饰与胰腺组织的分化和发育相关，即早期低血糖和高胰岛素分泌是由 O-GlcNAc 修饰紊乱造成，而晚期血糖升高胰岛素分泌不足与 O-GlcNAc 修饰调控的胰腺组织发育相关。

PDX-1 和 NeuroD1 是一种调节胰腺和 β 细胞发育并促进胰岛素分泌的重要转录因子。有研究发现 O-GlcNAc 修饰可以感受葡萄糖浓度并调节 PDX-1 与胰岛素启动子的结合活性，在杆状病毒/SF-9 细胞、瞬时转染 Cos-7 细胞和天然

MIN6 细胞系中高效表达 PDX－1，MIN6 细胞通过感受葡萄糖的浓度，动态调节 PDX－1O－GlcNAc 修饰程度，从而调节胰岛素转录因子 PDX－1 与 DNA 结合的活性，进而影响胰岛素转录。另外，Sreenath S. Andrali 等也对胰岛素转录因子 NeuroD1 是否受 O－GlcNAc 修饰调控进行了研究，发现高浓度葡萄糖通过与 OGT 的相互作用介导了 NeuroD1 的 O－GlcNAc 修饰，导致 NeuroD1 定位于细胞核并激活胰岛素基因的表达。在低糖条件下，NeuroD1 与 OGA 相互作用，发生去糖基化并进入细胞质。总之，O－GlcNAc 在对胰岛素的转录调控中发挥重要作用。

第七节　糖基化与炎性肠病

一、糖基化与炎性肠病概述

糖是通过 N－糖基化或 O－糖基化附着在蛋白质上的复杂的低聚糖，在维持人类健康方面具有重要作用，并与许多复杂的炎性疾病的发展有关。多糖存在于所有细胞的表面，几乎是所有膜和分泌蛋白（包括免疫系统的组成部分）的组成部分，它是细胞的四个主要成分之一（其余成分为核酸、蛋白质和脂质），并且大多数蛋白质会通过复杂的酶促机制通过添加聚糖而经历复杂的修饰，这些修饰发生在内质网和高尔基体中，并且所产生的糖蛋白随后被转运至不同的细胞器、细胞膜或从细胞分泌。在细胞分化和癌变过程中具有糖基化的变化，受到一系列糖基转移酶的调控。各种蛋白聚糖修饰的正常模式的改变，如聚甲胎蛋白，通常作为癌症生物标志物进行监测。

炎性肠病（IBD）包括克罗恩病和溃疡性结肠炎，在全球范围内影响着 680 万人，被认为是易感人群对肠道菌群做出不适当免疫激活的结果，且二者均与大肠癌的风险增加相关。尽管 IBD 相关性和散发性结肠癌之间具有差异，例如腺瘤病、息肉病、大肠菌群突变和早期 $p53$ 突变的发生率较低，但 IBD 相关性癌症的增生－癌症序列与散发性结肠癌相似，主要染色体异常的发生率相似，以及微卫星不稳定性和类似的糖基化变化。这表明与 IBD 相关的结肠癌和散发性结肠癌可能具有相似的致病机制。

目前 IBD 的确切病因尚不清楚，但遗传易感性、黏膜免疫反应的失调以及肠道宿主菌群的失调在其发病机制中发挥了关键作用。研究人员推测，IBD 的肠道炎症是由免疫反应失调的遗传易感宿主体内的特定细菌或食物抗原引发或维持的。低聚糖修饰蛋白或脂类可能参与了 IBD 发病的这两个步骤。

2010 年，IBD 约导致全球 3 万病例死亡。人类结肠被大量不同的共生细菌所占领，其中一些细菌与宿主共生。大多数微生物生活在外部松散的黏液层，而内部黏液层作为一个屏障，阻止细菌到达上皮细胞。如果没有黏液层，细菌和上皮细胞的直接接触就会引发严重的炎症。肠道菌群的组成因宿主的生理状态不同而不同，这些差异在一项对 IBD 患者的双胞胎研究中得到证实。虽然 IBD 的具体病因尚不清楚，但通常认为是由遗传易感个体对这种肠道微生物群的异常宿主免疫反应引起的。一项全基因组关联研究（GWAS）的荟萃分析和来自免疫芯片单核苷酸多态性阵列的数据确定了 163 个 IBD 遗传易感性位点。大多数已鉴定的易感位点（163 个中的 110 个）与两种形式的 IBD 有关；其他与克罗恩病（30 个位点）或溃疡性结肠炎（23 个位点）特异性相关。尽管 IBD 的基因研究方面取得了巨大的进展，但迄今为止，仅由这些常见基因变异解释的总疾病数量在溃疡性结肠炎中仅为 7.5%，在克罗恩病中仅为 13.6%，这突出了 IBD 的多因素特性，这些发现强调了确定可导致这种疾病发展的环境启动因素和触发因素的迫切需要。

遗传学研究表明，参与糖基化途径的基因是 IBD 易感性位点。例如，FUT2（编码糖蛋白聚焦的糖基转移酶）和 HNF4A（编码调节 gdp 聚焦合成和改变几种聚焦转移酶表达的转录因子）已被发现与溃疡性结肠炎和克罗恩病相关。岩藻糖基转移酶（FUT1 和 FUT2）负责 ABO 系统血型抗原的合成（H 抗原由 FUT2 产物合成，然后由其他糖基转移酶修饰形成 A 和 B 抗原）。岩藻糖基化的血型抗原在宿主－微生物组相互作用中起作用，岩藻糖基化聚糖表达（FX -/-）受损的小鼠表现出 IBD 样结肠炎。此外，在被鉴定为调节 IgG 糖基化的 16 个基因中，有 5 个与 IBD 密切相关（IKZF1、LAMB1、MGAT3、IL6ST 和 BACH2）。

聚糖的研究在生物标志物的开发中具有广阔的前景，并可能突出新型疗法的靶标。研究表明，血浆聚糖参数可以作为具有高判别力的有效疾病生物标志物。关于糖基化与炎性肠病（IBD）之间的相关性，简单介绍如下。

蛋白质糖基化有两种主要类型：N－连接的和 O－连接的糖基化，尽管聚糖分子很小，但其结构极为复杂，没有模板可控制其生物合成。与线性大分子（DNA 和蛋白质）相反，聚糖是具有变化拓扑结构和不同残基间键合的非线性支链分子。由于其结构的复杂性和方法上的困难，聚糖研究已落后于基因组学和蛋白质组学。在过去的 10 年中进行详细的结构和功能实验之前，人们普遍认为可以与蛋白质的相同糖基化位点连接的不同聚糖仅仅是由于缺少遗传模板，因此缺乏严格生物合成途径。然而，随着有关蛋白质糖基化途径的更多信息变得可用，已经变得很明显，糖基化受到严格调节，并且不同的聚糖连接具有重要的生化重要性。

与以往 mRNA 的可变剪接产生不同蛋白质的方式相同，不同糖基化过程可产生具有不同功能的不同糖蛋白，包括细胞信号转导、细胞分化和黏附。N－聚糖的完全缺乏在胚胎发育方面具有致命性。由参与糖类生物合成途径早期阶段的酶突变导致的严重糖类缺乏症会导致一系列令人衰弱的疾病，称为先天性糖基化疾病。相反，末端聚糖触角变异性是常见的，健康个体之间糖基组成存在实质性变异，人们对糖基组成变化的功能和后果仍知之甚少，但越来越多的证据表明糖基化对蛋白质功能具有重要性。糖基化功能障碍可能为传染病和常见的复杂疾病的发病机理，包括癌症、神经系统疾病和严重的炎症。

结肠组织中的糖基化：胃肠道被密集覆盖，主要由大的和高度糖基化的黏蛋白组成。在蛋白质合成过程中，这些糖蛋白富含丝氨酸、苏氨酸和脯氨酸的黏蛋白结构域，在各种糖基转移酶的协同作用下经历了广泛的翻译后修饰。苏氨酸和丝氨酸的羟基成为 N-乙酰半乳糖胺（GalNAc）的附着位点，后者通过一组组织特异性 GalNAc 转移酶添加到高尔基体中（O-糖基化）。随后，该初始 N-乙酰半乳糖胺通过一组 30 余种不同的糖基转移酶进一步延伸，从而导致这些糖蛋白上存在复杂的聚糖表位混合物。这些黏蛋白可以具有凝胶形成特性（分泌黏蛋白，主要由和杯状细胞表达），也可以是跨膜蛋白（由肠上皮细胞或上皮细胞表达）。跨膜黏蛋白参与细胞表面信号传导和传感，并且还充当胃肠道中的扩散屏障。而分泌性黏蛋白的聚糖结合水分子可形成凝胶状特性，起到润滑和保护胃肠道的作用。

结肠和小肠中主要的分泌性黏蛋白是 MUC2，被广泛 O-糖基化，并且这种 O-糖基化可以保护消化蛋白酶，结肠和小肠的黏液在 O-聚糖成分和结构方面具有极大的异质性，具体表现为硫酸化的 O-聚糖在结肠中高度丰富，而在小肠的中几乎找不到这些结构。同时，可形成两层结肠，其内层黏附于上皮并且不可渗透细菌。相比之下，小肠只有一层，可以完全渗透细菌。黏蛋白在 IBD 中的作用在 *MUC2* 敲除小鼠模型中得到了明确证明，其中小鼠发展为严重的自发性结肠炎，而 *MUC2* 缺陷型小鼠表现出内质网应激，这已知是导致结肠炎发病的原因。缺乏核心 1 衍生的 O-聚糖的小鼠糖基化程度较低的 MUC2 也会发展为类似于人溃疡性结肠炎的自发性结肠炎，这一事实也证明了适当的黏蛋白糖基化的作用。敲除负责产生核心 3 型 O 型聚糖的另一个重要的关键糖基转移酶，也会增加对结肠炎的敏感性，并导致小鼠 MUC2 水平降低 60%。残留的 MUC2 可能可以降低上述实验中 MUC2 -/- 小鼠自发性结肠炎的发病率。相反，尽管杯状细胞数量相近，但公认的结肠炎模型 IL10 -/- 小鼠比野生型小鼠具有更厚的层。但是，在这些小鼠中发现的层很容易被细菌渗透，并且可能是由于功能缺陷而发生了过度分泌。可保护上皮细胞免受化学、酶、微生物和机械损伤的影响，还充当物理屏障，可抑制、截留和清除入侵的微生物。较高的碳水化合物含量及许多不同的聚糖表位（特别是在 O-聚糖上）的表现形式对这些保护特性至关重要。有研究报道，在结肠炎的右旋糖酐硫酸钠小鼠模型中，结肠炎最初是由于对细菌的渗透性增加，然后是内部层变薄所致，早期的人类研究试图确定溃疡性结肠炎和克罗恩病中黏蛋白糖基化的变异性。有研究报道，活动性溃疡性结肠炎患者的碳水化合物含量较健康对照组和疾病静止期患者降低。1981 年发表的一项研究表明，这种差异一定程度上可由以下事实解释：溃疡性结肠炎或克罗恩病患者的结肠组织比健康人的结肠组织低聚糖单位含量更低。MUC2 的 O-糖基化显著改变主要存在于表型最严重的患者中，症状缓解后，糖模式恢复正常。该发现表明 IBD 中糖基化的减少可能与炎症有关。

许多研究已经报道了 IBD 患者结肠组织中特定聚糖的表达。在健康的上皮细胞中，通常通过唾液酸、硫酸盐或其他糖链进一步延伸 O - 聚糖的方式来隐藏 Thomsen - Friedenreich 抗原，从而形成分支和复杂的 O - 聚糖，但在溃疡性结肠炎、增生和恶性肿瘤患者中 TF - 抗原过度表达。这一发现与研究结果相符，研究表明，与非活动性溃疡性结肠炎和健康个体作为对照相比，活动性溃疡性结肠炎患者聚糖水平降低。有研究者探索了 IBD 单卵双胞胎中 TF 抗原的黏膜异常表达。结果显示，黏膜糖基化的改变比 IBD 患者未受影响的同卵双胞胎发生的现象要普遍得多。于是得出结论，这些改变很可能是获得性的，可能反映了"炎症前"核因子 κB 的激活。Larsson 等使用 LC - ESI - MS（液相色谱电喷雾电离质谱）分析了从 MUC2 释放的 O - 聚糖，研究显示在活动性溃疡性结肠炎患者中，唾液酸 Tn 抗原的表达明显增加，而这些患者基本上不存在较大的硫酸化和（或）唾液酸化 O - 聚糖结构。聚糖模式发生强烈改变的患者往往会出现更严重的病程，这清楚地表明有必要在 IBD 的背景下进一步研究黏蛋白糖基化。

二、炎性肠病糖基化改变的分子基础

目前，"IBD 及癌症和癌症前期状态中黏蛋白糖基化水平全球性下降是密切相关的"理论认为，碳水化合物含量降低或简单聚糖的过表达会导致细菌与结肠上皮的接触增加，这可能是由于引发 IBD 的炎症特征。有关 MUC2 的可用数据表明，高尔基糖基化机制显然受到了影响，这很可能也影响了这些上皮细胞产生的其他黏蛋白的糖基化。

在健康状态下，结肠具有细菌无法渗透的内部层。小鼠结肠炎模型和活跃的人类溃疡性结肠炎均表现出结构和功能上不足的层（分别较薄且对细菌的渗透性强）。此外，IBD 中出现的异常的 O - 糖基化可能会改变细胞内的运输和黏蛋白的分泌，并可能通过细菌和寄生酶增加黏蛋白的蛋白水解降解。特别是特定的细菌分泌可以在特定的非糖基化位点切割 MUC2 的蛋白酶。然而，糖基化的 MUC2 的中央区域对这些蛋白酶具有高度抗性。

一些研究表明，细胞表面糖基化的改变与细胞表面黏附分子 CD44 的剪接变体的差异存在联系。CD44 是一种跨膜糖蛋白，具有许多同工型（v1 ~ v10）；CD44 的差异糖基化可能与蛋白质的不同氨基酸序列有关。高分子量 CD44 变体已在结肠炎中得到证实，与克罗恩病相比，溃疡性结肠炎患者中的亚型 CD44v3 和 v6 高表达。剪接变体的差异也可能与结肠炎相关的癌症生物学有关，因为 CD44 剪接变体上胎粪碳水化合物的表达水平与癌症的转移潜力相关。改变 O - 糖基化的另一个潜在机制与高尔基体中糖基转移酶的位置不同有关，这些酶的位置受高尔基体内 pH 值影响。在结肠炎中，高碱性的高尔基体内 pH 值可能会影响糖基化，并且已证明可增加上述 TF 抗原的表达。促炎细胞因子，如 TNF 和 IFN - γ，在体外也可能诱导类似的糖基化变化（胎粪 TF 抗原增加，黏蛋白合成异常和唾液酸化的 Lewis X）。胃部化生细胞通常表达胃型黏蛋白，可能部分导致克罗恩病中糖基化的差异。在克罗恩病中，肠梗阻的慢性溃疡性炎症可导致胃幽门化生，被称为溃疡相关细胞谱系。人类克罗恩病回肠切除术的发展表明，肠型 MUC2 的表达减少，胃型黏蛋白、MUC5AC 和 MUC6 上调。

三、炎性肠病血清中蛋白质的糖基化

在 IBD 的背景下，通过研究溃疡性结肠炎患者及某些糖蛋白（包括 IgG、IgA、触珠蛋白），可以发现生物标志物，其全血清 N – 聚糖或 N – 聚糖结构与特定的糖蛋白假定标志物相连。

全血清或全血浆中的聚糖水平已经成为癌症的有希望的标志物，最典型的变化是聚糖的分支程度和唾液酸化的路易斯 X 结构的水平。到目前为止，大多数针对 IBD 的聚糖研究都以特定候选蛋白的糖基化（例如 IgG 和急性期蛋白的糖基化）为特征。有研究证明溃疡性结肠炎患者的 N – 聚糖表达高于对照组，更具体地说，高度唾液酸化的多支链聚糖和半乳糖基双触角聚糖的水平高度升高，这些聚糖还涉及癌症和其他复杂疾病，包括类风湿关节炎。聚糖表达的变化与溃疡性结肠炎的疾病活动性（临床活动性指数得分 >10 分）、疾病程度和疾病活动性的现有标志物（C 反应蛋白水平）相关。多变量分析显示，对于需要结肠切除术的溃疡性结肠炎患者，两种特定聚糖结构的比例是一个独立的预后因素，这些糖基化差异可能是炎症的一般标记。

1. 免疫球蛋白

免疫球蛋白是大的 Y 型糖蛋白，由 B 细胞和浆细胞产生，通过识别微生物抗原而充当适应性免疫系统的一部分。自身免疫被认为是由对自身抗原的不适当的适应性免疫反应触发的，从而导致组织损伤和慢性炎症。自身抗体（例如，抗中性粒细胞胞浆抗体和胰腺自身抗体）和共生微生物成分的抗体（例如，抗 CBir – 1）已得到充分研究，尽管其病理作用尚不清楚。唾液酸乙酰酯酶是一种修饰唾液酸并以此方式改变糖蛋白结构和功能的酶。据报道，它在先天免疫细胞中以功能相关性负调节 B 淋巴细胞抗原受体信号传导，在其中它可能充当自身免疫疾病发病机制的介质。特别是在包括 IBD 在内的常见人类复杂疾病中已报道了功能缺陷的唾液酸乙酰酯酶变体。

2. 免疫球蛋白 G

IgG 是人类血浆中最丰富的一类抗体，可提供大多数针对病原体的基于抗体的免疫力。IgG 在其 Fc 片段 Cγ2 结构域的单个位置携带 N – 连接的聚糖，所有这些都是双天线复合体类型，带有或不带有对分的 N – 乙酰葡糖胺（GlcNAc）、核心岩藻糖、半乳糖和唾液酸残基。尽管具有单个 N – 聚糖附着位点，但理论上可能有 >900IgG 糖型。以前与复杂的免疫疾病有关。例如，与系统性红斑狼疮和不同形式的白血病相关的 IKZF1 和 HLA – DQA2 / HLA – DQB2 被证明会影响 IgG 的岩藻糖

基化，IL6ST 与 IgG 半乳糖基化有关。有趣的是，IL6ST 还被强调为 IBD 患者硫代嘌呤治疗的骨髓抑制敏感性基因。

IgG 可以根据糖基化状态同时显示促炎和抗炎活性。IgG 的抗炎活性是由 Fc 半乳糖基化介导的。因此，降低的 IgG 半乳糖基化可能是复杂炎症疾病的发病机制。在患有 IBD、类风湿性关节炎和其他慢性炎性疾病的患者的血清中已观察到 IgG 半乳糖基化水平降低。因此，使用高效液相色谱法测得的 IgG 半乳糖基化程度［量化为不含半乳糖的聚糖和含两个半乳糖的聚糖（G0F：G2F）的比例］可能是 IBD 的潜在诊断标记。

3. 免疫球蛋白 A

免疫球蛋白 A 以分泌型 IgA（sIgA）的形式出现在包括肠道和呼吸道在内的黏膜区域，具有分泌成分和连接链蛋白，是一种二聚体形式的复合物。IgA 还以单体 IgA 的形式存在于血清中，其中包含约 15% 的血清抗体，它出现在两个子类中：IgA1 和 IgA2。IgA1 分子的重链包含 1 个铰链区区段，该区段是多达 5 个 O - 连接的聚糖链的连接位点，大约 85% 的血清 IgA 是单体性的，主要由 IgA1 组成，而 IgA2 的表达在分泌液中明显升高。有研究报道，IBD 患者与对照组之间 IgA 的 N - 连接寡糖没有差异，但患者的 IgA 的 O - 连接寡糖中每个铰链糖肽（GalNAc/HP）的 N - 乙酰半乳糖胺数量在统计学上显著降低，与克罗恩病相比，溃疡性结肠炎患者和对照组更是如此。较低的 GalNAc/HP 也与克罗恩病中更严重的疾病活动有关。IgA 中岩藻糖基化 IgG 和 GalNAc 附着的半乳糖基化水平的改变可能是溃疡性结肠炎和克罗恩病的新型诊断和预后标志物。

4. 急性期蛋白

Hp 是一种急性期糖蛋白，其水平在炎症中迅速增加。Hp β - 链（β - Hp）糖基化改变已在许多报道中出现。而 AGP 是主要的急性期反应物之一，具有 5 个 N - 连接的复杂型聚糖侧链。有研究发现，与健康对照组相比，IBD 患者的 β - Hp 的 Asn241 的 α1 3/4 岩藻糖基化增加，但是 α1 3/4 的程度和 β - Hp 的岩藻糖基化程度不如结肠癌高，并且与 IBD 的严重程度无关。

5. 聚糖受体

聚糖受体（也称为凝集素）是识别并结合糖复合物的蛋白质，该糖复合物可以自由浮动，也可以从糖蛋白和糖脂中突出。凝集素对特定聚糖结构动机的亲和力可以通过使用特定的聚糖微阵列来确定，特异性存在于碳水化合物识别结构域的有限多肽片段中，该片段识别糖蛋白或糖脂的末端非还原性碳水化合物残基。根据碳水化合物识别域的氨基酸序列，大多数动物凝集素可分为 C 型凝集素（包括选择素、胶原凝集素和内吞性凝集素）和 S 型凝集素（半乳凝素）。

6. P 选择素

选择素家族有 3 个成员：P 选择素、E 选择素和 L 选择素。P 选择素（也称为

CD62P、LECAM - 3、GMP - 140 或 PADGEM）存在于血小板和某些内皮细胞中。在炎性刺激的几分钟内，P 选择素转移到细胞表面并介导最初的白细胞捕获和毛细血管滚动。大多数研究表面和可溶性 P 选择素水平的研究表明，与无活动性疾病的患者或对照组相比，活动性 IBD 患者两者均明显上调。此外，IBD 患者的肠系膜脉管系统和外周血中血小板 - 白细胞和血小板 - 中性粒细胞聚集增加，这些变化可能通过激活血小板和白细胞或中性粒细胞释放炎症介质而进一步加剧炎症，破坏这种聚集体的形成（即通过改变 P 选择素配体的糖基化模式）可能是将来 IBD 的潜在治疗靶标。

7. E 选择素

E 选择素（也称为 CD62E、ELAM - 1 或 LECAM - 2）在从头合成后在内皮细胞上表达。在炎症条件下，E 选择素以与 P 选择素类似的方式介导白细胞的捕获和滚动，随后在内皮细胞上表达细胞间黏附分子 - 1（ICAM - 1）和血管细胞黏附分子 - 1（VCAM - 1）。对 IBD 患者的表面表达和 E 选择素的可溶性水平进行的早期调查尚不清楚。少数研究报告说，与无活动疾病的患者或对照组相比，活动性 IBD 患者的 E 选择素水平显著提高。一项研究发现，活动性 IBD 患者的血清 E 选择素水平降低。沙利度胺已被用于治疗克罗恩病，已被证实能抑制 E 选择素的表达，但鉴于目前的证据，靶向 E 选择素的治疗潜力可能低于 P 选择素。

8. L 选择素

L 选择素（也称为 CD62L、LAM - 1 或 LECAM - 1）是淋巴细胞上的一种细胞黏附分子，可识别内皮配体，例如，CD34、足萼糖蛋白（podocalyxin）、黏膜地址素细胞黏附分子（MAdCAM - 1）和 sgp200，前提是它们用 α2，3 - 唾液酸化、α1，3 - 岩藻糖基化和硫酸化乳糖胺修饰。淋巴细胞及其内皮糖基化配体上的 L 选择素有助于促进淋巴细胞浸润表征炎症性疾病（包括 IBD）的组织。与对照组和非活动性疾病患者相比，活动性溃疡性结肠炎患者的血清样本中可溶性 L 选择素水平升高，溃疡性结肠炎患者的肠系膜脉管系统中 L 选择素的表达升高。在淋巴细胞归巢的初始步骤（束缚和滚动）中，两个分子相互作用起作用。第一个是通过 L 选择素 - 外周淋巴结血管地址素（PNAd）进行的。据报道，在溃疡性结肠炎的活动期，表达 PNAd 的内皮小静脉样血管被优先诱导，而 N - 乙酰葡糖胺 6 - O - 磺基转移酶 1（GlcNAc6ST - 1）是负责 PNAd 生物合成的关键酶。另一个途径是通过 α4β7 整联蛋白和 MAdCAM - 1。然而，据报道溃疡性结肠炎疾病的活动不受 MAdCAM - 1 蛋白本身表达的调节，而是受 GlcNAc6ST - 1 介导的 L 选择素配体糖修饰 MAdCAM - 1 蛋白的调节。

9. C 型凝集素：集合素

甘露糖结合凝集素（MBL）是主要的可溶模式识别分子，也是先天免疫系统的重要组成部分。通过 MBL 识别其表面碳水化合物序列，可以消除多种常见病原体，从而激活凝集素途径。许多研究调查了 IBD 患者和健康个体之间 MBL 的血浆水平是否不同。血清 MBL 水平由 *MBL*2 基因编码区或启动子区的多态性决定，个体内数值非常稳定。Nakajima 及其同事研究了溃疡性结肠炎和克罗恩病患者发炎和未发炎的上皮细胞中 MBL 的肠道表达，发现 MBL 在这些患者的未发炎的结肠或回肠上皮细胞中表达，但在发炎的组织中其表达却减弱了，表明 IBD 患者发炎的上皮细胞中未激活通过 MBL 结合的凝集素途径。

10. S 型凝集素：半乳凝素

半乳凝素 –3 是一种对 β – 半乳糖苷具有特异性的凝集素，β – 半乳糖苷是一种含糖苷的半乳糖。半乳凝素 – 3 在多种组织和细胞类型（包括上皮细胞）中表达，并且已显示出通过与肿瘤抑制因子（如 Bcl – 2）相互作用来影响并可能调节细胞凋亡。有研究发现肠可提供增强肠道稳态和口服耐受性的免疫调节信号，这种动态平衡是通过将肠道 MUC2 与树突状细胞的 C 型和 S 型凝集素受体（包括半乳凝素 –3）结合而实现的，并且这种相互作用是糖基化依赖性的。MUC2 – 半乳凝素 –3 复合物通过 β – catenin 途径抑制核因子 κB 抑制炎症性树突状细胞反应。有趣的是，许多研究半乳凝素 –3 在结肠组织中的表达的研究报告说，与健康对照组的组织相比，IBD 患者的半乳凝素 –3 下调。关于半乳凝素 –3 的 IBD 生物标志物潜力，有研究发现患有活动性和静态性 IBD 的患者血清中的半乳凝素 –3 浓度明显高于健康对照者。半乳凝素 – 9 被鉴定为 T 细胞免疫球蛋白和黏蛋白结构域 3（TIM – 3）的配体。有研究报道，IBD 患者和对照组的回肠和直肠乙状结肠中黏膜半乳凝素 –9 mRNA 的表达没有差异，但在随后的研究中，与对照组相比，溃疡性结肠炎患者外周血单核细胞和结肠组织样本中半乳凝素 –9 的 mRNA 水平明显降低。

第八节　糖基化与心血管病

健康的血管系统对于运输激素、气体（氧气和二氧化碳）至关重要，营养物质和代谢废物进出体内的每个组织。血管功能由各种信号复杂调节：内分泌和分泌物质、交感神经系统活动、血液传播和免疫细胞衍生因素，并通过血管内皮细胞的活性。血管功能障碍与各种疾病有关，包括糖尿病，动脉高血压、代谢综合征、慢性肾病、心肌缺血、充血性心力衰竭、卒中、视网膜病变、勃起功能障碍、癌症等。

影响血管收缩/放松的信号之间的多样性意味着许多受体和细胞内信号分子受到翻译后修饰，其中翻译后修饰在调节蛋白质活性、与效应器的相互作用、亚细胞定位、稳定性、贩运、脂筏、聚集和蛋白质功能的其他方面。在这些翻译后修饰中，糖基化起重要作用。

糖基化在细胞中有许多功能：它允许蛋白质的正确折叠（有些蛋白质不能正确折叠，除非它们首先被糖基化），提供稳定性（一些未糖基化蛋白的降解速度更快），允许细胞和细胞间的黏附性。表面糖蛋白直接参与淋巴细胞的生物功能，并调节细胞内的信号通路（蛋白质的糖基化可能会增强或抑制酶的活性）。

一、心脏发育

大多数细胞表面和分泌蛋白都被预测为糖基化，并且可以同时包含 N - 和 O - 甘氨酸。心脏细胞表面的离子通道是传导动作电位和随后心肌收缩所必需的。不同的唾液酸化（即唾液酸的共价添加到甘氨酸末端）可在整个发育过程或心脏室之间调节心脏电压门控钠通道活性。用神经氨酸酶去除大鼠新生心房和成年心房和心室唾液酸的治疗结果是，去极化电位与测量的新生心室通道的电位类似。用神经氨酸酶治疗新生心肌细胞，以去除唾液酸，也会导致细胞钙浓度和收缩功能的改变。大鼠新生和成年心室中有明显的糖基深度。大鼠左心室和心房可表达 β1 - 肾上腺素能受体蛋白质组，一种受体，其裂解和下游信号部分通过 O - 糖基化介导。DNA 微阵列分析表明，糖基化相关基因（糖原）在心肌细胞中具有高度调控作用，在新生和成年心肌组织类型之间具有独特的调节作用。

二、心脏离子通道紊乱

心脏蛋白质序列突变可导致离子通道蛋白中 N - 糖基化位点的紊乱，损害其在细胞表面的功能和定位。钾、钠超极化激活的环核苷酸门控（HCN）通道 2 的 N - 糖基化位点的扰动导致其在 HEK293 细胞中的细胞表面表达丧失。三种不同离子通道中 N - 糖苷基序的突变电压依赖性钙通道亚单位 α - 2/δ - 1（CACNA2D1），电压依赖性钠通道 5 型亚单位 α（SCN5A），钾通道亚家族 K 成员 2（KCNK2）导致这些蛋白质的稳态细胞表面密度降低和催化活性丧失。钾电压门控通道亚家族 E 成员 1（KCNE1）的甘氨酸共酸化位点突变引起一长 QT 间期综合征，即一种心律失常。来自长 QT 间期综合征患者的人类诱导多能干细胞（hiPSC）再现了该疾病表型的电生理特征，hiPSC CMs 显示了钾电压门控通道亚家族 H、Member 2（KCNH2，HERG）的糖基化和转运改变。另外，KCNE2 蛋白可与钾通道结合并调节钾通道。

三、动脉粥样硬化

白细胞招募是动脉粥样硬化的关键步骤，主要发生在炎症的内皮中。白细胞的招募是由一组黏合性分子和趋化因子受体介导的，它们通常是糖基化蛋白。最近的研究表明，糖基转移酶的翻译后糖基化对黏合性分子和趋化因子受体的活性是必要的。几种糖基转移酶，如 α2，3 - 唾液酸转移酶Ⅳ，α1，3 - 核糖基转移酶Ⅳ和Ⅶ、核心 2β1，6N - 乙酰葡糖胺转移酶 - I，被认为参与了黏合分子和趋化因子受体的糖基化的合成，以及动脉粥样硬化病变的开始。在本节中，我们将讨论关于不同糖基转移酶在动脉粥样硬化发生中的作用的新数据。动脉粥样硬化中糖基转移酶的知识为开发新的治疗策略提供了机会。

O – 连接 N – 乙酰葡糖胺蛋白质丝氨酸和苏氨酸残基的翻译后修饰（PTM）发生在 20 世纪 90 年代末。这些研究表明，小热休克蛋白 B 在大鼠心脏乙酸化，O – 连接 N – 乙酰葡糖胺转移酶（OGT）活性在心脏中高于其他许多组织。Yki – Jarvinen 等首次提出了心脏蛋白的聚糖核乙酰化可能导致葡萄糖毒性的影响的可能性。从这些早期的研究开始，人们逐渐认识到神经酰化在心血管系统的生理和病理过程中发挥着重要作用，包括对缺血性心脏病、心脏肥大、糖尿病并发症、高血压和心力衰竭的保护。

四、先天性糖基化疾病导致的心脏疾病

除了心脏离子通道突变外，有研究者还报告了糖基化途径中连接多糖蛋白或脂质的缺陷。这些缺陷统称为先天性糖基化障碍（CDG），其中包括各种先天代谢障碍。Ⅰ型 CDG 与多脂醇脂质结合的甘氨酸组装或转移到蛋白质或脂质中的缺陷有关。Ⅱ型 CDG 是内质网或高尔基蛋白结合聚糖的修剪和加工过程中的畸变。约 20% 的 CDG 与 car DIA 并发症有关，包括糖基化酶缺陷，导致扩张型心肌病、肥厚型心肌病和心内膜硬化。这些研究表明，适当的蛋白 – 甘氨酸共酸化对正常心肌细胞功能的影响非常关键。通过改变心肌细胞的定位、功能和药物相互作用，改变心肌细胞生理蛋白的糖基化状态。因此，研究蛋白质糖化是我们真正了解 afect 蛋白功能的生物学机制的必要条件。

使用葡糖胺及 OGA 抑制剂（PUGNAc，可增加口服葡萄糖 NAC 水平），大鼠创伤出血模型增加了蛋白的组织水平，改善了心脏功能，并降低炎症细胞因子的循环水平和核因子 κB（NF – κB）的活化。在原代培养的心肌细胞中，葡糖胺和 OGT 减毒脂多糖诱导炎症标志物的表达和 NF – κB 的激活，提示 O – GlcNAc 的有益作用涉及抗炎作用。

O – 糖基化修饰也通过减弱线粒体渗透性过渡孔（mPTP）的形成和随后的线粒体膜电位丧失，为心脏提供细胞保护。O – GlcNAc 修饰诱导的 mPTP 形成的衰减与 Ca_2 过载和 ROS（活性氧）生成的减少有关。研究者在其他 I/R 模型中也报告了 O – GlcNAc 的保护作用。相应冠状动脉结扎诱导小鼠心力衰竭增加了心脏 OGT 表达和 O – GlcNAc 水平，以及存活下来的远程心肌中的蛋白质类。心肌细胞的基因缺失 OGT 降低了蛋白质的心脏眼球神经酰化，并显著加剧了心脏功能障碍脑中动脉闭塞的大鼠腹腔葡糖胺减少梗死体积、运动障碍和神经缺陷，并抑制缺血后微胶质细胞激活和 LPS 诱导的促炎介质的向上调节。葡糖胺的抗炎作用主要是由于其抑制核 NF – κB 激活的能力。有趣的是，葡糖胺阻止了 lps 诱导的 p65O – Glc 神经酰化，这令人困惑，因为 NF – κBPTMp65 亚基（322 和 352）被报道降低结合

IκBα（抑制 κBα）和增加转录 NF－κB 活性。在一个肠内动脉损伤模型中，急性给予葡糖胺或 OGA 抑制剂 PUGNAc 也能抑制急性炎症和新子宫内膜反应。动脉损伤中的 O－GlcNAc 修饰蛋白水平显著降低，但是葡糖胺和 PUGNAc 阻止了 O－GlcNAc 水平的下降，以及促炎介质和中性粒细胞、单核细胞浸润的表达，减少损伤动脉的内膜形成，表明血管系统中的神经乙酰化可能具有抗炎和血管保护作用。因此，在内皮细胞中，葡糖胺降低了炎症标志物的表达，并降低了 p38MAPK 和 NF－κB 的磷酸化，但矛盾的是，葡糖胺被证明具有前氧化特性。上述报告强调，心脏蛋白 O－GlcN 乙酰化可作为自动保护警报或应力反应。虽然 O－GlcN 乙酰化改善了急性应激期间的心脏细胞生存率。缺氧时，限制 O－GlcN 乙酰化会加剧心脏细胞损伤。但是，应该指出的是，心脏 O－GlcNAc 升高的急性抗炎作用不能推广到其他细胞。例如，O－GlcNAc 对 T 细胞和 B 细胞的激活至关重要。O－GlcNAc 修饰在淋巴细胞激活后不久就会增加，这似乎是转录因子的核易位所必须的。OGT 对于刺激 B 细胞受体介导的 B 细胞的早期激活也是必须的。NF－κB 和 NFAT（激活 t 细胞的核因子）在与 OGT 直接结合后会与 O－GlcNAc 糖基化。

五、高血压和心力衰竭

通过 HBP 增加葡萄糖代谢和蛋白的葡萄糖水平升高导致糖尿病对心脏的不良影响。在糖尿病模型中，肌酰基化导致心肌细胞肥厚性和细胞信号通路受损，并与心肌细胞机械性缺陷有关功能（受损的放松）。研究者曾报道了 O－GlcN 乙酰化的负面影响。在血管系统中，OGA 在大鼠主动脉的内皮细胞和平滑肌细胞中都有表达。OGT 和 GFAT（谷氨酰胺：果糖－6－磷酸氨酰胺转移酶）、高血糖、糖尿病、衰老和高血压患者血管表达的变化及随后的研究表明，糖尿病、高血糖和动脉高血压导致内皮型一氧化氮合酶蛋白激活，但增加了 O－GlcNAc 修饰（并可能失活）。O－Glc 醋酸化水平的升高会增强血管对收缩刺激的反应，而醋酸盐高血压大鼠中 O－Glc 修饰的血管蛋白会增加。此外，内皮素－1（ET－1）在与盐敏感型高血压相关的血管功能障碍中发挥主要作用，直接激活血管蛋白的卵糖乙酰化，该 PTM 介导肽的重要血管作用。O－GlcN 乙酰化似乎通过激活 RhoA/罗激酶途径来促进 ET－1 的血管作用。重要的是，红激酶抑制作用对 OGA 抑制剂的增强抑制反应被 Y－27632 消除。葡糖胺诱导蛋白质 O－GlcN 乙酰化，也通过增强 RhoA 活性来增加血管收缩。这些研究表明，O－GlcN 乙酰化对血管功能产生负面干扰，主要是血管反应性，而 O－GlcNAc 可能在介导与高血压和糖尿病相关的血管功能障碍方面发挥直接作用。

六、心肌干细胞和糖基化

人类多能干细胞衍生的心肌细胞（hPSC－CM）几乎可以无限量产生，用于研究心肌细胞蛋白质功能、早期心肌细胞发育、心脏病和毒理学试验。hPSC－CM 的使用使得心血管疾病、药物反应及潜在的再生医学策略的个性化建模成为可能。然而，hPSC – CM 在每一种应用中的效用都与它们如何从心脏的适当解剖区域（如起搏器、左心房或右心房、左心室或右心室、中隔、心尖）、相对发育阶段（如胎儿）精确地模拟出正确的细胞类型（如祖细胞、心肌细胞），以及细胞重现预期表型的能力有关。

两项比较研究使用 MALDI 分析人和小鼠 iPSCs 与 hPSC – CM 中的 N – 聚糖。在小鼠中，Kawamura 等描述了在 miPSC – CM 分化期间发生的 N – 聚糖的变化，包括高甘露糖和暴露的 GlcNAc 聚糖的减少及暴露的半乳糖和唾液酸化聚糖的增加。在人类 αhiPSC CM 中的 2，3 – 唾液酸化与 hPSC CM 中观察到的 ST3Gal3 的高表达相关。此外，与 αhiPSC – CM 相比，在 hPSC – CM 能够中更频繁地观察到末端岩藻糖的增加。总之，这些研究表明，随着多能干细胞向心肌细胞分化，蛋白质糖基化发生变化。

七、研究方法

蛋白质糖基化分析具有挑战性，尚未常规用于评估 hPSC – CM。如上所述，蛋白质糖基化是一个复杂的生物合成途径的结果，目前没有一种单一的分析方法能够确定连接到蛋白质内特定氨基酸的聚糖的完整结构细节。相反，必须整合单独确定特定位点的胺释放聚糖结构和聚糖组成的互补方法，以完全确定蛋白质上特定糖位点的聚糖结构。

需要提供结构细节的分析方法来告知糖基化途径中需要哪些代谢前体和酶来生成聚糖结构。但是这些方法并不能直接揭示糖基化酶是否受到转录调控，或者用于聚糖生物合成的核苷酸糖库是否发生了变化。转录组学、代谢组学和蛋白质组学相结合的方法需要说明在细胞类型或条件之间观察到的糖蛋白差异是否是由于生物合成途径中的酶或糖蛋白本身的转录调节，或代谢前体的可用性。

NA – seq 数据可以为剪接事件提供信息，从而为糖蛋白组学研究提供样本特异性数据库。选择性 RNA 剪接，内含子和外显子元素被重新排列和连接以改变 mRNA 编码序列，导致从单个基因合成多个蛋白质序列。选择性剪接可以改变糖蛋白中的糖苷基序、信号肽或跨膜结构域的存在或位置，这些结构域对糖蛋白的定位和功能至关重要。与从标准 mRNA 序列（即非剪接 mRNA）合成的蛋白质相比，从选择性剪接 mRNA 翻译的蛋白质包含不同的氨基酸序列，并且可能具有不同的生物功能。选择性剪接是心肌细胞发育过程中蛋白质功能分化的关键机制。在小鼠心脏的出生后发育过程中，参与膜组织和囊泡运输的基因受到选择性剪接的调控。成人和胎儿心脏中的选择性剪接事件与蛋白质合成和细胞周期调节有关。

八、小结和展望

上述讨论表明，糖基化修饰在调节心血管功能中的作用是复杂的，并且由于大多数研究侧重于其在心血管病理生理学中的作用，传统观点认为糖基化修饰水平的变化具有两面性。随着我们开始更多地了解蛋白质糖基化修饰调节的细胞功能，越来越清楚的是，心血管蛋白质的糖基化修饰是一个动态过程，对维持正常心肌细胞功能至关重要。蛋白质的糖基化修饰在调节从转录到代谢的基本细胞过程中发挥作用的观察结果进一步证实了这一点；有新证据表明蛋白质糖基化修饰有助于调节自噬、表观遗传学和线粒体生物发生。因此，就其对细胞功能的影响而言，糖基化修饰水平变化的环境与刺激物、细胞类型或疾病状态一样具有特异性。关于糖基化修饰变化的不同反应的另一个考虑因素是水平增加的持续时间和程度。

尽管人们逐渐认识到糖基化在心血管系统中的重要性，但我们对调节糖基化修饰的转录调控的理解仍然非常有限，并代表了未来研究的重要领域。此外，对调节糖基活性的机制知之甚少，并且我们对人类心血管系统中糖基化修饰的认识也不成熟。例如，Lunde 等报告了症状性主动脉狭窄患者的整体心脏 O–GlcN 乙酰化增加。他们将心脏 O–GlcNAc 的增加归因于通过 HBP 的流量增加；然而，O–GlcNAc 可能在应激刺激、炎性细胞因子或其他可能导致异常信号的因素的反应中增加。糖基化修饰在调节心血管功能方面的复杂性使其成为治疗的一个困难目标。然而，全球变化改善糖尿病心脏功能或减少 I/R 损伤的事实表明，随着我们对心血管系统中的糖基化修饰调节有了更好的理解，有可能开发针对糖基化修饰的新疗法。因此，未来对蛋白糖基化修饰和心血管信号的研究应集中于特异性糖基化修饰蛋白的特征，包括修饰位点的鉴定，以及解决和识别涉及调节糖基化修饰活性的因素，如氧化还原信号分子和酶。这将使我们更加了解糖基化修饰如何在心血管系统中发挥积极和负面的影响，并可能为有针对性的干预和治疗提供一条途径。

第九节　糖基化与免疫系统

蛋白质的糖基化是糖类在糖基转移酶的催化下以共价键的形式与肽链连接的过程。根据糖肽键的不同，糖基化分为以下四种类型：N–连接糖基化、O–连接糖基化、糖基磷脂酰肌醇（GPI）锚定糖基化和 C–甘露糖化。蛋白质的糖基化通过影响新生肽链的空间结构、定位及稳定性，而参与到细胞识别与黏附、免疫应答、信号转导、受体活化等生物学过程。

蛋白质糖基化或聚糖影响免疫细胞和免疫分子的结构与功能，影响机体对抗原的应答反应。聚糖主要有三种免疫功能：第一，糖链对其所连接的糖蛋白起一定的稳定作用，保护糖蛋白免受蛋白酶的降解，以及 MHC 多肽复合体的装配及折叠等。第二，聚糖及其凝集素受体的相互作用在信号转导 、抗原提呈、控制细胞发育与分化中起调控作用。第三，糖链的一些区域可作为抗原识别表位，调控固有免疫和适应性免疫应答。

几乎所有参与机体固有免疫和适应性免疫的关键分子（包括免疫球蛋白、CD分子和黏附分子、可溶性和膜凝集素受体、细胞因子及其受体、补体，以及 T-细胞受体、B-细胞受体和 MHC 等）均是糖蛋白。与免疫分子合成相关的转录因子属于糖蛋白。另外，许多病毒和细菌等病原体表面也属于糖蛋白。

一、蛋白糖基化或糖苷的免疫学作用

在高等真核生物中，细胞表面的糖苷在信号传导、细胞分化及先天免疫和获得性免疫等中起着关键作用。糖苷通常是微生物和病原体识别的靶分子，也是免疫系统识别"自己"与"非己"等的重要靶分子，机体通过天然免疫识别分子 PRR 的膜式识别作用识别糖来介导一些重要的天然免疫功能，糖分子的改变也是机体介导特异免疫应答的重要因素。糖苷在大多数细胞表面构成物理屏障，具有识别、保护、稳定以及屏障作用，如可保护多肽链免受蛋白酶或抗体的识别。糖苷也参与内质网中新合成的多肽链的适当折叠，以及蛋白质的可溶性和空间构型的维持。如果蛋白质不能正确地糖基化，它们则不能正确折叠，或通过内质网而形成成熟的蛋白。糖基化还调节许多蛋白与蛋白之间的相互作用，如生长因子受体（GFR）。只有糖基化形式才能结合生长因子，它依赖糖基化形式起作用，它限制了一些新合成的未成熟 GFR 与细胞内的生长因子的早期结合与相互作用。糖苷既可作为外源性受体的特异配体，也可作为内源性受体的特异配体。内源性糖蛋白朊病毒的糖基化对调节其在神经的识别定位，以及从正常转变成致病性密切相关。同一糖苷在同一机体中还可发挥不同的作用。

二、蛋白质糖基化与免疫的相关性

（一）聚糖影响免疫分子的折叠、成熟、包装、抗原提呈和稳定

聚糖在大多数细胞表面构成物理屏障，具有识别、保护和稳定作用，如可保护多肽链免受蛋白酶或抗体的识别。聚糖也参与内质网中新合成的多肽链的适当折叠，以及蛋白质的可溶性和空间构象的维持。如果糖蛋白不能正确糖基化，则不能正确折叠。

糖基化作用和 MHC：多肽复合体的装配及折叠密切相关。在内质网中，未组装的 MHC 重链（H）上的 N-聚糖上的寡糖，首先需与内质网分子伴侣钙联素或钙网素相互作用。如人类 HLA 分子在合成组装过程中，HLA 肽链上天门冬酰胺（Asn68）位点连接的寡糖 $GlcMan_9GlcNAc_2$ 与 Clx 相结合后，二巯基氧化酶（ERp57）才能通过 Clx，帮助 MHC 重链链内二硫键的形成。通过糖基、钙联素或钙网素，以及 TAP 和 Tapasin 帮助形成成熟 MHC。

（二）聚糖与凝集素的相互识别调控固有免疫与适应性免疫

许多不同的病原体，包括细菌、病毒、真菌等表面的聚糖均被固有免疫系统凝集素受体所识别。聚糖通常是微生物和病原体识别的靶分子，也是免疫系统识别自己与非己等的重要靶分子，机体通过固有免疫识别受体分子的模式识别作用识别糖来介导一些重要的固有免疫功能，从而进一步调控适应性免疫应答。

（三）糖基化影响抗体免疫球蛋白的功能

糖基化在体液免疫中会影响抗原与抗体、补体的识别。免疫球蛋白、补体均是糖蛋白，均可能被糖基化：①IgG 糖蛋白结合补体和甘露糖结合凝集素（MBL）可直接识别多种病原微生物表面的 N－氨基半乳糖或甘露糖，活化 MBL 补体活化途径中。在类风湿性关节炎中患者的组织，以及血液中富含有 IgGo 和 IgG，其活化水平与风湿性关节炎的病程进展呈正相关性。②IgA1 分子的异常糖基化是导致 IgA 肾病发病的关键因素。IgA1 异常糖基化主要指 GalNAc 末端无 Gal 相连接，表现为 O－连接 N－乙酰半乳糖胺半乳糖基化的程度降低，从而引起 N－乙酰半乳糖胺单糖型糖基增多，而半乳糖糖基化或唾液酸化的糖基形式减少，半乳糖糖基总含量减少。

铰链区缺乏 Gal 的 O－聚糖数量增加（IgA1 分泌细胞过度分泌），导致循环中缺乏 Gal 的 IgA1 水平升高。这些糖型诱导机体产生 IgA1 自身抗体，随后与铰链区 Gal 缺陷的 IgA1 分子结合，形成循环免疫复合物，其中一些复合物沉积在肾小球系膜区，激活肾小球细胞炎症反应，引起肾损伤。因此，缺乏 Gal 的 IgA1 是疾病过程的中心。尽管关于 IgA1 糖基化的知识已经积累了很多，但要在分子和细胞水平上充分理解 IgA1 的发病机制并设计有效的疾病特异性治疗方法，还需要做更多的工作。

（四）糖基化作用与补体介导细胞裂解

经典补体途径与旁路补体途径和 MBL 途径最后均形成膜攻击复合物 MAC，攻击细菌等病原体表面和宿主细胞表面，通常具备补体途径的抑制物，通过 GPI 糖蛋白（CD55，DAF）结合 C8 或 C9 以阻止膜攻击复合体 MAC 形成。在类风湿关节炎患者中，如果补体过量刺激，患者组织液可饱和 CD55/DAF 抑制物，导致不适当的细胞裂解和炎症。①糖基化在维系 mlg 立体构象中起重要作用。糖基化程度低下，会使 mlg 肽链缺乏刚性。糖基化过度，会遮住 mlg 的抗原结合位点，影响与 Ag 的结合。②借助 X 线衍射研究，对 Ig 的三维结构研究，发现人 IgG Fc 的空间构象并非靠两条重链 CH2 功能基团间蛋白质与蛋白质相联而维系，而是靠连接于第 297 位天冬氨酸上的寡糖链，即寡糖链与寡糖链间的相互作用来维系。③IgG 的 Fc 片段与 Fcr 受体结合时，若去糖基化或去寡糖链中的半乳糖，则使 IgG 与 Fcr 受体结合的能力消失。

（五）糖基化影响免疫应答的强弱

糖基化的缺失，如 N－糖基化的位点的突变，可增强或降低细胞免疫（如 y－

IFN 的产生）及体液免疫（如 IL-4 的产生）。HCV E1 糖蛋白中 N4 突变可显著增强 HCV E1 糖蛋白对 BalB/c 小鼠的抗体水平；HIV 改变 gp140 可增强体液免疫，不影响细胞免疫；IL-12 上的 N-糖基化位点的突变，可增强细胞毒性 T 淋巴细胞（CTL）反应。IL-12（P40 + P35 = P70），若突变 p40 上 N222 糖基的位点减少 P40 的分泌，改变 P70/P40 的比例，与 HCV E2 同时免疫时，可显著增强 E2 特异的 CD8$^+$T 反应，增强长效细胞免疫功能。

（六）糖基化与免疫逃逸

O-糖苷介导免疫逃逸：前列腺患者肿瘤细胞表面的黏蛋白 MUC1 core2 O 糖苷抵抗 NK 巨细胞介导的细胞毒作用，抑制 NK 细胞分泌颗粒酶，并干扰肿瘤凋亡分子（TRAIL）接近肿瘤细胞，而 Core2 缺陷的前列腺肿瘤细胞对于 NK 细胞的细胞毒作用很敏感。这些现象揭示了前列腺肿瘤细胞表达 core2 O 糖苷逃逸 NK 细胞的免疫，从而在宿主血循环中存活更长时间，使得肿瘤细胞更易迁移转化。

N-糖苷介导免疫逃逸：乳腺癌细胞表面的 N-糖链结构抑制 CD4$^+$T 细胞活化，以及巨噬细胞分泌肿瘤坏死因子等。有课题组最近采用特异抑制 GlcNAc 转移酶 V 的小分子发夹 RNA 抑制乳腺癌细胞表面的 1，6-连接的三天线 N-聚糖结构，能在体内外明显抑制乳腺癌细胞的生长，并还能刺激 CD4$^+$T 细胞的活性，这些研究表明肿瘤细胞表面的复杂型 N-连接聚糖介导了肿瘤的免疫逃逸。

（七）聚糖与细胞黏附、发育及信号转导

多个研究表明 Core 2 O-聚糖对白细胞选择素配体的形成及白细胞的黏附起关键作用。中性粒细胞结合到 P 选择素、L 选择素和 E 选择素选择素依赖于 Core 2 O-聚糖的不同长度和序列结构。

O-聚糖的改变与 T-细胞的发育也密切相关。Core 2 O-聚糖不表达于成熟的胸腺髓质的 T 细胞中，但表达于未成熟的皮质胸腺细胞中 T 细胞表面标记 CD43 分子中。CD43 的表达水平是不变的，起变化的是负责合成 Core 2 O-聚糖的 C2GnT 酶的表达水平。C2GnT 酶的表达水平与胸腺皮质和髓质中的 O-糖基化水平变化呈现平行的相关性。这说明了负责合成 Core 2 O-聚糖的 C2GnT 酶的表达是负责胸腺中皮质 T 细胞向髓质 T 细胞成熟过程的开关。

（八）聚糖识别控制免疫系统的自稳

凝集素与免疫细胞表面不同糖基化状态的蛋白结合而参与调节免疫细胞和免疫自稳。许多研究已表明内源性的半乳凝素结合 T 细胞表面糖基化的 CD45、CD43 或 TIM-3 而抑制效应性 T 细胞，并诱导 T 细胞凋亡，或 C 型凝集素通过与聚糖的相互作用发生于耐受型 APC 上 MGL 与效应性 T 细胞的 CD45。C 型凝集素、半乳凝素和识别唾液酸的免疫球蛋白超家族（siglec）能识别不同 N-糖基化状态下的 CD43、CD45 和 MUC-1。半乳凝素-3、DC-SIGN 和 ICAM-3 可调节在 APC 与 T 细胞间形成的突触。半乳凝素-1、半乳凝素-9 可改变 APC 和 B 细胞的功能，并

影响 BCR 的信号转导，可诱导 IL－10 的产生，从而促进调节性 T 细胞的扩增，通过识别 N－聚糖诱导 Th1 和 Th17 的凋亡，并有利于 Th2 型反应。研究表明，除了 N－聚糖外，O－聚糖在免疫自稳中也起着重要作用。

（九）异常糖基化与免疫相关疾病

1. 糖基化异常和自身免疫疾病

免疫球蛋白糖链异常通常是自身免疫疾病的"罪魁祸首"。类风湿关节炎患者血清 IgG 浓度升高，可能是异常的 IgG1 和 IgG0 型。IgG1 和 IgG0 型暴露出新的末端糖基转变为异己抗原，从而诱发自身抗体，又称类风湿因子。导致抗原抗体免疫复合物滞留沉积在关节腔内，并且可活化补体，加剧炎症。N－聚糖和 O－聚糖的异常表达与多种免疫相关疾病密切相关。类风湿性关节炎或类风湿病属于自身免疫性疾病。类风湿性关节炎中免疫球蛋白 G 分子糖基化的变化是导致类风湿病的病因。IgG 占免疫球蛋白的 80%。

2. 糖基化异常与肿瘤

大量研究表明糖基化改变与肿瘤免疫逃逸、肿瘤发生与转移密切相关。肿瘤细胞的聚糖或肿瘤细胞分泌的糖蛋白表达的改变导致了肿瘤细胞与正常细胞不同的糖基化水平。糖基化的改变可导致细胞黏附的丧失，导致肿瘤细胞侵袭到远处的能力增强。癌变细胞表达唾液酸水平常常出现增高的趋势，还可出现多聚唾液酸及多聚唾液酸的内酯化，并常发生唾液酸 9－O－乙酰化。而与唾液酸结合的选凝素可介导细胞黏附和侵袭增强。

3. 糖抗原与器官移植

近来研究发现，肿瘤相关的糖抗原，如 MUC－1 常常作为 DC 细胞上 C 型凝集，素如 DC－SIGN、MGL 的特异配体，影响 C 型凝集素的信号转导和 DC 的分化，因而调控固有免疫和适应性免疫。小鼠和人的体内外研究表明，高亲和力的抗体或糖可作为疫苗靶向载体，结合到 DC 细胞上的 C 型凝集素，刺激抗原特异性 T 细胞反应和肿瘤特异性免疫反应。靶向 C 型凝集素不仅提供 DC 特异的靶分子，同时还有利于 MHC 或 CD1 介导的抗原提呈。

猪常被选择为人的器官移植供体，因为猪的数量大，其器官易得，供体来源丰富，并且猪体内感染人类的病毒较少。但猪的器官作为移植物植入人体内时，对人是异源性抗原，会产生超急性排斥反应。目前大量研究表明，引起异种器官移植超急性排斥反应的物质是由人体内天然存在的抗体与糖抗原分子结合引起的。这种糖抗原分子存在于猪血管内皮细胞表面，主要为 Gala－（1－3）－Gal 和 Gal－a－（1－3）－Gal－b（1－4）－GIcNAc－R。

人体内不存在 Gal－a－（1－3）－Gal 糖分子，但是人很容易感染含有这种糖分子的微生物，这样人体内就产生了识别这种糖的天然抗体。人体内这种天然抗体与糖分子结合是人－猪异种器官移植的主要障碍。那么，抑制这种结合就可能使人类跨越异种器官移植的主要障碍，从而实现利用器官移植挽救生命的目的。改造猪血管内皮细胞表面糖分子的结构，如移植 a－（1，3）－半乳糖基转移酶，以求抑制和消除 Gala－（1，3）－Gal 糖分子生成，进一步抑制天然抗体与糖分子的结合。当转基因猪体内 Gala－（1，3）－Gal 的生成停止或被抑制时，转基因猪的器官便无 Gala－（1，3）－Gal 糖抗原分子，再将转基因猪的器官移植入人体没就可避免超急性排斥，从而克服人－猪异种移植的主要障碍。

4. 糖链与血型

糖蛋白是结合糖的一种，是以蛋白质为主体的糖－蛋白质复合物（以糖为主体的称为蛋白聚糖）。在结构上，蛋白质是主要成分，糖链是一种修饰成分，作为蛋白质的辅基。糖链一般由 2～15 个单糖构成，所以称为寡糖链。寡糖链的数目一般从一条到十几条。糖链通过半缩醛羟基形成的糖苷键与肽链相连，与丝氨酸或苏氨酸侧链羟基结合称为 O－糖苷键；与天冬酰胺侧链结合称为 N－糖苷键。

糖蛋白在体内分布十分广泛，许多酶、激素、运输蛋白、结构蛋白都是糖蛋白。糖链作为辅基，可以调节糖蛋白的分布、功能、稳定性等。例如，血浆糖蛋白中的糖链可以增大体积，防止其经肾排出；南极鱼类血液中的抗冻蛋白，可以通过糖链与水形成氢键来降低体液冰点，阻止低温下冰晶生长，从而保护机体在低温下生存。

糖链还有一个非常重要的作用，就是作为一种标记，可以被专门的分子识别。不同的糖基化学性质差别很小，组合种类又很多，所以是很好的标记方法，在生物分子以及生物组织的识别中广泛应用。这方面的代表是血型物质。在人的 ABO血型系统中，三种血型抗原的差别就在于糖链末端残基的不同。A 型抗原糖链末端为 N－乙酰半乳糖，而 B 型抗原糖链末端为半乳糖，O 型抗原的相应位置没有糖基。如果用半乳糖苷酶作用于 B 型红细胞，切去糖链末端的半乳糖，就可以使 B型转变成 O 型。除红细胞表面外，多数人的胃液、唾液等体液中也含有血型物质。只不过体液中的血型物质是可溶性糖蛋白，而红细胞膜上的血型物质存在于一种被称为"H 抗原"的糖脂表面。

糖链作为一种特异性的标记，可以被多种生物分子识别，如酶、抗体和凝集素等。这些分子分别具有不同的功能。酶具有催化功能，负责进行糖链的合成（糖基转移酶）和分解（糖苷酶）。抗体用于识别外来物质，如输血反应就是自身血浆中的血型抗体对异种红细胞表面血型抗原的反应。

凝集素是能与糖特异结合的，非酶非抗体的蛋白质。因为凝集素一般有多个糖结合位点，可以与特异糖链结合而发生凝集反应，所以称为凝集素。动物、植物、微生物都可以产生凝集素。蓖麻毒蛋白是一种非常有名的植物凝集素，它可以与细胞表面的半乳糖残基结合，从而进入细胞，切割核糖体 RNA，抑制蛋白质合成，导致细胞死亡。它是最强的天然毒素之一，注射的半致死剂量为 $22\mu g/kg$ 体重。它曾被用作生物武器，也曾用于暗杀，现在用于肿瘤治疗。

动物体中的凝集素功能比较复杂多样，参与细胞黏附、糖蛋白合成调节、细胞与分子识别及炎症和肿瘤转移等过程。例如，在肝细胞表面有一种识别半乳糖的凝集素，作为一种专一性受体，负责清除血液中衰老的血浆蛋白。血液中的血浆蛋白表面糖链会缓慢降解，逐步失去末端糖基。当其暴露出内部的半乳糖残基后，就会被肝细胞受体识别而被摄入并降解。

5. 细菌和病毒糖基化与免疫

细菌和病毒表面具有丰富聚糖，能被固有免疫系统 PRR 所识别，从而调节适应性免疫应答。如人类免疫缺陷病毒（HIV）和丙型肝炎病毒（HCV）病毒表面均具有丰富的 N - 聚糖，能被宿主 DC 表面的 DC - SIGN 识别活化或抑制 DC 细胞；或被游离的甘露糖结合凝集素/纤胶凝蛋白所识别，启动补体凝集素途径的活化，进一步调节适应性免疫。正如国际上一些报道发现，改变 HCV 病毒包膜糖蛋白 E1/E2 的 N - 糖基化均能刺激或抑制 B 细胞和 T 细胞介导的免疫应答；又如 Shan 等报道 HIV - 1 病毒的 gp120 的甘露糖在诱导 DC 细胞产生免疫抑制的反应中，HIV - 1 的 gp120 的甘露糖与 DC 的 DC - SIGN 结合诱导 DC 细胞产生 IL - 10 为主的免疫抑制细胞因子，去除甘露糖的 gp120 不增加 IL - 10 的生成，并可增强其免疫原性。而细菌和病毒表面还具有凝集素，介导与宿主细胞表面糖结合。有研究对 HIV 天然抗体 Fc 糖基化和抗病毒活性的变化进行了详细分析，发现 HIV 状态和控制病毒复制的能力与 Fc IgG 总糖基化的变化有关。HIV 的自发控制与 IgG 总分数向无乳糖化糖型转变有关。这在 HIV 特异性抗体（gp120）中更为突出，因为 gp120 含有更多缺乏半乳糖、聚焦和唾液酸的抗体。这些 gp120 特异性抗体的糖型导致 Fc 介导的病毒控制增强。不同的抗原可能或多或少地引起免疫激活糖基化反应：在 HIV 感染期间，与 gp120 特异性抗体相比，p24 特异性抗体表达更多的高炎性无乳糖化聚糖。

6. 疫苗接种与抗体糖基化

相关动物研究表明，IgG 亚类对疫苗接种、抗原、佐剂、剂量、环境和接种后的时间有不同的反应，所有这些因素都会影响最终的糖基化特征。然而，所有的研究报告都未经研究证实，这一领域将受益于更系统的分析聚糖库作为疫苗接种的结果。

抗感染疫苗的目的是诱导抗体，从而有助于消除病原体。这些抗体的功能是由抗体 Fc 部分的糖结构决定的。不同因素可能会影响抗体的糖基化谱，比如宿主年龄、性别、遗传因素、炎症状态及疫苗因素都决定了最终结果。在诱导和修饰中可能影响抗体的疫苗因素尚不明确，但可能涉及抗原、佐剂、剂量、给药途径和接种后的时间窗。

疫苗诱导抗体的研究不仅包括对抗原识别和病毒中和的分析，还包括对抗原特异性抗体特性表征的分析。然而，与健康和疾病中抗体特性的高度详细描述相比，只有少部分研究评估了疫苗引起的抗体的糖基化谱。疫苗诱导的抗体不仅取决于特定的疫苗抗原，而且还取决于所使用的佐剂，佐剂会影响抗体的性质，包括糖基化的类型。此外，根据疫苗类型的不同，需要单剂或多剂疫苗来诱导最佳保护，但随后的增强疫苗激活 B 细胞后，不仅可能增加抗体水平，还可能改变其聚糖结构。

因此，疫苗接种是一个有趣的"模型"，以评估糖基化概况，并了解糖基化机制和表型的体内调控。首先，抗原和免疫激活佐剂是可以进行控制和比较的。抗体对单一重组抗原的反应可能在功能上完全不同于抗体对完整病原体的反应（无论是灭活的还是减毒的）可以同时给药多种不同的疫苗抗原，以比较抗原而不是宿主对糖基化的调节。其次，可以比较启动反应和增强反应，启动疫苗代表免疫系统首次接触到特定抗原。与自身抗原的永久存在或肿瘤源性抗原的长期暴露不同，疫苗中的抗原可能会从体内清除，因此只能暂时触发免疫系统。

对于只是暂时存在的抗原，评估糖基化阶段的稳定性是非常有趣的。此外，再次暴露于抗原可能修改糖基化谱，这一过程可能由再次接种或随后遇到病原体引起。在疫苗接种中，已知初次抗原接触的时间，可以随着时间的推移监测应答情况。加强疫苗接种不仅可能改变抗体反应的大小，也可能改变糖基化特征。初次接触和随后再次接触之间的时间可能是不同的，以评估能力的减弱和增强。在缺乏强烈炎症信号的情况下，B 细胞可能更容易受到抗原性质的影响，而不是受到细胞因子环境的影响。健康成人的疫苗接种并不与任何免疫调节治疗方案相冲突，这可能是许多个体接受自身免疫疾病治疗的结果。

鉴于在人类疫苗接种环境中监测抗原特异性抗体糖基化的强大优势和可行性，少量研究确实证实了疫苗诱导的抗原特异性抗体的有趣模式，并强烈支持进一步研究疫苗接种后抗原特异性 IgG 的糖库。考虑到 IgG – Fc 糖基化在性别间的自然变化，以及衰老和怀孕等正常生理过程中的变化，疫苗研究应仔细设计和平衡。只有疫苗引起的 IgG – Fc 糖基化变化才能被识别。此外，与青少年、成年人或老年人接种相同抗原和佐剂组合的疫苗相比，婴幼儿接种疫苗可能导致不同的 IgG 糖基化谱。因此，应该仔细解释这些研究的结果，考虑到种群之间的自然生理差异。

疫苗特异性 IgG1 抗体的半乳糖酰化和唾液酰化水平升高，但等分 GlcNAc 水平降低。在疫苗接种后，每半乳糖中唾液酸的数量随时间增加。但这些结果的功能含义没有被评估，且分析的样本数量有限，且相对异质性。在接种三价流感灭活疫苗后，评估了 Fc IgG1 的糖基化。IgG1 唾液酸在接种后第 7 天达到峰值，随后再次下降，但与接种前相比仍维持较高水平。相比之下，接种疫苗后 IgG1 分子的聚焦始终存在。半乳糖也在第 7 天达到峰值，但随后恢复到基线水平，而未观察到对等分 GlcNAc 的调节。唾液酸在 IgG1 分子上的存在与接种后第 3 周对抗原的亲和性相关。

研究发现，接种三价流感疫苗不会改变 IgG 总糖基化谱。然而，如果对有反应者和无反应者的糖基化库进行分析，就会发现重要的差异。有反应者的半乳糖基化水平增加了二分聚糖和高甘露糖含糖形式。观察到的糖基化差异可以作为疫苗反应性的预测生物标志物，因为它们在疫苗接种前就可以检测到，并在疫苗接种后持续存在。

综上所述，疫苗接种提供了一个非常有趣的临床人类模型，用于研究分析人 IgG Fc 糖基化模式的诱导、多样化和持久性的不同方面，但这方面的研究还不充分。对疫苗诱导糖基化谱进行更深入的分析，不仅可以了解特定疫苗的保护效力，还可以探索其机制，IgG 糖基化的调节和稳定性。目前有限的数据表明，细微的变化在功能上具有高度意义。

（十）蛋白质糖基化与人类重大疾病发生机制的研究

蛋白质糖基化是目前在高等真核生物中发现的最普遍、最重要的蛋白质翻译后修饰方式之一，该类修饰涉及聚糖与蛋白质分子的连接，是蛋白质分子正确折叠、维持稳定、参与互作和细胞黏附等活动所必需的。异常的糖基化修饰会导致多种人类重大疾病的发生，如白血病、胰腺功能障碍、阿尔茨海默病（AD）等。由于糖基化的复杂性，研究难度大，相关领域研究起步较晚，研究结果还不尽完善。中国科学院大学博士生导师、教授郎明林课题组发表了蛋白质糖基化与人类重大疾病发生机制综述，该研究通过探索葡萄糖的调控角色，突出了葡糖转移酶的功能结构特性及其对人类健康和疾病的影响，有利于学界认识葡萄糖修饰的重要性。

在动物胚胎神经系统的发育过程中，Notch 蛋白对决定细胞未来命运发挥重要作用；其在成人大脑，特别是海马组织等高突触可塑性区域表达。多种证据表明，Notch1 参与了神经元凋亡、轴突回缩和缺血性脑卒引起的神经退行性病变。葡萄糖基化是调控 Notch 受体 S2 切割，细胞表面展示、转运，以及 EGF 重复序列稳定性的重要修饰。由于 Notch 受体发挥正常功能需要糖基化修饰，其修饰缺陷会引起 γ 分泌酶（该酶参与淀粉样前体蛋白 APP 切割形成 Aβ 分子）对 Notch 的切割，可能参与 AD 发病的机制。Notch 蛋白保守的表皮生长因子 EGF – like 重复序列的葡萄糖基化由 O – 葡糖基转移酶（POGLUT）催化完成，该酶通过 KDEL – like 信号驻留于内质网中。POGLUT 不仅具有葡萄糖基转移酶活性，还具有连接木糖至 EGF 保守重复序列的木糖基转移活性，而这些酶活特性的实现取决于内质网内糖的浓度水平和酶的构象变化。此外，POGLUT 通过 Notch 蛋白和转化生长因子 β1（TGF – β1）信号，操纵了正常细胞周期循环或增殖所需的周期蛋白依赖性激酶 CDKI 的表达。已有研究发现，POGLUT 异常过度或下调表达均会导致一些严重的并发症发生，如肌肉萎缩症、白血症、肝功能障碍等。POGLUT 通过控制不同 CDKI 的表达，可发挥对细胞增殖诱导和抑制的双重作用。该研究评述有利于学界更深入地了解葡萄糖在当前糖生物学、癌症和细胞通信等研究领域中扮演的角色。

（十一）肿瘤糖基化可为免疫治疗提供新的免疫检查点

机体的免疫系统在杀伤肿瘤细胞的同时，也增加了肿瘤细胞免疫逃逸的适应性，这种现象被称为免疫编辑。免疫编辑可导致肿瘤侵袭性的增加。肿瘤细胞常表达抑制抗肿瘤免疫应答的分子，如抗炎细胞因子和抑制免疫细胞群浸润性和活性的趋化因子。此外，肿瘤可以表达抑制淋巴细胞受体的免疫检查的分子，并阻断它们的相互作用。

细胞表面糖蛋白和糖脂的糖基化是肿瘤细胞的主要特征之一。与正常细胞相比，肿瘤细胞具有不同的"糖基化涂层"。由于免疫细胞表达大量的不同类型的糖基化依赖性凝集素受体，所以它们能感知自身环境中糖基化标记的变化并做出相应的反应，而这可能会导致免疫抑制。这种诱导的发生是通过免疫系统过表达自身糖基化结构以限制自身活化反应发生或通过表达可以抑制效应 T 细胞功能的糖基化结构来实现的。糖基化结构如唾液酸等被称为"自相关分子模式"（SAMPS），由固有的抑制受体识别，它们可以维持先天免疫系统非激活状态并抑制其免疫应答的激活。这样，这些分子抵消了病原体相关分子模式（PAMP）和损害相关的分子模式（DAMP）。病原体和肿瘤细胞通过表达宿主来源的糖基化来伪装自己，以此逃避免疫系统的损害。此外，糖基化反应的劫持可以影响抗原提呈细胞的功能，并通过抗炎 M2 型巨噬细胞，或者改变 T 细胞分化度和 NK 细胞活性来促进免疫逃逸。因此，研究肿瘤细胞中"糖代码"的特殊糖基化，对于了解糖基化 - 凝集素环路在肿瘤微环境中驱动免疫抑制作用是非常重要的。

有研究表明，凝集素受体，例如 siglec、巨噬细胞特乳糖凝集素（MGL）和 CD209，它们通过响应肿瘤糖代码介导的免疫抑制来表达。碳水化合物 Lewis 抗原可以附着到结肠肿瘤细胞中表达的癌胚抗原上，与巨噬细胞和未成熟的 DC 中表达的 C 型凝集素 DC - SIGN 相结合。因此，在肿瘤微环境中，Lewis 结构的富集可以诱导先天免疫抑制。同样，Tn 富集 MUC1，CD43、CD45 或糖脂 GM2、GD2，都能在巨噬细胞中与半乳凝素相互作用，诱导以 IL - 10 表达增加和效应 T 细胞凋亡为特征的免疫抑制。Ⅲ期结肠癌的患者存活率低与 BRAF 突变和碳水化合物 Tn 抗原的表达增多相关。此外，增强的肿瘤细胞唾液酸化作用导致了 siglec 配体的表达增加。siglec 是凝集素受体家族的成员之一，其中大部分具有免疫抑制功能。例如，黑色素瘤细胞的唾液酸化结构与体内肿瘤的生长、Treg 细胞的聚集、效应 T 细胞的低浸润及 NK 细胞的活性都有密切的关联。

显然，唾液酸化的结构、Tn 和 Lewis 抗原都有助于形成不同免疫抑制机制的独特糖代码。有趣的是，糖基化也可以影响一些主要免疫检查点分子的结构和功能。例如，N - 糖基化通过减少它的蛋白酶降解来稳定细胞程式死亡 - 配体 1（PD - L1），并因此增强其免疫抑制活性。

（十二）外源凝集素在肿瘤细胞的表达

除了异常糖基化表达，肿瘤细胞也可以改变糖基化结合的凝集素的表达。半乳凝素是可溶性凝集素的族群之一，在多种肿瘤细胞中均有分泌。半乳凝素能削弱 T 细胞的效应，诱导抑制性髓样细胞的分化，并通过与这些免疫细胞群特定的糖基化结合来调节 NK 细胞活性。半乳凝素 -1（GAL1）通过多种机制促进免疫逃逸，包括致耐受性树突状细胞（DC）的分化和诱导辅助性 T 细胞 1 和辅助性 T 细胞 17 的凋亡。GAL1 的表达与肿瘤的转移和侵袭性呈正相关。其他半乳凝素，如 GAL3，能使肿瘤特异性 T 细胞失效。GAL3 还通过干扰 NK 细胞受体 D 和 MHC I 类多肽相关序列 A（MICA）之间的糖基化依赖性相互作用来降低 NK 细胞的活性。因此，通过肿瘤分泌的半乳凝素可以作为许多免疫细胞在肿瘤微环境中产生免疫抑制状态的预测指标之一。

（十三）肿瘤诊断中的糖代码

肿瘤细胞的糖基化改变通常发生在肿瘤发展的早期阶段。在不同类型肿瘤的前期病变中，某些的肿瘤相关糖基化的表达已经出现，这使糖基化成为肿瘤早期诊断的一个标志物。鉴于糖基化结构的复杂性和糖基化位点的异质性，如何完整地描述肿瘤糖组学和糖蛋白质组学将是一个难点。

人们可以通过使用针对特定糖基化结构的单克隆抗体来探测与肿瘤相关的糖基化改变。在临床上，这些抗体可以针对血中糖蛋白表达的特定糖基化，作为肿瘤的生物学标志物（CA15 - 3、CA12 - 5 和 CA19 - 9）。CA19 - 9 是一种糖基化结构的唾液酸 Lewis A，是在胰腺癌中使用最广泛的血清肿瘤标志物。分析结果显示 CA19 - 9 是早期检测胰腺癌的重要指标。此外，在肿瘤诊断中使用的其他糖基化结构和糖蛋白还包括前列腺特异性抗原（PSA）、癌胚抗原、黏蛋白和 CA72 - 4。

凝集素也可以作为肿瘤糖代码的有效评估工具。迄今为止，已经有数百个来自不同物种的凝集素被研究，这些凝集素均能识别独立的糖基化结构，在临床上可作为新的肿瘤诊断工具。外源凝集素不仅可以用来分析患者血清中的肿瘤相关标记物，也可以用来分析血细胞的糖基化改变。运用这种方式进行免疫组化和流式细胞仪分析，对肿瘤患者糖代码的系统性研究以及揭示肿瘤微环境的免疫状态都有重要的意义。

阻止肿瘤相关糖基化与抑制性免疫受体的相互作用可作为肿瘤的一种治疗方法。目前，能够阻断糖基化和凝集素相互作用的抑制剂已经被广泛应用。糖代码的治疗性修饰，例如使用代谢模拟物或糖苷酶连接到肿瘤靶向抗体来进行唾液酸的阻断，可以抑制肿瘤的生长。这种抑制是由于 T 细胞介导的抗肿瘤应答和 NK 细胞活性的增强，这也许是凝集素抑制的结果。采用针对肿瘤糖基化的特异性凝集素受体，选择性抑制糖基化和凝集素的相互作用，可以作为肿瘤的一种新的免疫疗法。

肿瘤特异性糖基化 TCR 反应的发现，有助于肿瘤特异性嵌合抗原受体（CAR）T 细胞在临床上的应用。最近，Carl June 的研究小组证明了对 anti - Tn 抗体的单链片段可变区进行克隆产生的 TN - MUC - CAR 特异性 T 细胞是治疗小鼠白血病和胰腺癌的有效方法。新的肿瘤特异性糖基化抗体的出现可以大幅度促进 CAR T 细胞领域的发展。

(十四) 小 结

免疫细胞通过其凝集素受体来编码并翻译肿瘤细胞的"糖基化信号"，从而导致免疫抑制并促进免疫逃逸。由于一种类型的糖代码能够影响多种免疫细胞，因此想要通过干预肿瘤细胞糖基化来减轻免疫抑制作用，还需要进行更深入的研究。目前的研究表明，在肿瘤细胞上发现的特定糖基化可以被认为是一种新型的免疫检查点，同时肿瘤细胞表面的糖基化也可以作为肿瘤特异性 T 细胞的靶点。因此，对于一些对免疫治疗反应不佳的患者，肿瘤细胞糖代码的研究和应用将是他们新的希望。

第十节 糖基化与阿尔茨海默病

一、阿尔茨海默病

糖基化是最常见、最复杂的蛋白质翻译后修饰形式之一。尽管在阿尔茨海默病（AD）患者中观察到了糖基化缺陷，但这一主题尚未得到深入研究。AD 的主要病理特征是神经原纤维缠结和淀粉样斑块。神经原纤维缠结由磷酸化的 Tau 蛋白组成，斑块由淀粉样蛋白 b 肽（Ab）组成，后者由淀粉样前体蛋白（APP）产生。在 AD 中已经报道了 APP、Tau 和其他蛋白质的糖基化缺陷。另一个有趣的观察结果是，Ab 所需的两种蛋白酶，即 c - 分泌酶和 b - 分泌酶，也在蛋白质糖基化中起作用。例如，c - 分泌酶和 b - 分泌酶分别影响 APP 的复杂 N - 糖基化和唾液酸化的程度。这些过程在 AD 发病机制中可能很重要，因为 APP 的正确细胞内分选、加工和输出受其糖基化方式的影响。此外，缺乏 c - 分泌酶的关键成分之一衰老蛋白会导致糖基化缺陷，目前已发现许多与 AD 发病机制和（或）神经元功能相关的蛋白质，包括呆蛋白、reelin、乙酰胆碱酯酶、胆碱酯酶、神经细胞黏附分子、v - ATPase 和酪氨酸相关激酶 B。

自从抗体被发现之前 30 年，人们已经对 40 个残基肽进行了深入研究，证据表明 Ab 聚合成神经毒性聚集体是病理级联反应中的关键事件，可导致 AD。Ab 来源于其 1 型跨膜（TM）前体淀粉样前体蛋白（APP），通过 b - 分泌酶和 c - 分泌酶的蛋白水解作用。b - 分泌酶或 BACE - 1（b 位点 APP 裂解酶 1）介导产生可溶性 APPb 和 C 端膜结合片段 C99，它是 c - 分泌酶的直接底物。而 BACE - 1 由单一蛋白质组成，c - 分泌酶至少包括 4 种不同蛋白质：衰老蛋白（PS）1 或 PS2、呆蛋白、前咽缺陷 1 和 PS 增强子 2。c - 分泌酶在 TM 区域内切割其底物，从而释放 APP 胞内结构域，参与转录。48 残基或留在膜中的 49 个残基 C 端残端此后进一步被加工成不同的 Ab 变体。40 个残基的变体 Ab40 是最常见的产物，但它由两个更长的残基 Ab42 介导大部分毒性，导致家族性 AD 的突变早发（＜65 岁），见于 APP 或 PS，并导致抗体产量增加或 Ab42/Ab40 比率增加。许多在临床试验中测试的药物都针对降低大脑中的 Ab 水平，以及减少抗体的产生，通过抑制 b - 分泌酶或 c - 分泌酶，或用免疫学方法清除抗体。大多数试验结果不佳，并且有人认为 Ab 可能不适合作为研究目标，因为中枢神经系统的药物浓度太高，或者在临床试验中，患者会表现出临床症状。来自被动疫苗接种试验的最新数据显示轻度 AD 患者改善显著，但没有改善中度 AD 患者。因此，可以早期使用 AD 生物标志物为临床试验选择症状前病例，当市场上有相应治疗药物时，应在疾病的早期开始进行研究。此外，我们需要扩展疾病相关知识以寻找补充或替代治疗策略。

二、AD 相关蛋白

APP 和糖基化的多项研究表明，N - 聚糖对 APP 具有重要的功能。APP 有两个潜在 N - 糖基化位点，位于 Asn467 和 Asn496。中国仓鼠卵巢（CHO）细胞中的体内表明 Asn467 是 N - 糖基化的，而 Asn496 的 N - 糖基化，据我们所知，尚未得到证实。Sato 等证实 N - 连接的聚糖对 Endo H 完全抗性，表明它经历了复杂的糖基化。APP 在 CHO 细胞中具有双触角和三触角复合型 N - 聚糖，带有岩藻糖基化和非岩藻糖基化的三甘露糖核。在 CHO 细胞的另一项研究中，研究者发现 Asn467 和 Asn496 的缺失可导致 APP 分泌减少和微粒体减少，表明聚糖影响蛋白质的细胞内分选。N - 聚糖在分选中的重要性和 APP 的分泌也已显示在其他研究中。仓鼠体内研究表明，用 α - 甘露糖苷酶抑制剂治疗混合和复杂类型的 N - 聚糖减少了 APP 和其他突触糖蛋白向突触膜的干扰，用人糖苷酶抑制剂处理形成的复杂聚糖也会导致分泌减少。研究者通过去除 APP 的碳水化合物结构域，以及海马神经元中的衣霉素治疗发现，N - 聚糖是 APP 分泌所必须的。负责 GlcNAc 转移酶Ⅲ的 mRNA 在 AD 患者的大脑高表达。据报道，APP 的 O - 聚糖也会影响 APP 的功能，已经发现并定义了几个 O - 糖基化位点。研究者发现 CHO 细胞中 APP695 的 Thr291、Thr292 和 Thr576 为糖基化修饰位点。Kituzame 等发现 COS 细胞中较长的剪接变体 APP770 存在其他的 O - 聚糖。最近，研究者在人源脑脊液中发现了 APP 中的 O - 糖基化位点：Ser597、Ser606、Ser611、Thr616、Thr634、Thr635、Ser662 和 Ser680。有趣的是，来自 AD 患者和非痴呆患者的 CSF 对照研究展示了一种新类型短酪氨酸 O - 糖基化（Ab1 - 15 到 Ab1 - 20），但不是全长（Ab1 - 38 到 Ab1 - 42）的 Ab 片段。研究者观察到携带酪氨酸连接聚糖的短 Ab 片段在 AD 患者中增加。最近有人提出 O - GlcNAc 修饰会影响 APP 降解，导致可溶性水平增加 APPa（sAPPa）和分泌减少。然而，应该注意的是，其他在 AD 病理学中涉及的蛋白质，例如果蛋白和 Tau 也是 O - 糖基化蛋白。因此，在细胞培养或动物模型中可能是由不止一种蛋白质减少或增强 O - 糖基化修饰的程度，从而影响治疗效果，而不仅仅是蛋白质表达水平。

APP 的加工酶 BACE-1 可以影响蛋白质唾液酸化。除了 APP、BACE-1，还有其他几种底物，其中一种是 ST6Gal-Ⅰ，它是一种细胞内的膜结合蛋白，存在于高尔基复合体中，并以可溶的分泌形式存在。多项研究表明，BACE-1 ST6Gal-Ⅰ 的处理是必要的。研究结果显示，BACE-1 基因敲除的小鼠，其 ST6Gal-Ⅰ 血浆水平只有对照小鼠中的 1/3。BACE-1 转基因小鼠血浆 ST6Gal-Ⅰ 水平升高。同时，研究发现 BACE-1 裂解体外可检测到聚唾液酸转移酶 ST8SiaⅣ；COS 细胞中 BACE-1 的过表达增强 ST3GalⅠ、ST3GalⅡ、ST3GalⅢ和 ST3GalⅣ的分泌，虽然这些酶在裂解体外检测不到。因此，BACE-1 可能通过除裂解以外的机制改变一些 ST 的分泌。一种可能是 BACE-1 激活一种或多种其他蛋白酶负责 ST3Gal 的裂解和分泌蛋白质；或 BACE-1 可以灭活，将 ST3Gal 蛋白保留在高尔基体。虽然 BACE-1 影响分泌的唾液酸化糖蛋白，但它似乎没有影响任何细胞表面的糖蛋白。

研究者报道过表达 Neuro2a 细胞中的 ST6Gal-Ⅰ 增强了 a-2，6-唾液酸化内源性 APP 并可提高其代谢物的细胞外水平（Ab 增加 2 倍，可溶性 APPb 增加 3 倍）。在野生型 CHO 细胞中也证实了 ST6Gal-Ⅰ 过表达。CHO 细胞分泌的抗体中唾液酸化缺陷突变体是野生型的一半含量。因此，唾液酸化 APP、APP 的代谢周转和 AD 病理之间可能存在联系。

相反，一些研究表明 PS1 在加工过程中影响蛋白质的 N-糖基化。一项研究表明过度表达具有家族性 AD 突变的野生型 PS1 或 PS1（M146L）在神经母细胞瘤细胞系 SH-SY5Y 中导致 NCAM 唾液酸化减少。这细胞表面蛋白在大脑功能中起着关键作用，并与细胞间黏附、神经突生长、突触可塑性、学习和记忆有关。NCAM 可以通过添加聚唾液酸进行糖基化，聚唾液酸是一种由唾液酸残基的多聚体链组成的大寡糖，以 a-2，8 的形式连接，它附加到倒数第二个 Gal，通过 a-2，3 键连接核心寡糖。PS1 变体的过度表达减少了细胞表面 α-2，3-唾液酸糖蛋白的表达。唾液酸的免疫组化研究表明 NCAM 的亚细胞位置因 PS1 改变过度表达，因为染色是弥漫性的，是细胞内的而非细胞膜的。这些结果表明野生型或突变型 PS1 的过度表达干扰高尔基体内的糖蛋白加工。据报道，酪氨酸相关激酶 B 的糖基化、成熟和亚细胞定位 PS1/小鼠原代皮层神经元有缺陷。自噬是细胞溶酶体降解的主要途径，在 AD 中存在缺陷。研究表明自噬体功能，包括自溶酶体酸化和组织蛋白酶激活需要 PS1。一些证据表明可在 PS1 缺陷小鼠中观察到失败的 PS1-v-ATPase V0a1 亚基的依赖运输溶酶体。PS1 缺乏也会改变亚细胞分布脑蛋白、APP 和 APP 样蛋白 1 的周转。APP 样蛋白 1 与 APP 一样被裂解，由分泌酶分泌，是胰岛素和葡萄糖稳态的调节剂。总之，这些数据表明 PS1 影响了几种蛋白质的 N-糖基化。这种效果可能是由于 PS1 影响亚细胞定位蛋白质，进而影响 N-糖基化过程，也可能是由于 PS1 影响 N-糖基化，进而影响亚细胞蛋白质的位置。这些问题需要进一步阐明。

呆蛋白有多达 16 个潜在的 N-糖基化位点，但 N-连接聚糖对呆蛋白的功能尚不清楚。研究证实呆蛋白有多个 N－糖基化修饰位点，它是 c－分泌酶的一个组成部分。多种细胞的研究发现成熟的呆蛋白是含有多种 N－聚糖糖型的混合物。成熟的呆蛋白对 Endo H 治疗部分敏感，而未成熟的呆蛋白对 Endo H 治疗完全敏感。经相同的处理后，与未成熟呆蛋白上仅存在的高甘露糖型一致。同样在人类和大鼠脑部，已发现成熟形式，虽然比例存在差异。据报道成熟和未成熟的呆蛋白在大鼠大脑发育过程中至关重要，并且多项研究表明，呆蛋白的复杂糖基化依赖于 PS。此外，成熟形式的呆蛋白半衰期比不成熟的形式长。蛋白质的 N－糖基化在内质网开始制作高甘露糖型 N－聚糖，随后在高尔基体中加工成复杂的聚糖，呆蛋白运输需要依赖 PS 通过分泌途径进行。研究发现呆蛋白在缺乏 PS1 和 PS2 的成纤维细胞中积累，内质网不能到达内侧高尔基体室和细胞表面。由于成熟的呆蛋白对胰蛋白酶处理有部分抵抗力，几种具有功能缺失的呆蛋白突变体未能被 Endo H 和胰蛋白酶处理。富田等研究了基于稳定的 Neuro2a 细胞系的系统细胞中表达的呆蛋白突变体，发现呆蛋白缺失突变体缺乏一个大的胞外域或 C 端的保守区（细胞质）残基 694－709，不产生任何成熟的呆蛋白，而突变取代保守的 Asp336 和 Tyr337 导致大量的成熟呆蛋白形成。

Tau 和糖基化蛋白质的 N－糖基化通常只发生在胞外蛋白或胞外域膜结合蛋白。Tau 是一种胞质蛋白，已被发现在 AD 患者中被 N－糖基化，但在对照组正常大脑中没有发生糖基化。Tau 具有 3 个潜在的 N－糖基化位点，通过凝集素染色、单糖成分分析和 N－糖苷酶 F 的组合证实了 Tau 上存在 N－连接聚糖位点。虽然研究者已经提出了可能的解释，但依然无法阐明 Tau 在 AD 患者中被糖基化但在对照组的大脑中却没有糖基化的原因。一种解释可能是改变了 AD 患者大脑中 Tau 的亚细胞定位导致 N－糖基化酶的可及性。另一种可能是 AD 患者大脑的营养不良神经元中的 OST 活性增加。第三种解释可能是迄今为止"身份不明"的活动胞质 N－糖苷酶，通常可去除 N－聚糖而导致其在 AD 患者大脑中被下调。此外，N－糖基化影响 P－Tau 和 PHF 的形成，N－糖基化似乎也参与维持 PHF，因为 N－糖苷酶 F 处理破坏了这些结构。Tau 的异常 N－糖基化发现使 Tau 对磷酸化更敏感，对去磷酸化更不敏感，并且因此可能导致 Tau 的过度磷酸化。Tau 也被多重 O－糖基化，并且 AD 患者中 Tau 的 O－糖基化水平与对照组相比降低。相对于 N－糖基化，O－糖基化似乎可以防止 AD 患者中的异常磷酸化。O－糖基化依赖于 Glc 浓度，而其在 AD 患者中降低。O－糖基化和磷酸化相互影响，可能是 O－糖基化在 AD 患者大脑中 Tau 过度磷酸化之前减少。尽管在 Tau 中预测到许多 O－糖基化位点，但是只有少数被研究证实。

Tf 和糖基化 Tf 是一种单体糖蛋白，分子量约为 80kDa，可结合并运输血液中的铁离子。它由 679 个氨基酸折叠成两个结构域，每个结构域含有金属离子结合位点。研究表明存在 Tf 的变体，携带称为 TfC2 的 P570S 突变，Tf 在 Asn413 和 Asn611 处被 N－糖基化，并且由于聚糖的异质性结构，存在多种糖基化变体。正常血浆中最常见的形式是双天线，其中每个天线都有两个唾液酸残基（四唾液酸 – Tf）。研究显示与健康个体相比，AD 患者的血浆 Tf 的唾液酸化程度增加，pentasi alo – Tf 和 hexasialo – Tf 相对增加。对来自 AD 患者、非痴呆 AD 患者和非痴呆对照人群的研究进行凝集素 WGA 探测，揭示了 AD 患者的脑脊液 WGA 结合能力较低，而 Tf 蛋白的水平没有改变。Futakawa 等确定 CSF 中具有不同两种 Tf 变体，一种被确定为二元无唾液酸、无乳复合物型 N – 聚糖，携带一分为二的 b – 1，4 – GlcNAc 和核心 a – 1，6 – Fuc（Tf1），一个被确定携带 a – 2，6 – sialyl 聚糖，如血清 Tf（Tf2）。Tf2/Tf1 比率在 AD 患者中没有增加，与 Taniguchi 的结果不同，他认为 Tf WGA 凝集素检测是 AD 的生物标志物。这种差异可能是由于使用的方法不同，因为 Futakawa 使用了 Tf 抗体，而不是凝集素来检测 Tf1。在后来的一项研究中，研究者利用凝集素特异性开发了用于检测 Tf1 和 Tf2 的两个 Tf 变体的 ELISA 检测方法。这种 ELISA 测定方法为未来研究中使用 Tf2/Tf1 比率作为 AD 的生物标志物提供了可能性。

除了上述蛋白质，其他蛋白质的糖基化也在 AD 中发生改变。乙酰胆碱酯酶（AChE）是一种丝氨酸蛋白酶，降解神经递质乙酰胆碱并终止胆碱能脑突触处的突触传递。该蛋白酶具有 3 个潜在的 N – 糖基化位点，并且可以以同的异构体存在，其中四聚体被认为是主要形式，可发挥 AChE 活性。近期，有研究报道乙酰胆碱酯酶的在 AD 中的作用。AD 中单体的形式增加，并且在凝集素结合的基础上，蛋白质的糖基化水平发生改变。这种 AChE 的糖基化改变在 AD 患者的组织（额叶皮层）和脑脊液中被报道。同样，相关的化合物丁酰胆碱酯酶在 AD 中的糖基化程度不同，并且这些胆碱酯酶被认为是 AD 的生物标志物。事实上，它已经表明 Ab 和 Tau 均诱导胆碱酯酶的糖基化改变。Reelin 是另一种参与调节的蛋白质，突触功能和可塑性改变了 AD 中的糖基化特性。Reelin 的糖基化已经通过凝集素结合研究进行了调查，其中已显示与来自 AD 患者的脑脊液中的 Con A 的结合程度降低。同样，不与 Con A 结合的 Reelin 在 AD 患者的额叶皮层。这种凝集素可以激活经典的补体途径，该途径的蛋白质存在于 AD 患者的大脑。另外，通过免疫组织化学研究甘露糖结合凝集素（MBL）在 AD 患者的脑脊液和血清中的水平，表明 AD 患者脑脊液中 MBL 水平较低。最近的一项研究进一步表明，MBL 与 Ab 结合相互作用影响了腹腔巨噬细胞的炎症反应。作者提出 MBL 可能通过在 Ab 清除中发挥作用来影响 AD 发病机制。这些蛋白质糖基化水平在疾病进展的过程中可能会发生变化，然而也可能是早期生物标志物。

三、糖蛋白组学与 AD

研究 AD 中糖蛋白组学的一种方法是通过等电点聚焦（IEF）或二维凝胶电泳结合鉴定，按质量从斑点消化蛋白质肽、光谱（MS）。在这种方法中，样本和对照组用荧光染料不同地标记分离前及强度不同的点，可以从凝胶中冲出并通过。这种方法已被用于研究血清和脑脊液中糖蛋白的表达和糖基化水平的变化。脑脊液糖蛋白可以反映正在进行的大脑疾病的发生发展，脑脊液研究显示 AD 患者的 α1 抗胰蛋白酶的表达和糖基化水平降低。然而，脑脊液中的糖蛋白组学研究存在问题，因为含有非常高丰都的蛋白质，如白蛋白，使分析其他低丰度蛋白质变得困难。但这些方法可能会引入其他实验错误，例如其他蛋白质的损失。可以使用二维凝胶电泳研究 AD 患者非痴呆对照大脑的额叶皮层中胞质蛋白的糖基化程度、相对蛋白质含量和用 MS 鉴定糖蛋白蛋白质检测糖基化程度。另一种用于研究 AD 中糖蛋白变化的方法是用凝集素层析富集糖蛋白，然后用 MS 鉴定蛋白质。同样，最近对解剖的海马神经元进行的蛋白质组学研究表明其参与的蛋白质的改变，例如，转录和核苷酸结合、糖酵解、热休克反应、微管稳定、轴突运输和炎症等。技术的最新进展将有利于收集有关 AD 中糖蛋白组的更多信息，以及这些数据与蛋白质组学数据的比较研究信息。然而，只有少数研究已经报道了 AD 糖组学，更全面和详细的研究对于解决 AD 发病机制非常重要。

蛋白质糖基化与 AD 之间存在高度相关性。AD 发病机制和多种蛋白质糖基化紧密相连，例如 APP、nicastrin、v – ATPase、NCAM、reelin 和胆碱酯酶。因此，糖基化过程的研究对于理解 AD 发病机制和开发改进的诊断方法至关重要。

第十一节　糖基化与遗传病

由于 1% ~2% 的翻译基因组影响糖糖（糖链）生物合成和（或）结合，人类参与糖合成的基因突变并不奇怪。在这里，我们主要关注在过去 10 ~ 12 年内发现的糖基化紊乱，许多由内质网的生物合成缺陷引起的疾病也需要提及，更重要的是影响高尔基体的组成、结构和稳态。本节简要介绍了糖糖生物合成途径。关于糖基化紊乱有许多猜测，目前有 7 种主要的内质网 – 高尔基糖糖生物合成途径，每一种都由糖蛋白或糖脂键的性质定义。人类的疾病都发生于这些途径中。到目前为止，大多数是在 N – 糖基化途径（GlcNAc – Asn），特别是在内质网中发现的缺陷。蛋白质 O – 糖基化更为多样化。Ser/Thr 残基通过 N – 乙酰半乳糖胺、木糖、甘露糖（分别为 GalNAc、Xyl、Man 和 Fuc）与聚糖连接。每一种都有延伸链的途径特异性糖基转移酶。在许多情况下，末端糖是通过服务于不同途径的更多混杂的转移酶添加的，脂将葡萄糖与膜内神经酰胺连接起来，然后使用途径特异性酶扩展糖糖链。糖磷酰肌醇（GPI）锚最初在内质网中转移到蛋白质中，并在高尔基体中重新形成。糖磷脂和 GPI 锚都富含不溶于洗涤剂、含胆固醇的脂筏，最初聚集在高尔基体中，后来在质膜上发现，糖基磷脂糖基化和糖基磷脂酰肌醇锚定生物合成的两个缺陷。所有高尔基糖基化途径的一个共同特征是，核苷酸糖供体必须使用一系列具有不同糖偏好的转运体转运到高尔基体，这些载运子中的缺陷会影响多种糖基化途径。

一、内质网位置

单糖基质通过一系列糖特异性途径激活，包括激酶、表皮酶和突变酶，最终产生多个高能核苷酸糖供体，可以在受体蛋白、脂质或糖糖面对细胞质时直接使用。当它们面对高尔基体腔时，被激活的供体需要通过蛋白质介导的方式转运到高尔基体中。在低聚糖转移酶将完成的聚糖整体转移指向从核糖体进入内质网腔的聚肽链之前，该聚糖使用 Dol‑PMan 和 Dol‑P‑Glc 完成。然后修剪与蛋白质结合的甘糖，去除两个最外面的葡萄糖残基，第三种是用作质量控制保证检查。在其永久去除后，单个单位被切割，清除蛋白质移动到高尔基体。即使在交通到达高尔基河之前，还存在 18 种不同的人类糖基化障碍，内质网中的特定伴侣帮助护送蛋白进入高尔基体，其中一种被称为 COSMC，护送一种 O‑GalNAc 途径特异性的 β 半乳糖基转移酶到其在高尔基体中的作用位点。

二、遗传障碍机制

我们将糖基化机制定义为参与一种或多个途径糖糖组装的蛋白质。像大多数其他糖基化疾病一样，这些几乎都是常染色体隐性遗传的。

三、N‑糖基化

修剪和重建对于 N‑糖基化途径是唯一的，第一个 a‑葡萄糖苷酶（葡萄糖苷酶 I）的突变阻止第一个葡萄糖的去除，但内侧高尔基甘露糖苷酶上调，并从糖蛋白中分离出一种完整的四聚糖，考虑到涉及 N‑甘糖处理和分支的多个糖基转移酶，该途径的这部分可能会表现出许多缺陷，令人惊讶的是，只有两种是已知的，一种源于 β‑1，2‑N‑乙酰葡糖胺转移酶（MGAT2）功能的基本完全丧失。这种酶是进一步加工成复杂的 N 糖所必需的。少数 N‑糖特缺乏的患者有严重的精神运动和发育迟缓及明显的异常面部特征和胸部畸形，另一个缺陷是由 β1，4 半乳糖基转移酶的突变引起的。患者单纯患有严重的神经系统疾病、肌病和凝血缺陷，其他一系列已知的具有不同底物偏好的 β1，4 半乳糖基转移酶不足以克服这种病变，这种酶是 N‑糖基化处理所需的主要酶。该转移酶还负责延伸 GlcNAcb1 所必需的 GlcNAcb1、Fuc 糖，这个例子强调了单个转移酶的突变会影响多种糖基化途径，高尔基转移酶缺陷的一种特殊情况是 I 细胞病或核细胞脂病 II，这被称为 1981 年要解决的第一个 N‑糖基化特异性障碍，它被归类为"溶酶体储存疾病"，因为细胞积累了未分级物质的包裹物，但与大多数具有单酶防御的疾病相比，患者的细胞缺乏多种溶酶体酶。相反，患者来自培养细胞的血浆或培养基积累了多种定位错误的溶酶体酶，表明定位缺陷。虽然溶酶体酶的序列同源性很少，但它们包含允许低聚蛋白复合物识别的特征，将 GlcNAc－1－P 从 UDP－GlcNAc 转移到高甘露糖型选择的甘露糖单位，随后，一种特异性的 α－N－乙酰葡糖胺转移酶——一种"揭示酶"，裂解磷酸二酯键，产生一个或两个末端甘露糖－6－p 残基，这是高尔基体中人－6－p 受体的配体。这种识别标记允许将酶传递到溶酶体和受体的 pH 依赖性解离及其回收到高尔基体。两个具有不同结合特异性的受体可以识别磷酸化酶，并对其不同的蛋白配体有所偏好。I 细胞疾病源于 GlcNAc－1－P 磷酸转移酶的突变。这是蛋白质特异性糖基化的最佳例子，它依赖于蛋白质受体的结构特征来允许高亲和力，绑定以修改聚糖链。即使是简单的甘露糖衍生物也可以作为使用这种酶的 GlcNAc－1－P 转移酶反应的受体，但效率低 1000 倍。

四、被激活的供体的转运体

细胞质（或 CMP 唾液酸核）中产生的活化核苷酸糖必须转运到高尔基腔的糖化蛋白和脂质。一系列嵌入的膜，非能量依赖性转运体是反移植物，它们进口二磷酸核苷，并将废弃的核苷一磷酸盐返回细胞质，转运体从酵母细胞到哺乳动物细胞，主要局限于高尔基体。它们可以具有高度的基质特异性，或者对多种糖基化途径的基质具有选择性，糖基化的先天性紊乱是由 GDP－黏合糖转运体的突变引起的。很可能还存在另一个海藻糖转运体，但这还没有被证明。另一种已知的转运体也使用 GDP－海藻糖，但效率较低，据报道，一个发育迟缓和出现巨核细胞的患者的 CMP－唾液酸转运体存在缺陷，发育不良是由 UDP－葡萄糖醛酸和双底物高尔基转运体的突变引起的，这是硫酸软骨素合成的前体，功能丧失突变会导致严重的骨骼发育异常，长骨骼非常短。

五、O－糖基化

最近研究发现，一组罕见的肌肉营养不良，临床严重程度不同，通常涉及神经异常和眼部缺陷，而患者神经检查正常，这种疾病是由糖基化途径的缺陷引起的。该途径主要集中于肌营养糖（aDG），它是位于肌、神经、心脏和大脑的营养糖蛋白复合物（DGC）的外周膜成分。在研究肌肉营养不良中的高尔基体方面所做的工作相对较少。

严重肌营养不良包括肌—眼—脑病（MEB）、福山型先天性肌营养不良（FCMD）、沃尔堡综合征和肢带型肌营养不良。这些突变似乎也影响了发育中的大脑中的神经元迁移，从而解释了对肌肉和大脑发育的综合影响。第一种糖——Mannose－a－Ser/Thr——由 POMT1/POMT2 复合物加入内质网中，它在高尔基体中被 β1，2GlcNAc 拉长，这些基因的突变会减少或消除酶的活性。福库汀（FKTN）和福库汀相关蛋白（FKRP）的突变也会导致肌肉营养不良。这些蛋白具有糖基转移酶的特征和特征，但具体的反应和受体基物尚不清楚。另一种被称为

"大"的蛋白质（因为其大小）有两个糖基转移酶结构域，但供体和受体同样未知，除了糖基转移酶同源性，分组这些疾病的关键工具是一套识别未细化的甘露糖的单克隆抗体。所有这些疾病都能在相同程度上降低了 aDG 的明显分子量，并消除抗体反应活性。关于糖糖结构及基因和可能的生物合成酶的一个重要见解是，大依赖的抗体反应糖糖在与未知分子的二酯链中含有 Man-6-p。在没有糖的大依赖修饰的情况下，Man-6-P 作为单酯存在，后者也可以被分支化。O 型甘露糖占大脑中所有的 O 型连接物种的 1/3。但大多数可能是其他蛋白蛋白，因为脑特殊的消融对这些甘糖的数量几乎没有影响。一项研究表明，大依赖修饰可能作用于 aDG 的 O 型甘露糖、复杂的 N 甘糖和黏蛋白 O-GalNAc 甘糖。

六、邻氧基途径、糖胺聚糖

选定蛋白上的羟丝氨酸连接的聚糖产生具有共同核心四糖的糖胺聚糖、GlCaB1、3GalB1、3GalB1、4xyb。这些连锁甘糖被拉长成由交替二糖（GalNAcb1、4Glcab1）组成的软骨素和硫酸皮肤，或交替延伸成硫酸肝素和肝素（GlcNAca1、4Glcab1）。两种聚合物均硫酸化，葡萄糖醛酸（GlcA）转化为二聚醛酸（IdU）。

七、基底材料的限制

连锁甘糖被拉长成由交替二糖（GalNAcb1、4Glcab1）组成的软骨素和硫酸皮肤，或交替延伸成硫酸肝素和肝素（GlcNAca1、4Glcab1）。这两种聚合物均可硫酸化，聚合和修饰只发生在高尔基体中。这些途径中的障碍通常会导致骨骼和软骨等骨质病变。

八、连锁启动中的障碍

B4GALT7 的突变导致 Ehlers-Danlos 综合征的祖代变异。基因产物为（β1、4-半乳糖基转移酶），来自患者成纤维细胞的皮肤硫酸盐蛋白多糖，只含有木糖。

链状扩展中的遗传性多重外渗障碍：最常见的胃相关疾病是遗传性多重外生长增多病（HME），由硫酸乙酰肝素（HS）合成机械的突变引起。它是为数不多的常染色体显性疾病之一，患病率约为 1/5 万，更具体地说，HME 是由编码 HS 聚合酶的基因 EXT1 或 EXT2 的错义或移码突变引起的，HME 患者在长骨的生长板处发育骨生长。通常生长板在不同的生长阶段含有有序的软骨细胞，嵌入含有硫酸胶原软骨素的基质中，在 HME 患者中，生长板由生长的无组织软骨细胞组成，必须通过手术切除。这些患者患骨肉瘤的风险更高，还有一些被诊断为自闭症谱系，EXT1 和 EXT2 似乎在高尔基体中形成了一个蛋白质复合物。任何一个基因的等位基因的部分缺失似乎足以导致 HME，这是不寻常的，因为大多数糖糖生物合成酶是过量产生的。HS 合成的缺失和组织 HS 的同时减少，可能会导致 HS 结合生长因子的异常分布，其中包括 FGF 家族的一些成员和形态源，如刺猬组织、头首瘫痪组织和无翼组织。在果蝇中，HS 的丢失会破坏 Hh、Wg 和 Dpp 的路径，胚胎死亡和胃泌失败发生在小鼠身上。然而，Ext2 杂合子动物是可行的。这些动物约 1/3 的窝中在肋骨上出现单一可见的外囊病，这些动物的 Hh 信号传导是正常的，因为基于免疫组织化学的蛋白质分布中没有发现差异，因此不能解释其表型，Ext1 杂合子也在发育，但外显性是应变依赖的，在携带相同突变的不同家族中也可以看到，这表明了一种深刻的修饰基因效应。

黄斑角膜营养不良是由组织特异性硫转移酶（CHST6）、角膜 N - 乙酰葡糖胺 - 6 - 硫转移酶（GlcNAc6ST）缺乏引起的，它导致角膜硫酸角化坦的产生，未硫化的角质链可溶性差，其最终沉淀破坏了胶原蛋白网络，导致角膜基质变薄和失去透明度。另一个硫转移酶基因（CHST14）的突变导致在皮肤硫酸盐（DS）中添加 4 - O - 硫酸盐残基，它的丧失会导致面部畸形、拇指弯曲、抓棍棒的脚、关节不稳定、身材矮小和凝血障碍。有数名患者死于呼吸功能不全，患者成纤维细胞缺乏高度弹性的 DS 链，但有大量缺乏高度弹性的硫酸软骨素（CS），这可能会影响胶原束的形成或维持。将 CS 转化为 DS 的生物合成的第一步是将葡萄糖醛酸外离子化为离子醛酸，很容易可逆。硫转移酶似乎"锁定"了对 DS 合成的承诺，但没有它，逆转异皮粒化就会再生 CS，这一发现强调了硫酸皮肤在人类发育和基质维护中的重要性。

九、O - 海藻糖失调

1，3 - 葡糖基转移酶、*B3GALTL* 的突变导致常染色体隐性遗传障碍 Petersplus 综合征，其特征是发育迟缓、身材矮小、颅面缺陷和最常为前眼锤肌异常，基于蛋白质序列的同源性，该蛋白被假设是一种半乳糖基转移酶，但实验证明它是一种葡糖基转移酶，确定 *B3GALTL* 参与将葡萄糖加入 O 糖中，形成葡萄糖 - β1，3 黏糖二糖，1 型血栓应答蛋白重复序列（TSR）是一类类似于表皮生长因子样（EGF）重复序列的蛋白基序，由富含半胱氨酸的 40 ~ 60 个氨基酸组成，参与几种生物过程，如适当的凝血、细胞迁移，神经生成和血管生成，虽然 TSR 在结构和功能上与 EGF 重复相似，但分离和不同的酶进行这种修饰。向 EGF 重复序列中添加核糖，如在缺口的情况下，仅通过蛋白 O - 核基转移酶 1（POFUT1）进行。而 TSR 的海藻糖修饰仅由蛋白 O 海藻糖转移酶 2（POFUT2）进行，并通过 B3 甘糖进一步扩展，产生独特的双糖葡萄糖 β1，3 海藻糖，提示含 TSR 蛋白的 O - 核糖基化调节分泌蛋白的适当折叠和功能障碍将导致错误折叠蛋白的积累和分泌减少，几种含有彼得斯 + 患者蛋白质的 TSR 的研究显示，它完全缺乏 O - 核糖基化，此结果支持彼得斯 + 综合征作为一种糖基化障碍。

十、O - 半乳酸障碍

家族性肿瘤钙化病（FTC）是一种常染色体隐性遗传疾病，其特征是大量的钙沉积、高磷脂血症和令人衰弱的继发性副作用，如反复感染。对两个大型不相关家族的基因组广泛标记分析帮助鉴定糖基转移酶 GALNT3 是 FTC 中突变的基因，GALNT3 属于定位于高尔基体的 UDPGalNAc 转移酶，催化 N - 乙酰半乳糖胺转移到丝氨酸或苏氨酸残基，从而开始黏蛋白 O - 糖基化。虽然有几个高序列同源性，但 GALNT3 似乎具有独特的受体底物特异性，可以明显显示糖化纤维连接蛋白和 HIVgp120、O - 糖基化蛋白、成纤维细胞生长因子 23（FGF23）的突变，导致另一种形式的 FTC。两组患者发现 GALNT3 正常，但 FGF23 中潜在的 O - 糖基化丝氨酸残基发生突变。随后的研究表明，丝氨酸残基的突变显著损害了 O - 糖基化，并首次证明 FGF23 的某些突变导致了 FTC，另一个 O - GalNAc 缺乏症是罕见的自身免疫性疾病——Tn 综合征。它是由 x 连锁基因 COSMC 的体细胞突变引起的，其特征是各种血液学异常，COSMC 是 β1，3 半乳糖基转移酶的伴侣，是形成糖糖结构 t 抗原的必需品。t 抗原是一种 O 连接的 Galb1，3GalNAc，作为大多数黏蛋白 O 聚糖的前体，可以进一步扩展到其他几种结构。COSMC 的突变导致了一个被称为 Tn 抗原的截断结构的形成，它只是一个 O 链连接的 GalNAc。

十一、鞘糖脂障碍

常染色体隐性遗传的阿米什婴儿癫痫与发育迟缓、癫痫发作和失明有关。一个大型阿米什家族的连锁分析发现 SIAT9 的无意义突变导致停止密码子，因此截断蛋白质，被截断的 SIAT9 患者显示出非唾液酸化血浆糖磷脂的积累也就不足为奇了。GM3 的前体缺乏下游的 GM3 依赖性产品。GM3 合成酶缺失小鼠不会复制人类的疾病，因为生物合成途径是另一种选择。

糖基磷脂酰肌醇锚定障碍：遗传性 GPI 缺乏（IGD）的特征是癫痫发作外静脉血栓形成，由甘露糖转移酶甘露糖 PIGM 突变引起，在两个不相关的血缘家族中，Almeida 和同事在一个关键的 SP1 转录因子结合位点中发现了一个共同的启动子突变，显著降低了 PIGM 的表达，导致 GPI 锚点合成缺陷，在涉及同一患者的后续论文中，阿尔梅达及其同事显示，用丁酸钠治疗的患者淋巴细胞完全恢复了正常的 PIGM 转录水平及细胞表面 GPI 表达。更重要的是，用组蛋白脱乙酰化酶抑制剂治疗患者，在两周后便有了显著的改善，因为缺乏癫痫活动和运动技能的改善，编码 GPI 锚点的第二个甘露糖基转移酶的 PIGV 突变会导致高磷酸缺乏症智力迟钝综合征，这些突变患者血浆碱性磷酸酶水平升高，出现一种 GPI 固定蛋白，以及不寻常的面部特征、可变的癫痫发作和肌张力减退，患者白细胞中 GPI 蛋白自身的表面表达降低。PIGV 缺乏的 CHO 细胞可以用野生型人等位基因补充，但不能用突变体补充，PIGA 的突变限制了 GPI 合成的第一步，导致部分或 GPI 相关膜蛋白完全丢失，是阵发性夜间血红蛋白尿（PNH）的潜在原因，这是一种获得性血细胞群和血管内溶血。

十二、工厂组织、运输和接收

糖基化硬件的突变破坏患者的糖基化途径并不奇怪。糖基化途径中的一些酶在高尔基体中形成复合物，这可能会增加基底改性的效率，然而，破坏高尔基体组织、结构和货物或常驻蛋白转运的基因突变也会影响糖基化的紊乱。也许这是应该被预料到的，因为能改变高尔基体完整性和蛋白质运输的药物也会改变糖基化。因此，糖基化的改变可能是高尔基相关蛋白功能重要性的替代指标，许多特定蛋白质中的疾病引起的突变会导致蛋白质错折叠，在内质网的保留和蛋白酶体降解。例如，α1-抗胰蛋白酶缺乏、常染色体显性多囊肾病、囊性纤维化症、先天性蔗糖酶异麦芽盐酶缺乏、法布里病、家族性高胆固醇血症和类甾醇生成不全症，在穿越内质网/高尔基电路的蛋白质中，有异常高的比例（1.4%）实际上产生了不合适的 N-糖基化位点，其中一些是病态的。它们传递到膜正常，但甘糖的存在实际上损害了功能。或者，这些突变可以阻止组装成多亚基复合物，如马方综合征中的纤维蛋白1，找到合适的细胞/组织或特异性蛋白质更有挑战性，改变和确定了一种机制。血清蛋白（肝细胞和浆细胞衍生物）是方便的标记物，但它们可能并不总是表明糖基化有缺陷。损伤只能出现在"糖基化需求"较高的选定组织中。

十三、保守的寡聚物高尔基体和糖基化

保守的寡聚高尔基体复合物由 8 个独立的亚基 COG1-8 组成。突变以 6 个亚单位而闻名，使其成为缺陷，该复合物存在于两个裂叶状或亚复合物中。LobeA（COG1-4）和 LobeB（COG5-8）由连接不同叶的 COG1/COG8 异质二聚体连接。COG1 和 COG2 分别被鉴定为 LdLB 和 LDLC 突变体 CHO 谱系中对 LDL 受体表面定位有缺陷的缺陷基因。这些线有不完整的 N 和 O 链聚糖和异常的高尔基体结构。COG 复合物位于顺状高尔基体和内侧高尔基体，发现在囊腔的顶端和边缘和囊泡上，使其成为一个可能的连接因素。从酵母到哺乳动物，并与其他转运蛋白相互作用。例如，COG3 与 b-Copi 共沉淀，在酵母中，COG2 与 gCopi 相互作用。当使用 siRNA 敲除 COG3 耗尽时，含有糖基化酶、GPP130（顺式高尔基）和 SNAREsGS15 和 GS28 的小泡积累。COG 似乎对逆行运输很重要，因为 COG 的消耗不能将细胞表面结合的细菌毒素（如志贺毒素和 AB）通过高尔基体转移到内质网，SM（SEC1/MUNC18）蛋白 Sly1 直接与（COG4）相互作用，并使用不同的结合位点与 Syntaxin5 相互作用。阻断 COG4-Sly1 的相互作用会影响参与高尔基内输运的 SNAREs 的配对，从而显著降低 Golgito-内质网逆行输运，p115 和 COG2 之间的相互作用对 p115 破坏色带后的高尔基带改革至关重要，在 Rab 结合因子的宽屏中，哺乳动物 COG6 与 GTP 限制的 Rab1、Rab6、Rab41 和 COG4 优先与 Rab30-GTP 相互作用，第一批患有 COG 的 sib 患者显示由 COG7 的剪接突变引起的 N 和 O

糖基化缺陷，患者有围产期窒息、进食问题、生长迟缓、肌张力减退、胆汁淤积性肝肿大、癫痫发作、脑萎缩、四肢严重缩短，无长骨附悟。另一个奇怪的特征是过度的起皱的面团状皮肤。这两名患者都死于感染和心脏功能不全。另外 6 名 COG7 缺陷患者表现出相似的严重表型，一个具有不同剪接位点突变的患者无变形特征和延长存活期，1 名 COG1 缺陷患者被确认为全身低张力减退，但力量正常，发育不良，手和脚小，身材矮小，小脑异常和脑异常比 COG7 患者更温和。该突变消除了羧基末端的 80 个氨基酸。另外两例 COG1 缺陷患者患有脑下颌造口综合征（CCMS）和脑脸胸发育不良和肋椎骨发育不良，两名患者被确认为 COG8 突变。1 个截断突变消除了 76 个羧基末端氨基酸的氨基酸有正常的新生儿和婴儿期，但后来由于小脑萎缩/发育不全而发育为智力迟钝和共济失调，另一名患者有剪接位点突变和缺失，截断了蛋白质，该患者严重迟钝，几乎缺乏类似营养不良的肌肉，但没有畸形特征。COG5 缺陷患者的剪接突变导致外显子跳过和 COG5 蛋白表达严重降低，但伴有轻度精神运动迟缓、运动和语言发育迟缓。COG4 缺乏症中 1 名患有错义突变和小缺失的患者只引起轻微的表型。它的损失降低了其他 LobeA 亚基的表达或稳定性，但该复合物的稳定性仍然在细胞质中处于较低的水平。另一名有 COG4 缺陷的患者为致死性结局，还有一名患者也被确认为 COG6 的致死性突变，会导致神经疾病、癫痫发作和颅内出血，所有 COG 患者的成纤维细胞可能使高尔基离解的速度慢 3~4 倍，而冲洗后高尔基重新组装是正常的。这与 COG 在从高尔基体到内质网的逆行运输中的作用一致。在除 COG4 以外的所有病例中，患者细胞中正常等位基因的表达都使 BFA 反应正常，COG 患者中非常广泛的临床表现可能显得令人困惑，尽管它可能被归为"遗传背景"的原因，但其他问题可能会影响预测。与大多数糖基化障碍一样，突变的等位基因是超纯的，而不是空的。此外，患者的成纤维细胞可能不能反映其他细胞或组织的病理。这尤其重要，因为 COG 突变经常涉及可以表现出可变外显率的剪接位点。目前，我们对 COG 细胞生物学的理解还处于早期阶段，很明显，COG 在高尔基内部及高尔基到内质网的输运中起作用，但不知道每个角色是否需要所有的成分。对于 COG 复合物如何维持高尔基体的适当糖基化、稳态和结构完整性，我们知之甚少。最近的分析表明，Cogs1－4 的氨基末端部分是组装一个核心复合物所必需的，而羧基末端结构域形成"拉长的腿"，与其他糖基化相关的蛋白质相互作用。与 COG5－8 亚基复合物的相互作用需要 COG1 的羧基端结构域，另一项研究表明，叶 A（猪1－4）亚基的小干扰 RNA 敲除改变了高尔基体结构，而叶 B（猪5－8）亚基的丢失降低了 B4GALT1 和 ST6Gal－I 的稳定性，用于血清糖蛋白的合成。COG 患者对半乳糖糖基化和唾液酸化都有缺陷。其他遗传性疾病可能会由直接与转基因复合物相互作用的蛋白质缺陷引起。

十四、液泡性 ATP 酶

ATP6V0A2 是空泡 Ht－ATP 酶的 ATPA2 的突变，会影响 N－糖基化和 O－糖基化并改变高尔基转运，患者的细胞扩大高尔基腔，积累异常溶酶体和多囊泡体。滋养层弹性蛋白（TE）积累在高尔基体和大型异常细胞内和细胞外聚集。ATP6V0A2 的 siRNA 敲除显示出类似的表型。高尔基体中 TE 的分泌延迟和细胞内保留的增加和成熟弹性蛋白的细胞外沉积的减少增加了弹性细胞的凋亡，液泡 ATP 酶很可能在溶酶体、突触囊泡、内皮体、分泌颗粒和高尔基体，另一个候选疾病基因可能是高尔基体 pH 调节剂（GPHR），它显示出电压依赖性阴离子通道活性并改变糖基化。

十五、高尔基小体

高尔基顺态和跨高尔基体的细胞质侧结合，可以作为它们的系绳，它们与小的 GTP 酶相互作用，还有一些与细胞骨架元素结合。高尔基小体 GMAP210 招募 g 微管蛋白复合物形成高尔基带，并与 Arf1 相互作用，GMAP210 与高度弯曲的膜结合，并被认为与小管或小泡系顺高尔基体，臭氧抑制导致高尔基体分裂，扰乱高尔基体装运，它被广泛表达，可能是多余的，因为缺乏的小鼠胚胎有一个正常的高尔基体。这种蛋白将 IFT20 的纤毛成分固定在高尔基体上，这些来自突变体的细胞具有较短的初级纤毛，这表明它在纤毛的膜成分的分类中发挥了一定的作用，这一结论与已知数据相符，但没有解释为什么 GMAP210 - 缺陷小鼠在出生后不久死亡，明显死于心脏和复杂的肺缺陷，答案来自一个前瞻性的基因筛选，重点是确定导致小鼠新生儿致命骨骼缺陷的基因，靶基因 Trip11 编码 GMAP210，小鼠表型类似于人类疾病突变 Ia 型，随后对患者的分析显示了 Trip11 的突变。该表型不能从细胞生物学中被预测出来，特别是因为 GMAP210 被广泛表达。突变小鼠的软骨细胞分化受损，内质网扩张和糖基化改变。如 II 型胶原蛋白和聚物等蛋白被正确定位，研究者认为 GMAP210 缺乏导致了对蛋白多糖糖基化需求旺盛的组织的选择性蛋白转运缺陷。早死亡似乎是由于骨骼发育不全引起的肺压迫造成的，而不是初级髑骨组装和定位的缺陷。有证据表明，高金糖可以在货物蛋白的选择中发挥特定的作用，这个例子很重要，因为它指出了很难预测哪些蛋白质、器官系统或时间框架会受到高尔基体转运蛋白突变的影响。为一种祖发性疾病，标测研究将该缺陷定位为 SCYL1BP1 失血结突变。该蛋白在这些位置高度表达，并在成骨细胞分化过程中增加，免疫荧光将其定位到高尔基体，酵母双杂交下拉显示它在其 GTP 激活状态下与 RAB6 相互作用。该蛋白包含位于高尔基体的盘绕结构域，并结合 RAB6，确定其是一种蛋白。这些结果加强了选定组织的分泌途径与结缔组织的年龄相关变化的关系，其他患者在该基因中有相似的表型和突变，但转铁蛋白糖基化正常，引起 Ia 型软骨细胞发生的 GMAP210 突变表明，其对糖基化的影响可能是蛋白质选择性和组织特异性。

十六、SEC 蛋白质类

另一个显示出不可预测功能的例子也出现在由 COP II 涂层蛋白复合物家族突

变引起的两种疾病中，即 SEC23A 和 SEC23B。SEC23A 突变导致颅网关节关节发育不良综合征并影响面部发育。在斑马鱼中，位置克隆将一个畸形的颅面骨骼的缺陷、弯曲的胸鳍和一个短的身体长度映射到第 23B 同源物中。突变鱼也显示了细胞外基质成分的积累，包括Ⅱ型胶原蛋白，激活第 23A 转录的转录因子。*BBF2H7* 突变的小鼠与 GMAP210 防御小鼠具有相似的表型，包括软骨发生异常和内质网中胶原Ⅱ和软骨寡聚基质蛋白的积累。向软骨细胞引入 A23 节使基质成分的分泌正常化，*SEC23A* 的突变形式不能很好地招募 SEC13 – SEC31 复合物，抑制了囊泡的形成。令人惊讶的是，这种效应被反应中使用的 SAR1GTPase 平行物调制，表明两个人类 SAR1 平行物与 SEC13 – SEC31 复合物的不同相似性。患者细胞积累了大量含有管状货物的内质网出口部位，没有可见的膜涂层，可能代表了 COPⅡ囊泡形成的中间步骤，相反，*SEC23B* 突变会导致一种完全不同的糖基化障碍，称为先天性血清发育不良贫血或 HEMPAS，这些患者红细胞生成不良，产生骨髓双核和多核红细胞，提示细胞生成异常。在外周红细胞中，蛋白质和糖脂不完全糖基化，这将导致进行性脾肿大、胆结石和铁超载，并可能导致肝硬化或心力衰竭。通过 shRNA 敲除 SEC23B 模拟缺陷的细胞分裂，斑马鱼变种有异常的胚胎细胞发育。对同一家族的研究分析表明，杂合子父母的红细胞膜糖有异常，提示存在亚临床单倍体不足。

脂质体内平衡和失调：脂和糖脂转运涉及高尔基体和细胞中的其他区域。最近提出的对蛋白质和脂质通过高尔基体的组织、动力学和通量的解释主要是基于它们的物理性质，以及构造不同成分、尺寸和曲率膜的合成/耗尽地点，脂质和蛋白质分类是相互交织和相互依赖于这个有吸引力，但未经证实的模型。然而，它提供了一个背景来讨论改变的糖基化可能是一个有用的标记或在疾病的病理生理学中发挥作用的可能性。这些疾病包括胆固醇运输的各种疾病，如 Niemann – PickC 型，该蛋白功能未知的缺陷也影响白云酚的酯化和小鼠模型中环磷酸的糖基化。

十七、小　结

当前和新兴的基因测序技术及成本下降，将在不久的将来揭示新的遗传性疾病。本文中的例子表明，影响糖基化的高尔基体相关疾病将得到很好地体现。蛋白质同源性的预测可能不能产生对患者表型的准确预测。一些有缺陷的基因将会被熟知，另一些可能会有未知的功能，使它们的生理功能难以解开。在某些情况下，糖基化改变的生化确认可以是一种质量控制指标，暗示高尔基体参与缺陷基因的生理功能，通常与各种医学专业相关的基因缺陷将需要加强与基本细胞生物学家和生物化学家的相互作用和合作，以解释并将这些遗传错误转化为生理学和潜在的治疗方法。

高尔基体可以分类、组织和运输细胞内的蛋白质和脂质，并维持"工厂"组织，以便在内质网和最终目的地（质膜或内吞细胞组织器）之间有效地提货和运输。突变高尔基常驻蛋白的性能损害会产生严重的病理改变。基因分析技术的发展依赖于高尔基体成分的进一步研究，而糖基化是其重要指标。

第十二节 先天性糖基化病

一、定义和分型

糖基化是酶催化单糖活化和聚糖合成并结合到其他复合体（蛋白质和脂质）的过程，对蛋白质的成熟和功能完整至关重要。先天性糖基化障碍（CDG）是一类以糖基化受损，多以糖复合物（主要是糖蛋白和糖脂）糖基化缺乏或增加为特征的单基因疾病。CDG 组成包括蛋白质 N－糖基化、蛋白质 O－糖基化，合并多糖基化缺陷（多途径参与）、糖鞘脂和糖基磷脂酰肌醇（GPI）锚合成缺陷。CDG 以"基因名"－CDG 的方式命名。CDG 临床表现呈现多样性，以及涉及多器官系统，且表型间具有异质性，因此诊断 CDG 往往具有挑战性。最常见的 CDG 是 PMM2－CDG，目前已有超过 150 种 CDG 类型，其中大部分涉及 N－糖基化缺陷。

二、发病机制

真核细胞内的蛋白通常经过糖基化修饰才能加工成熟，从而具有正常的生物学功能。结合到蛋白上的聚糖可以是 N－连接方式（结合到蛋白的天冬酰胺残基上），也可以是 O－连接方式（结合到蛋白的丝氨酸或苏氨酸残基上）。与 O－糖基化相比，N－聚糖的组装更为复杂，且具有 O－糖基化过程不存在的后期加工途径。因此，目前所知的绝大多数人类 CDG 是由于 N－糖基化途径的缺陷引起的，极少数是由 O－糖基化途径的缺陷引起的。真核细胞内分泌蛋白的 N－糖基化作用定位于内质网和高尔基体上，可区分为 3 个独立阶段。在胞质中，由糖酵解途径的中间体果糖 6－磷酸合成甘露糖供体，即 GDP－甘露糖。首先，N－聚糖组装在细胞质上进行，然后在内质网的管腔侧进行，形成脂联寡糖多羟基焦磷酸——$GlcNAc_2Man_9Glc_3$。这个化合物的寡糖部分转移到新生蛋白质的天冬酰胺（Asn）上。其次，新形成的糖蛋白的聚糖先在内质网中被加工，剪去 3 种葡萄糖，然后在高尔基体中剪去 6 种甘露糖并被 N－乙酰葡糖胺、半乳糖和唾液酸的两个残基分别取代。反之，O－聚糖的组装通常始于高尔基体，且没有加工过程。

1. CDG Ⅰ型与 N－聚糖合成及转移至蛋白的过程

聚糖不同于核酸和蛋白质分子，不是线性结构，而是多种糖基通过 α－或 β－连接形成复杂的分支结构，其合成也不是以存在物为模板，而是通过许多种底物特异性的酶（主要是糖基转移酶和糖苷酶）依次添加或去除单糖，在内质网和高尔基体上流水线般合成脂联寡糖链。糖链合成所需的各种单糖，如 N - 乙酰葡糖胺（GlcNAc）、葡萄糖（Glc）、甘露糖（Man）、岩藻糖（Fuc）等并非以游离形式添加到寡糖链上，而是以核苷酸结合形式提供的，如尿嘧啶核苷二磷酸 N - 乙酰氨基葡糖、鸟嘌呤核苷二磷酸甘露糖（GDP - Man）、鸟嘌呤核苷二磷酸岩藻糖（GDP - Fuc）等。

在 N - 糖链合成的起始，需要一个 dolicol phosphate（Dol - P）作为 Man、Glc 和糖链合成的载体。Dol - P 首先接受来自 UDP - GlcNAc 的 GlcNAc - 1 - P 基团，形成 Dol - P - P - GlcNAc，特异性的糖基转移酶催化延伸 Dol - P - P 连接的寡糖链直到中间产物 Dol - P - P - $Man_5GlcNAc_2$ 形成。脂联的 7 糖糖链进而翻转进入内质网膜内腔，再由特异性的糖基转移酶依次添加 4 个 Man 和 3 个 Glc 残基，其供体分别为 Dol - P - Man 和 Dol - P - Glc。最终形成 Dol - P - P 连接的十四糖糖链，转移到新生多肽的 Asn 残基上进一步加工成熟。

人体通过饮食摄入大部分单糖，然后在体内与核苷酸结合成为单糖供体，并可在体内相互转化，防止某一种单糖摄入不足时引起的不良后果。然而，转化途径中某些酶的缺陷会降低体内某种核苷酸结合糖的水平，例如寡糖链合成所需的 Man 主要由 GDP - Man 提供，而磷酸甘露糖变位酶（PMM）缺陷可导致 GDP - Man 合成不足，引起 CDG - Ⅰa 型。而 Man - 6 - P 的水平可通过直接摄入 Man 和磷酸甘露糖异构（PMI）催化的 Fru - 6 - P→Man - 6 - P 提供。Fru - 6 - P 的异构化可提供大量的活性甘露糖，因此 PMI 缺陷会引起 N - 糖链的合成不充分，产生 CDG - Ⅰb。CDG - Ⅰa 和 Ⅰb 均产生缩短的寡糖链，在缺乏完整 Glc_3Man_9（$GlcNAc)_2$ 的条件下，也可被寡糖基转移酶（OST）识别并转移到新生多肽的 Asn 残基上，但转移效率极低，因而糖蛋白的许多糖基化位点未被占据，造成了功能性蛋白的不充分糖基化。口服 D - 甘露糖对 PMI 缺陷型患者效果显著，但对 PMM 缺陷型患者不起作用。这是因为游离的 Man 转化为 GDP - Man 和 Dol - P - Man 需要依赖 PMM，而不必依赖于 PMI。因此，口服甘露糖可使 PMI 缺陷的患者体内的 GDP - Man 和 Dol - P - Man 水平上升，而对 PMM 缺陷的患者无效。

在正常细胞内，鸟嘌呤核苷二磷酸岩藻糖（GDP - Fuc）合成主要来自 GDP - Man，从而确保了岩藻糖基化反应的底物供应，而不存在该反应的逆反应（GDP - Fuc→GDP - Man）。因此，当 PMM2 突变使 GDP - Man 蓄积减少时，不能通过补充 Fuc 而获得 Man。由于脂联寡糖链在内质网膜上组装的有序性，某种糖基转移酶的缺陷会导致特定中间产物的累积，例如：CDG - Ⅰd 患者体内 Dol - P - Man 依赖的 α - 1，3 - 甘露糖基转移酶缺陷，导致 $Man_5GlcNAc_2$ 的累积。同样，CDG - Ⅰc 患者体内 Dol - P - Glc 依赖的 α - 1，6 - 葡萄糖基转移酶缺陷导致 $Man_9GlcNAc_2$ 累积。在缺乏完整 Glc_3Man_9（$GlcNAc)_2$ 的前提下，这些中间产物被寡糖基转移酶识别，转移至新生多肽上形成不充分糖基化的糖蛋白。因此，不充分糖基化的糖蛋白，例如血清转铁蛋白，已作为 CDG 患者临床上最早的诊断和分类手段。在内质网膜的胞质面，Dol－P 与 UDP－Glc 和 GDP－Man 合成相应的单糖供体Dol－P－Glc 和 Dol－P－Man。人类的 Dol－P－Man 合成酶包括 3 个亚单位：DPM1 编码的蛋白最大，可作为酶的催化中心，而 DPM2 和 DPM3 表达的亚单位将酶复合体锚定在内质网膜的腔面。在 CDG－Ie 患者中鉴定出 DPM1 上的突变，DPM1 蛋白活性的降低导致了 Dol－P－P 连接的寡糖链的缩短，并降低了患者细胞中糖基磷脂酰肌醇锚定的蛋白水平。CDG－If 患者是由 *MPDU*1 缺陷引起的，该基因可促进Dol－P－Man 和 Dol－P－Glc 的有效利用，但其具体机制尚不清楚，可能是由于其表达产物有助于将单糖供体定向和呈递给相应的糖基转移酶。

2. N－聚糖的后期加工途径与 CDG Ⅱ型

脂联的十四糖糖链经寡糖基转移酶催化转移到粗面内质网的新生多肽的三联序列 NXS/T 上。N－糖基化的多肽链脱离核糖体进入 rER 内腔，首先被 α－葡萄糖苷酶Ⅰ和Ⅱ切除 3 个 Glc 残基，然后被内质网的 α－甘露糖苷酶和 cis 高尔基体的 α－甘露糖苷酶Ⅰ切除 4 个 Man，形成 $Man_5GlcNAc_2$七糖聚糖。再转入中间高尔基体经 N－乙酰葡糖胺转移酶Ⅰ（GlcNAc T－Ⅰ）、α－甘露糖苷酶Ⅱ及 N－乙酰葡糖胺转移酶Ⅱ（GlcNAc T－Ⅱ）加工形成七糖复杂型聚糖。该七糖聚糖在外侧高尔基体或外侧高尔基体网络中进一步加工成熟。

CDG Ⅱ型被定义为结合到蛋白的 N－聚糖的进一步加工途径及影响其他糖基化途径的缺陷。其中，CDG Ⅱa 型和Ⅱb 型分别由高尔基体 GlcNAc T－Ⅱ和内质网 α－葡萄糖苷酶Ⅰ缺陷引起。与Ⅰ型不同，Ⅱ型中脂联寡糖链的合成和转移至蛋白是正常的，但由于后期的错误加工产生与Ⅰ型不同的糖型模式。核苷酸结合糖被特定的转运系统转运入内质网和高尔基体。CDG 也可发生在核苷酸结合糖转运蛋白的水平上，GDP－Fuc 转运蛋白缺陷导致岩藻糖基化疾病被定义为 CDG Ⅱc 型，即白细胞黏附缺陷症Ⅱ型。

三、临床表现

大多数 CDG 患者有面部畸形、脂肪分布异常、凝血异常和内分泌缺陷。在不同类型的 CDG 中，神经、心脏、胃、肠、肝脏、肾脏、血液、免疫和骨骼等系统的异常均有所涉及。

1. 神经系统

大多数 CDG 类型都涉及神经系统。最常见的症状是小脑性共济失调，中枢张力减退，近端肌肉无力和痉挛。周围神经病变很常见，尤其是 PMM2－CDG。卒中样发作（SLE）是危及生命的并发症。顽固性癫痫和对抗惊厥治疗均有所报道。仅有少数 CDG 与言语发育延迟和智力残障无关。

常规治疗主要以控制症状为主。对于共济失调患者最重要的治疗是物理治疗，另外，需要加强步态训练和肌肉力量训练。最近的报告显示乙酰唑胺在 PMM2－

CDG 患者中有有益作用。在痉挛或肌张力障碍患者中，局部注射肉毒杆菌毒素可能起效。激进的治疗手段会使患者体温升高（逐渐升高的发热），通常会加剧癫痫、肌阵挛和其他运动障碍，可能会在大多患者中引起卒中样发作。目前还没有证据显示精氨酸治疗可降低 CDG 中脑卒中样发作的严重性或频率，因此仅推荐保守治疗。

　　肝病患者应慎用丙戊酸，丙戊酸常可导致肌阵挛；其替代品包括左乙拉西坦、氯硝西泮等。研究者在少数患有顽固性癫痫患者中对药用大麻油进行了试验，但没有取得预期效果；已有研究结果显示应注意生酮饮食的饮食方式，因为这种饮食方式可能在 CDG 患者中增加患者低血糖风险。

　　CDG 中疾病特异性治疗方法的主要目的是提高活性单糖的浓度，用于聚糖的合成，或将其转运到特定的地方。其他方法集中于调控微量元素，尤其对于参与糖基化过程中的酶的正常功能的维持很重要。大多数饮食中单糖的治疗方法在中枢神经系统功能中不会有立竿见影的效果。这些疗法大多在病例研究中被建议，而非在前瞻性试验队列中被验证。

　　口服半乳糖 1g/（kg·d）及口服锰治疗（个体化剂量）在 SLC39A8 – CDG 中改善了癫痫发作。口服岩藻糖在少数 SLC35C1 – CDG 中对神经发育有积极影响。口服半乳糖 SLC35A2 – CDG 可改善患者癫痫发作。尿苷在两名患有 CAD – CDG 的患者中被成功应用，且乙酰化形式的尿苷能被更有效地吸收，且已被美国食品药品监督管理局（FDA）批准使用。

2. 消化系统

　　胃肠道黏膜是高度糖基化的，据报道部分 CDG 患者常出现淋巴循环回流异常，因此反流和呕吐在 CDG 患者中很常见，且慢性腹泻在许多 CDG 类型中已被报道。蛋白丢失性肠病（PLE）最常见于 MPI – CDG，但在其他疾病如 ALG6 – CDG 和 PMM2 – CDG 中也可出现。

　　治疗 CDG 胃肠症状的一般方法包括通过公式计算摄入的最大耐受热量（不需要特殊饮食的 CDG 患者）。除了常规的白蛋白注射外，奥曲肽疗法或富含中链脂肪酸（MCT）的饮食可能具有一定的效果，例如在其他病因引起的蛋白质流失性肠病的治疗中。病情严重情的况下，建议进行鼻胃管或经皮胃造口术。对于 CDG（MAN1B1 – CDG）热量限制是必要的，而非热量干预。文献报道甘露糖治疗 MPI – CDG 严重病例能改善腹泻并部分消除所需白蛋白的流失。每日 4~6 次，建议剂量为每次 200mg/kg 以达到血清甘露糖治疗水平。但在一些患者中，这种疗法会引起明显的副作用，如溶血、糖化血红蛋白升高和复发性黄疸等。

3. 血液系统

　　凝血因子和血小板膜糖蛋白糖基化异常与 CDG 患者血栓增多和出血并发症的风险相关，特别是 PMM2 – CDG、MPI – CDG 和 ALG1 – CDG。CDG 的血液并发症包括动静脉血栓形成、黏膜和内脏出血，病因不明的卒中样发作，缺血性卒中、颅内出血和弥散性血管内凝血均有过报道。CDG 中凝血异常也被认为是促凝因子和抗凝因子之间的不平衡，以及非特异性或功能障碍的血小板相互作用引起的。异常低水平的因子Ⅸ和Ⅺ、抗凝血酶、蛋白 C 和蛋白质 S 也十分常见。也可见其他凝血因子的缺乏，包括因子Ⅱ、Ⅴ、Ⅶ、Ⅷ、Ⅹ，以及凝血酶原时间（PT）延长，活化部分凝血活酶时间（APTT）和 D－二聚体升高。随着病程推进，凝血参数常可改善甚至恢复正常。有证据表明凝血参数的改善预示着凝血和出血的风险较低。发热、长期制动，以及组织损伤，如侵入性的手术已被证实与血栓形成有关。降低抗凝血酶、蛋白 C 和蛋白 S 水平与血栓形成的风险增加有关。

然而，血栓形成风险与 PT、aPTT、因子Ⅸ和Ⅺ水平的关系尚不明确。在诊断时和之后每年要对凝血参数进行监测，包括 PT，APTT，因子Ⅰ、Ⅷ、Ⅸ和Ⅺ，抗凝血酶，蛋白质 C，蛋白质 S。凝血因子应该在任何侵入性手术前或手术中或在发热性疾病中也要进行检测。如果 PT 或 APTT 延长，则因子Ⅱ、Ⅴ、Ⅶ、Ⅹ 也应检测。

疾病的特异性治疗具有挑战性。目前缺乏在 CDG 患者中有效预防或治疗血栓形成方面常用抗凝药物的共识。预防血栓形成的初级预防是不推荐的，因为伴有出血的风险，但建议有动脉血栓病史的患者可服用低剂量阿司匹林。触发因素为择期手术和口服避孕药，如果可行，有创后充分补水和早期活动已经被建议作为风险调整的策略之一。虽然许多 CDG 患者是抗凝血酶缺乏，一些研究已经报道了抗凝血酶增加其和肝素亲和力的活性，低分子的肝素在血栓形成的 CDG 治疗中得到了有效的应用。因子Ⅹa 抑制剂可作为 CDG 患者肝素治疗的合理替代品，利伐沙班已经成功地治疗了 CDG 患者血栓。维生素 K 拮抗剂（即华法林）已用于继发性静脉血栓形成的预防。

在其他出血性疾病中，新鲜冷冻血浆（FFP）已被用来预防 CDG 中可能出现的出血情况。这种疗法已被证明对重症患者毛细血管渗漏和水肿有改善作用，特别是在感染期间。口服甘露糖治疗可有效恢复 MPI－CDG 的凝血异常，并可预防出血和血栓形成。

4. 内分泌系统

CDG 患者通常伴有多发性内分泌紊乱，包括甲状腺功能、糖代谢紊乱和性发育异常等。生长障碍是大多数 CDG 的共同特征，是营养不良和（或）生长激素或胰岛素样生长因子 1 级联功能障碍所致。CDG 的患者通常具有生长激素抗性，血清生长激素水平升高但胰岛素样生长因子 1（IGF－1）水平降低是证据。胰岛素样生长因子结合蛋白 3（IGFBP－3）水平频繁降低是由于假性糖基化清除增加，促甲状腺激素（TSH）水平升高可在年轻患者中发现，原因是受体糖基化缺陷，但据报道一般情况下与甲状腺功能减退的临床意义无关。甲状腺结合球蛋白（TBG）和 TT_4 水平在 CDG 中通常降低，尽管患者临床上表现为甲状腺功能正常，具有正常水平的 TSH、游离 T_4（FT_4）、T_3。低血糖常与高胰岛素血症或肾上腺机能不全有关，可能表现为嗜睡、呕吐或癫痫。在女性 CDG 中，青春期发育异常、闭经和促性腺激素增多的性腺功能减退伴随卵泡刺激素和黄体生成素水平升高，但雌二醇水平降低常见。青春期发育异常在男性中较少见，卵泡刺激素分泌升高和隐睾症也有报道。

作为一般规则，增长参数每次随访都应监测。血清 IGF-1 和 IGFBP-3 水平应在诊断时获得并持续记录，如果出现生长障碍。重组 IGF-1 治疗已用于 1 例生长反应良好的 PMM2-CDG 患者。血清 TSH、FT_4 和 TBG 的水平应该在诊断时检测，并且之后每年检测。TSH 水平升高比较常见，CDG 患者出现甲状腺功能减退且只存在 FT_4 下降的情况下才能用左甲状腺素治疗。如果患者出现低血糖，推荐测定血清胰岛素、皮质醇、生长激素、乳酸、氨、β-羟基丁酸、游离脂肪酸和尿酮。可考虑采用复合碳水化合物饮食。高胰岛素血症所致血糖水平过低对重氮治疗有反应，尽管有些患者水肿加重，1 例患者因随后出现严重低钠血症而行胰腺次全切除术。应密切跟踪患者是否有青春期发育障碍，在青春期的开始，也就是 Tanner 期，需要评估生长参数和骨龄。此时女性应监测血清卵泡刺激素、黄体生成素、雌二醇水平，男性应监测睾酮和雄性激素结合球蛋白（SHBG）水平。在患者青春期延迟时，可以考虑使用低剂量雌二醇或睾酮激素替代治疗，此方案没有增加血栓形成的风险。

关于疾病特异性治疗，口服甘露糖在 MPI-CDG 治疗中可改善生长速度和低血糖。半乳糖的补充可改善 PGM1-CDG 促性腺素性性腺功能减退和低血糖，提高 TMEM165-CDG 中 IGF-1、IGFBP-3 水平。

5. 感染和免疫相关疾病

感染（细菌、病毒、真菌）和疫苗注射时抗体不足，以及肺动脉窦、胃肠道、皮肤感染很常见。此外，PGM3-CDG 通常表现为高 IgE 表型，其特征为特异性反应和自身免疫。白细胞计数异常（中性粒细胞减少症、淋巴细胞减少症）和免疫球蛋白水平低（主要是 IgA 和 IgG）是最常见的实验室异常。低丙球蛋白血症是由于 B 细胞功能障碍引起两种球蛋白水平下降，糖基化的快速清除或许是由于肾病综合征或蛋白质损失肠病共同引起，上述提及的 CDG 类型在幼儿时期最为严重，随着时间的推移有所改善。

一般的建议是，如果有复发或严重感染史，白细胞计数（包括中性粒细胞、B 淋巴细胞、T 淋巴细胞及自然杀伤细胞）和血清免疫球蛋白水平（包括 IgA、IgG、IgM）应在初诊时和在急性或反复发作期间监测。在没有禁忌证的情况下，建议进行适龄疫苗接种，疫苗接种后应测定滴度以评估效应。若感染应适当进行抗生素治疗，但由于并发症风险升高，如脓毒症，治疗期间应仔细监测患者生化检查结果。静脉注射免疫球蛋白可改善复发性感染的情况。预防性使用抗生素也可酌情考虑。

对于 SLC35C1-CDG 可进行疾病特异性治疗，口服岩藻糖可以改善复发性感染，在一些病例中可使中性粒细胞计数恢复正常。然而，一些患者随后可出现自身免疫性中性粒细胞减少症。口服镁剂在 MAGT1 - CDG 中可以持续性改善 Epstein - Barr 病毒相关噬血细胞综合征，且可降低 EBV 相关的风险。SLC35A1 - CDG 患者（高尔基唾液转运体缺陷）可进行骨髓移植，但应警惕并发症，包括移植物抗宿主病和肺出血。严重 PGM3 - CDG 合并免疫缺陷可采用造血干细胞进行治疗。

四、诊断方法

大多数 N - 糖基化障碍的初始生化筛选依赖于血清转铁蛋白的等电聚焦分析和血清转铁蛋白光谱分析。转铁蛋白异常表明糖基化过程在细胞质和内质网或高尔基体中被破坏。

1. 血清转铁蛋白的等电聚焦分析

血清转铁蛋白（Tf）的等电聚焦（IEF）分析是临床上最早也是目前应用最普遍的诊断 CDG 的生化指示剂。血清转铁蛋白只有 2 个糖基化位点，通常被唾液酸化的 N - 糖链修饰，所以大多数正常的转铁蛋白含有 4 个唾液酸残基。假如有完全 N - 糖链的缺失或组装完全的糖链加工发生改变，就会产生缺少唾液酸的不充分糖基化形式，即糖缺陷的转铁蛋白。CDG I 型（如 I a 和 I b）中由于脂联寡糖链的不充分合成及转移至蛋白的缺陷，使一部分 Tf 分子的 1 ~ 2 个糖基化位点未被占据，产生含有唾液酸残基数为 4、2 和 0 的混合模式，IEF 分析可检测到相应的三条带；而正确组装和转移的 N - 糖链在内质网和高尔基体的加工发生改变（如 CDG II a），通常产生唾液酸残基数为 2 的 Tf 模式。通过 IEF 分析可以诊断出 CDG 患者以便进一步诊断和治疗。

酿酒酵母 Sacchromyces 的研究表明，很多合成步骤上的缺陷可潜在产生与 I a 和 I b 相似或相同的 IEF 模式，因此糖缺陷转铁蛋白仅提示一种糖基化异常，但不是 CDG 的根本缺陷，不具备在临床上区分 CDG 类型的能力。

2. 酿酒酵母在鉴定糖基化途径特定缺陷突变株中的作用

由于内质网上的 N - 糖基化途径在酵母和人类之间非常保守，酵母突变株可直接用来定义一种新类型 CDG 的分子病因。实际上，观察突变表型及克隆相应的 cDNA 序列非常重要，可以特征性描述人类的遗传缺陷。例如，CDG - I c 产生是由于 $\alpha - 1, 6$ - 葡萄糖基转移（ALG6 酶）的缺陷，患者成纤维细胞中累积了脂联的 $Man_9GlcNAc_2$ 寡糖，在检测酵母 ALG6 突变株细胞中得到验证。从酵母 ALG6 位点获得的序列信息使鉴定同源的定向进化的人类基因成为可能，从而来检测 CDG - I c 患者该位点上的改变。将克隆的人类正常和突变 cDNA 在 ALG6 缺陷型酵母细胞中进行表达，结果显示人类 ALG6 酶的突变体不能弥补酵母的 ALG6 缺陷，而正常 ALG6 酶可以，这表明 CDG - I c 患者中 ALG6 位点的突变使葡萄糖基转移酶功能受损。同样的方法可以证明 CDG - I d 患者中 ALG3 突变导致甘露糖基转移酶的功能受损。

3. 定位更多类型的 CDG 需要多模式系统的结合

不同类型 CDG 分子表明，对于一种新的先天性疾病的快速分子诊断来说，试验意义上的模式系统是一种重要工具。很显然，酵母的遗传系统对特征描述新类型 CDG 非常重要。然而，对于定义疾病的众多类型来说，单一模式系统是不充分的。例如，新发现的 CDG－If 归因于人类 LEC35 蛋白缺陷引起的。这种蛋白在酵母中不存在，但 CHO 细胞中缺乏这种蛋白导致 N－糖基化效率降低。这个例子显示了其他的模式系统，例如 CHO 细胞突变体，小鼠的基因敲除模型对研究新的 CDG 也非常重要。

五、治　疗

（一）营养治疗

口服补充大剂量甘露糖是目前使用最久，最成功 CDG 治疗方式。目前，膳食补充仍然是 CDG 应用最广泛的治疗方法之一。膳食补充具有较高的安全性，成本低，可行性高。补充化合物理论上也可以包括活化糖、核苷酸糖，以及额外的单糖和微量元素。补充糖的治疗策略可提供外源性单糖来通过补充机制或上调受影响的通路来减弱糖基化的破坏。

在 MPI－CDG 中，人源补充增加己糖激酶的底物，使外源性物质磷酸化人甘露糖－6－磷酸。这绕过了酶 MPI－CDG 的缺陷，在正常情况下转换果糖－6－磷酸→甘露糖－6－磷酸。人补充 MPI－CDG 可恢复内分泌功能、凝血功能，减轻肠病，但并不能挽救进展性肝损害。此外，高剂量摄入在胃肠道和血液方面有潜在的副作用。

SLC35C1－CDG 的特征是由于 SLC35C1 酶活性的下降，GDP 岩藻糖进入高尔基体受到影响。在 SLC35C1－CDG 中补充岩藻糖能够促进高尔基体的岩藻糖糖基化。一个潜在的机制可以通过上调 GDP－岩藻糖的转运体以促进 GDP－岩藻糖进入高尔基体发挥作用。海藻糖补充在 3/5 的 SLC35C1－CDG 患者中降低了感染率，增加了 E 选择素和 P 选择素配体的表达，并恢复了中性粒细胞数量。在另外 2 个较轻的病例中，海藻糖改善了患者心理运动的发展。携带 SLC35A1 p. F168del 变体，与极小的免疫缺陷和生长发育迟缓相关。由于 SLC35C1－CDG 患者自身免疫性疾病和溶血，岩藻糖治疗应被谨慎监控。

半乳糖（Gal）的补充在两项 PGM1－CDG 的试点研究中显示了有益作用，并在 SLC35A2－CDG、SLC39A8－CDG、TMEM165－CDG 的单例或小病例研究中具有临床疗效。

Gal 补充已被广泛用于 PGM1－CDG 治疗。PGM1－CDG 特征是葡萄糖－1－磷酸到葡萄糖－6－磷酸的相互转换中断。Gal 补充已在体外试验中被证明能改变糖的代谢，恢复活化糖 UDP－葡萄糖与 UDP－半乳糖水平并且增加外源性 Gal 进入新形成的 N－聚糖。体外补充 Gal 恢复了内质网聚糖的合成和半乳糖基化。临床上，患者糖基化、内分泌功能、凝血功能均有改善，且无不良反应。尿苷和 Gal 的共同补充对 CAD – CDG 和 SLC35A2 – CDG 的作用正在进一步研究探索中。

（二）酶治疗

尽管非溶酶体酶治疗在 PMM2 – CDG 的治疗中具有可能性，但是一些困难限制了其在 CDG 中酶替代治疗的可行性。细胞靶向，低水平替代酶，细胞摄取补充酶，通过血脑输送，这些障碍仍然是最棘手的问题。即使酶穿越血脑屏障，然后进入细胞，它不仅会影响当前糖基化依赖的细胞功能，而且具有后续无法预料的影响。

（三）移　植

器官移植和干细胞移植已被用于临床中病情严重无法逆转病例的治疗方案中，涉及心脏和肝脏。MPICDG 患者在补充 Man 的情况下进行了成功的肝移植手术。在 CCDC115 – CDG 和 ATP6AP1 – CDG 中肝移植的成功率各不相同。心脏移植可以作为一种心脏受累 CDG 的治疗方法。目前已经成功完成 DOLK – CDG 患者的心脏移植。造血干细胞移植已成功地用于 CDG 的治疗免疫缺陷。3 例 PGM3 – CDG 患者脐带血和骨髓干细胞移植显示患者免疫反应减轻。

（四）药物伴侣

药理伴侣（PCs）是小分子直接与突变的蛋白质结合。PCs 通过隔离蛋白向内质网和高尔基体的折叠和糖基化而发挥作用。PCs 能有效挽救含有致病性错义变异的蛋白质，从而破坏蛋白质的折叠和构象酶的功能。由于大多数患者是复合杂合子，因此很难预测个人治疗结果。移码和过早终止密码子导致突变蛋白翻译完全丧失并不代表 PCs 的靶标。PCs 有望成为 PMM2 – CDG 的有效治疗方法。在 PMM2 患者中，高达 80% 的患者有致病性错义变异，大多数通常为 p. R141H 变体。几个 PMM2 错义变异体致病评估显示，蛋白稳定性减少是蛋白功能丧失的机制之一。高通量筛选 PMM2 的变异确定了几个提高 PMM2 稳定性的候选伴侣。最近，一项口服乙酰唑胺的临床试验显示对神经系统受累的 PMM2 – CDG 患者的临床疾病严重程度及运动性小脑受累症状均有所改善，治疗剂能通过血脑屏障是治疗 CDG 神经系统并发症的关键。PCs 已被证实可穿越血脑屏障，减轻中枢神经系统受累的 CDG，包括 Gaucher 和 Fabry disease 病。然而，目前尚无确切的证据表明中枢神经系统和发育问题被缓解。另一类小伴侣分子——蛋白稳态调节因子（PRs），可通过提高酶的活性，进而调节蛋白质稳态以支持正确的蛋白质折叠和防止蛋白质聚集。

（五）其他方法

1. 激活糖化合物

大多数临床前研究涉及 PMM2 – CDG 中甘露糖 – 1 – 磷酸不同的分子形式和不同的传递形式。甘露糖 – 1 – 磷酸是一种非常不稳定的分子。脂质体靶向可能是高效靶向肝脏的一种选择。然而，技术上很难将 Man – 1 – P 定位到脂质体。另一种替代方法是使之封装在一个更大的复杂分子（一个分子"保护层"）中，但可能因体积太大以致影响细胞高效吸收。未来的试验应该集中在化合物分子中，定位于内质网细胞质侧的稳定性和靶向性。在这一点上，这些化合物尚未进入临床试验阶段。

2. 基因治疗

基因治疗方法探索 CDG 的单基因特性是通过转基因诱导，目的是恢复突变基因的野生序列。腺相关病毒（AAV）载体是体内基因治疗的一个主要机制。尽管 AAV 有免疫反应，但 AAV 目前被认为是一种相对安全且靶向组织范围广泛的技术。CDG 中 AAV 治疗仅限于小鼠 GNE - CDG 和人类原代肌细胞，在这些情况下，AAV 治疗导致野生型和突变型 GNE 转录共表达。此外，非病毒转基因传递方法包括锌指法核酸酶、TALENs 和 CRISPR/Cas9 技术。虽然这些方法具有高效基因治疗的潜力，但目前还没有在 CDG 患者中进行临床试验。在具有临床研究前景的锌指核酸酶研究中，溶酶体储存障碍的缺陷酶恢复在小鼠中已被验证。靶向基因组编辑技术在 CDG 中的应用有望在将来得到发展。

反义治疗的目的是当被致病性剪接变体破坏时恢复转录剪接。研究者对 PMM2 - CDG 患者来源的细胞进行体外反义治疗进行了概念验证。吗啉代寡核苷酸传递在 PMM2 - CDG 成纤维细胞患者体外实验中修复了异常剪接。反义疗法在 TMEM165 - CDG 中显示出良好的应用前景，一个深层的内含子插入导致伪 - 外显子的转录。TMEM165 反义吗啉寡核苷酸治疗导致跳过伪外显子并恢复了患者正常蛋白的表达。

参考文献

［1］ Iozzo RV, Schaefer L. Proteoglycan form and function: a comprehensive nomenclature of proteoglycans. Matrix Biol, 2015, 42: 11 – 55.

［2］ Tamburini E, Dallatomasina A, Quartararo J, et al. Structural deciphering of the NG2/CSPG4 proteoglycan multifunctionality. FASEB J, 2019, 33（3）: 3112 – 3128.

［3］ Rnjak-Kovacina J, Tang F, Whitelock JM. Glycosaminoglycan and Proteoglycan-Based Biomaterials: Current Trends and Future Perspectives. Adv Healthc Mater, 2018, 7（6）: e1701042.

［4］ Liu BC, Li YR. Proteoglycan. Sheng LiKe Xue Jin Zhan, 1982, 13（4）: 352 – 356.

［5］ Mishra B, Priyadarsini KI, Kumar MS, et al. Effect of O-glycosilation on the antioxidant activity and free radical reactions of a plant flavonoid, chrysoeriol. Bioorg Med Chem, 2003, 11（13）: 2677 – 2685.

［6］ Sánchez AB, Rodríguez D, Garzón A, et al. Visna/maedi virus Env protein expressed by a vaccinia virus recombinant induces cell-to-cell fusion in cells of different origins in the apparent absence of Env cleavage: role of glycosylation and of proteoglycans. Arch Virol, 2002, 147（12）: 2377 – 2392.

［7］ Capobianchi MR, Mattana P, Gentile M, et al. Role of glycosilation in the susceptibility of "acid labile" interferon alpha to acid treatment. J Biol Regul Homeost Agents, 1991, 5（4）: 147 – 153.

［8］Strasser R. Plant protein glycosylation. Glycobiology, 2016, 26（9）: 926 - 939.

［9］Jaeken J, Matthijs G. Congenital disorders of glycosylation: a rapidly expanding disease family. Annu Rev Genomics Hum Genet, 2007, 8: 261 - 278.

［10］Gruszewska E, Chrostek L. The alterations of glycosylation in malignant diseases. Pol Merkur Lekarski, 2013, 34（199）: 58 - 61.

［11］Flores CL, Rodríguez C, Petit T, et al. Carbohydrate and energy-yielding metabolism in non-conventional yeasts. FEMS Microbiol Rev, 2000, 24（4）: 507 - 529.

［12］Berman E. Conformational analysis and the fine structure of cross peaks in phase-sensitive homonuclear two-dimensional correlated NMR spectra of oligosaccharides. Eur J Biochem, 1987, 165（2）: 385 - 391.

［13］Steiner B, Micová J, Koós M, et al. Some non-anomerically C-C-linked carbohydrate amino acids related to leucine-synthesis and structure determination. Carbohydr Res, 2003, 338（13）: 1349 - 1357.

［14］Busold S, Nagy NA, Tas SW, et al. Various Tastes of Sugar: The Potential of Glycosylation in Targeting and Modulating Human Immunity via C-Type Lectin Receptors. Front Immunol, 2020, 11: 134.

［15］Vigerust DJ, Shepherd VL. Virus glycosylation: role in virulence and immune interactions. Trends Microbiol, 2007, 15（5）: 211 - 218.

［16］García Caballero G, Kaltner H, Kutzner TJ, et al. How galectins have become multifunctional proteins. Histol Histopathol, 2020, 35（6）: 509 - 539.

［17］Miyamoto T, Amrein H. Gluconeogenesis: An ancient biochemical pathway with a new twist. Fly（Austin）, 2017, 11（3）: 218 - 223.

［18］Poland PA, Kinlough CL, Hughey RP. Cloning, expression, and purification of galectins for in vitro studies. Methods Mol Biol, 2015. 1207: 37 - 49.

［19］Schäffer C, Graninger M, Messner P. Prokaryotic glycosylation. Proteomics, 2001, 1（2）: 248 - 261.

［20］Schäffer C, Messner P. Emerging facets of prokaryotic glycosylation. FEMS Microbiol Rev, 2017, 41（1）: 49 - 91.

［21］Shrimal S, Gilmore R. Oligosaccharyltransferase structures provide novel insight into the mechanism of asparagine-linked glycosylation in prokaryotic and eukaryotic cells. Glycobiology, 2019, 29（4）: 288 - 297.

［22］樊代明. 整合肿瘤学·基础卷. 西安: 世界图书出版西安有限公司, 2021.

［23］Chavan M, Lennarz W. The molecular basis of coupling of translocation and N-glycosylation. Trends Biochem Sci, 2006, 31（1）: 17 - 20.

［24］Freeze HH, Westphal V. Balancing N-linked glycosylation to avoid disease. Biochimie, 2001, 83（8）: 791 - 799.

［25］Jaeken J. Phosphomannose isomerase deficiency: a carbohydrate-deficient glycoprotein syndrome with hepatic-intestinal presentation. Am J Hum Genet, 1998, 62（6）: 1535 - 1539.

［26］Imbach T. Multi-allelic origin of congenital disorder of glycosylation（CDG）-Ic. Hum Genet, 2000, 106（5）: 538 - 545.

［27］ Imbach T. Deficiency of dolichol-phosphate-mannose synthase-1 causes congenital disorder of glycosylation type Ie. J Clin Invest, 2000, 105 (2): 233 – 239.

［28］ Kranz C. A mutation in the human MPDU1 gene causes congenital disorder of glycosylation type If (CDG-If). J Clin Invest, 2001, 108 (11): 1613 – 1619.

［29］ Martínez-Monseny AF. Acetazolamide safety and efficacy in cerebellar syndrome in PMM2 congenital disorder of glycosylation (PMM2 – CDG). Ann Neurol, 2019, 85 (5): 740 – 751.

［30］ Helander A. Asymptomatic phosphomannose isomerase deficiency (MPI-CDG) initially mistaken for excessive alcohol consumption. Clin Chim Acta, 2014, 431: 15 – 18.

［31］ Abuduxikuer K, Wang JS. Four New Cases of SLC35A2-CDG With Novel Mutations and Clinical Features. Front Genet, 2021, 12: 658786.

［32］ BonaventuraE. Clinical, molecular and glycophenotype insights in SLC39A8-CDG. Orphanet J Rare Dis, 2021, 16 (1): 307.

［33］ Witters P, Cassiman D, Morava E. Nutritional Therapies in Congenital Disorders of Glycosylation (CDG). Nutrients, 2017, 9 (11): 482 – 486.

［34］ Girard M. Long term outcome of MPI-CDG patients on D-mannose therapy. J InheritMetab Dis, 2020, 43 (6): 1360 – 1369.

［35］ Yih WY. Expression of estrogen receptors in desquamative gingivitis. J Periodontol, 2000, 71 (3): 482 – 487.

［36］ Tahata S. Complex phenotypes in ALG12-congenital disorder of glycosylation (ALG12-CDG): Case series and review of the literature. Mol Genet Metab, 2019, 128 (4): 409 – 414.

［37］ Freeze HH, Aebi M. Molecular basis of carbohydrate-deficient glycoprotein syndromes type I with normal phosphomannomutase activity. Biochim Biophys Acta, 1999, 1455 (3): 167 – 178.

［38］ Aebi M, Hennet T. Congenital disorders of glycosylation: genetic model systems lead the way. Trends Cell Biol, 2001, 11 (3): 136 – 141.

［39］ Wong SY. Oral D-galactose supplementation in PGM1-CDG. Genet Med, 2017, 19 (11): 1226 – 1235.

［40］ Janssen MC. Successful liver transplantation and long-term follow-up in a patient with MPI-CDG. Pediatrics, 2014, 134 (1): e279 – 283.

［41］ Marques-da-Silva D. Cardiac complications of congenital disorders of glycosylation (CDG): a systematic review of the literature. J InheritMetab Dis, 2017, 40 (5): 657 – 672.

［42］ Yuste-Checa P. Pharmacological Chaperoning: A Potential Treatment for PMM2-CDG. Hum Mutat, 2017, 38 (2): 160 – 168.

［43］ Jaeken J, Péanne R. What is new in CDG? J Inherit Metab Dis, 2017, 40 (4): 569 – 586.

［44］ Yuste-Checa P. Antisense-mediated therapeutic pseudoexon skipping in TMEM165-CDG. Clin Genet, 2015, 87 (1): 42 – 48.

［45］ Blomme B. Alteration of protein glycosylation in liver diseases. J Hepatol, 2009, 50 (3): 592 – 603.

［46］ Drake RR. Glycosylation and cancer: moving glycomics to the forefront. Adv Cancer Res, 2015, 126: 1 – 10.

［47］ Fernandes E. Esophageal, gastric and colorectal cancers: Looking beyond classical serological biomarkers towards glycoproteomics-assisted precision oncology. Theranostics, 2020, 10 (11): 4903 – 4928.

[48] Ferreira JA, Magalhães A, Gomes J, et al. Protein glycosylation in gastric and colorectal cancers: Toward cancer detection and targeted therapeutics. Cancer Lett, 2017, 387: 32 – 45.

[49] Holst S, Wuhrer M, Rombouts Y. Glycosylation characteristics of colorectal cancer. Adv Cancer Res, 2015, 126: 203 – 256.

[50] Mehta A, Herrera H, Block T. Glycosylation and liver cancer. Adv Cancer Res, 2015, 126: 257 – 279.

[51] Pinho SS. Gastric cancer: adding glycosylation to the equation. Trends Mol Med, 2013, 19 (11): 664 – 676.

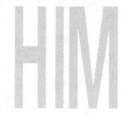

第四章　糖基化和其他修饰

◎张杰濠　刘　慧　王蔚臻

第一节　概　述

一、同一蛋白上不同修饰间既非孤立也非独立

蛋白质翻译后修饰是指在 mRNA 被翻译成蛋白质后，对蛋白质上个别氨基酸残基进行共价修饰的过程。蛋白质翻译后修饰在生命体中具有十分重要的作用，它使蛋白质的结构更为复杂，功能更为完善，调节更为精细，作用更为专一。细胞内许多蛋白质的功能是通过动态的蛋白质翻译后修饰来调控的。细胞的许多生理功能，例如，细胞的分裂增殖、细胞代谢、细胞死亡等，均受到动态的蛋白质翻译后修饰调控。蛋白功能的复杂度不仅取决于编码基因，更取决于蛋白质翻译后修饰的复杂性，翻译后修饰使一个基因可以调控多个蛋白质，从而赋予生理调控更多的方式。目前已发现 20 多种蛋白质翻译后修饰方式。常见的蛋白质翻译后修饰过程有糖基化、泛素化、磷酸化、甲基化、乙酰化和小分子泛素相关修饰物蛋白（SUMO）化等。糖基化在许多生物过程中，如细胞生长、分裂增殖、物质代谢、转录翻译调控等起重要作用；泛素化参与了蛋白稳定性调节，细胞分化与凋亡、DNA 损伤修复、免疫应答等过程；磷酸化涉及细胞信号转导及细胞的增殖、发育和分化等生理病理过程；组蛋白上的甲基化和乙酰化与转录调节有关。在生命体内，各种翻译后修饰不是孤立存在的，而是通过各种翻译后修饰之间的相互作用，构成了一张复杂的调控网络。这种调控存在时间特异性和空间特异性，即蛋白质翻译后修饰类型和程度随着生命体发育过程、外在与内在状态的变化而不断发生变化，是一个动态变化的过程。同一生理或病理过程，需要各种修饰后的蛋白质共同作用。同一个蛋白质又可以同时拥有一种以上的蛋白质修饰过程，彼此之间相互作用、相互协调。

阿尔茨海默病（AD）是一种以记忆力损害和认知障碍为主的中枢神经系统退

行性疾病。目前认为，AD 的发病机制与 Tau 蛋白的异常沉积相关。Tau 蛋白是一种微管结合蛋白，也是泛素 E3 连接酶的底物，可经 UPS 途径降解。已知 Tau 蛋白上有多个磷酸化位点，其中有 21 个 Ser/Thr 位点可能发生过度磷酸化。正常的 Tau 蛋白每分子只含有 2~3 个磷酸化基团，而 AD 患者的 Tau 蛋白每分子会含有 5~9 个磷酸基团，使其构型发生改变，不能与微管结合而形成不溶性沉积。Dorval 等发现，Tau 蛋白也为 SUMO 的底物蛋白，通过 Lys340 与 SUMO1 共价结合参与 SUMO 化过程，与泛素化处于一种动态平衡状态。SUMO 化直接拮抗泛素化或者通过阻止泛素与蛋白酶体的结合而产生抑制 Tau 蛋白降解的作用。另外，Tau 蛋白 SUMO 化位点 Lys340 恰好位于其微管结合位点的第 4 个重复序列上，应用磷酸酶抑制剂增加 Tau 蛋白的磷酸化，能刺激 Tau 蛋白 SUMO 化，提示 Tau 蛋白 SUMO 化可能与其磷酸化有关。还有研究表明，AD 患者的脑组织中 Tau 蛋白也有过度糖基化的情况发生，其异常修饰的顺序有可能是先糖基化，再磷酸化，最后泛素化，最终构成了一个复杂调控网络。Tau 蛋白糖基化包括 N-糖基化和 O-糖基化，其中 N-糖基化主要发生在蛋白质的天冬酰胺残基上，是过度磷酸化 Tau 蛋白的糖基化方式，而 O-糖基化主要发生在 Ser 或 Thr 侧链羟基上，是正常 Tau 蛋白的糖基化形式。神经纤维缠结中存在大量 N-糖基化 Tau 蛋白，N-糖基化 Tau 蛋白对于细胞氧化应激的产生具有促进作用，可能是 Tau 蛋白形成神经纤维缠结的诱因。O-糖基化也对 Tau 蛋白的结构和功能有一定调节作用，O-糖基化和磷酸化在某些位点发生竞争，某位点的糖基化修饰位点被占用后将对空间上相邻位点的酸化修饰产生一定的影响，O-糖基化的下调会引起 Tau 蛋白很多位点的过度磷酸化。因此，通过调节 Tau 蛋白糖基化水平降低过度磷酸化可能成为治疗 AD 的途径。

组蛋白是另一种存在多种翻译后修饰的常见蛋白质。四种常见组蛋白（H2A、H2B、H3 和 H4）的游离氨基端具有多个修饰位点，包括乙酰化/去乙酰化、甲基化/去甲基化、泛素化/去泛素化、磷酸化/去磷酸化等，其最基本的作用是调控基因表达。例如：组蛋白甲基化多导致基因沉默，去甲基化则相反；乙酰化一般使转录激活，去乙酰化则相反。这些修饰方式及其作用的发挥既不是相互孤立的，也不是独立的，很多时候它们通过协同或拮抗来共同发挥作用，形成多亚基复合物，与核小体重修饰复合物（NuRcs，如 Swi/Snf、RSC、NURF）相互作用，重修饰染色质。有证据表明，这些重修饰复合物通过组蛋白尾部在这些复合物所调节的启动子处以不同于乙酰化方式的因子募集和识别而联合起作用。另外，修饰的发生受细胞生理状态的影响，如 DNA 复制或转录时常会发生组蛋白的去甲基化与乙酰化，激活基因的表达。可见，对单一蛋白质、单一修饰的研究难以阐明复杂的生理调控网络，只有整合多种研究技术与研究领域，才有可能找到问题的答案。

二、同一修饰内不同形式间既非独立也非孤立

以糖基化为例，蛋白质糖基化修饰是最重要的蛋白质翻译后修饰之一，蛋白

质功能的实现多与糖基化修饰密切相关。糖基化对于蛋白质的折叠、运输、定位起着重要作用，并参与受体激活、信号转导等诸多重要的生物过程。蛋白质的糖基化，特别是 N-连接糖基化普遍发生在细胞外环境的蛋白质中，包括膜蛋白、分泌蛋白和体液中蛋白，许多临床的生物标志物及治疗的靶标常是糖蛋白。例如，肿瘤免疫领域的明星分子 PD-L1 就受到 N-糖基化修饰。

N-糖基化可影响 PD-L1 的稳定性。研究发现，在 PD-L1 的 4 个糖基化位点中，仅 N192、N200 和 N219 这 3 个位点的糖基化会影响 PD-L1 的稳定性。这 3 个位点发生糖基化会抑制 PD-L1 与糖原合成酶激酶-3β（GSK-3β）结合以及随后的蛋白酶体途径降解。亦有研究报道，抑制介导 PD-L1 糖基化修饰的关键分子，如 STT3、B3GnT3、Sigma1 和 FKBP51s，可显著降低 PD-L1 的表达水平。

N-糖基化可影响 PD-L1 与 PD-1 之间的相互作用。PD-L1 的 4 个糖基化位点均位于胞外区。研究者在人乳腺癌细胞 BT549 中敲低内源性 PD-L1，然后在细胞中回转野生型 PD-L1（可糖基化 PD-L1、gPD-L1）和 4 个糖基化位点突变的 PD-L1 突变体（不能糖基化的 PD-L1、ngPD-L1）。结果显示，与 ngPD-L1 相比，gPD-L1 与 PD-1 的结合更强。而使用糖基化抑制剂 2-脱氧-D-葡萄糖（2-DG）或者 1-（4-碘苯基）-3-（2-金刚烷基）胍（IPAG）抑制了 PD-L1 糖基化后，PD-L1 与 PD-1 的结合能力明显下降。同样，影响 PD-L1 糖基化修饰的分子也会影响其与 PD-1 的相互作用，如 B3GnT3 介导 N192 和 N200 处的糖基化就可以增强 PD-L1 与 PD-1 的结合。

N-糖基化还会影响 PD-L1 检测的准确性。肿瘤组织 PD-L1 的表达水平是判断患者能否从抗 PD-1/PD-L1 治疗中获益的重要指标。抗体是检测 PD-L1 表达水平的重要工具。大多数抗 PD-L1 抗体是用含有 PD-L1 部分序列的多肽或重组蛋白作为抗原免疫动物而获得的，而这些多肽或重组蛋白一般不具有糖基化等翻译后修饰形式。PD-L1 的糖基化修饰可能影响检测抗体对其识别与结合。Lee 等报道，采用 PNGase F 处理 A549 和 BT-549 细胞后，以抗 PD-L1 抗体（Abcam，ab58810）作为一抗进行免疫荧光检测。与对照组相比，PNGase F 处理组荧光强度显著升高。对 A549 和 H1299 细胞进行去糖基化处理后，测定抗 PD-L1 抗体（28-8 mAb，该抗体已被美国食品药品监督管理局批准用于临床检测）与细胞表面 PD-L1 的亲和力。在上述 2 种细胞中，去糖基化处理使亲和力分别增加 25 和 55 倍。上述研究结果提示，对肿瘤标本进行去糖基化处理可以重新界定 PD-L1 表达水平的判别标准。研究者对 95 例接受阿替利珠单抗（抗 PD-L1 抗体）治疗的患者的样本进行 PD-L1 表达水平检测。未经去糖基化处理时，PD-L1 高表达患者较 PD-L1 低表达患者的死亡风险降低 18%，但 2 组患者的无进展生存期无显著性差异。经去糖基化处理后，PD-L1 高表达患者的无进展生存期较 PD-L1 低表达患者显著延长，死亡风险降低 42%。这提示去糖基化处理可提高 PD-L1 作为标志物预测抗 PD-1/PD-L1 治疗疗效的准确性。

O-糖基化和 N-糖基化一样是蛋白质糖基化修饰的主要形式。蛋白质的 O-

糖基化对蛋白质的结构功能有重要的影响。O-糖链与蛋白质的丝氨酸或苏氨酸的羟基共价连接。O-糖蛋白主要存在于黏液和免疫球蛋白等。O-糖基化位点没有保守序列，糖链也没有固定的核心结构，因此与N-糖基化相比，O-糖基化分析会更加复杂。但是，O-糖基化中存在一种较为简单和独特的单糖修饰——氧连接的N-乙酰氨基葡糖（O-GlcNAc）。和其他的O-糖基化一样，O-GlcNAc糖基化修饰蛋白质的丝氨酸和苏氨酸残基与其他的糖基化不同，它发生在细胞质和细胞核中。由于O-GlcNAc是单糖结构，所以相对比较容易研究，也是目前各类型糖基化中研究最为广泛的一种。本节将重点阐述O-GlcNAc糖基化与其他四种类型翻译后修饰（磷酸化、泛素化、乙酰化、甲基化）的相互关系，以期从糖基化的角度阐明复杂的翻译后修饰调控网络。

O-GlcNAc糖基化修饰是一种广泛存在于细胞质和细胞核蛋白质丝氨酸和苏氨酸上的动态、可逆的蛋白翻译后修饰。与经典的蛋白质糖基化修饰不同，O-GlcNAc糖基化修饰不会形成复杂的糖链结构，并且可以根据细胞内外环境的变化快速可逆地进行动态调节，在修饰方式上与蛋白质磷酸化非常相似。O-GlcNAc糖基化修饰主要通过调节蛋白质-蛋白质相互作用、蛋白质稳定性、细胞核-胞浆穿梭运动及蛋白质的活性影响蛋白质的功能，从而广泛参与信号转导、基因转录、能量代谢等多种生命过程的调控。与磷酸化、乙酰化等蛋白翻译后修饰存在多个修饰调节酶不同，O-GlcNAc糖基化修饰仅由O-连接N-乙酰葡糖胺转移酶（OGT）和O-连接N-乙酰氨基葡糖苷酶（OGA）调控。OGT是真核细胞内发现的唯一的O-GlcNAc糖基化转移酶，其以UDP-GlcNAc为底物，将单个N-乙酰葡糖胺以O-糖苷键与蛋白质的丝氨酸或苏氨酸的羟基相连接。而进化上高度保守的OGA是真核细胞中发现的唯一去除O-GlcNAc糖基化的水解酶，负责将O-GlcNAc糖基化蛋白丝氨酸或苏氨酸羟基连接的O-GlcNAc糖基去除。

由于O-GlcNAc糖基化修饰占据比较大的空间位置，因此和其他的翻译后修饰形成串扰（crosstalk），文献中报道比较多的是其与磷酸化及泛素化之间的关系。由于O-GlcNAc修饰发生在丝氨酸或苏氨酸上，因此，与磷酸化之间形成时而互相拮抗，时而又互相促进的阴阳关系。蛋白质组的研究表明，O-GlcNAc修饰与泛素化修饰之间存在拮抗关系。因此，O-GlcNAc修饰能促进蛋白质的稳定性。此外，O-GlcNAc糖基化修饰与其他修饰之间的关系也有少量报道。

第二节　糖基化与甲基化——调控基因转录

一、糖基化与甲基化共修饰与基因转录调控有关

染色质复合物的表观遗传修饰参与调控复制、转录等过程，在细胞命运决定

过程中不可或缺。发现和解析染色质复合物新的表观修饰有助于理解和揭示表观遗传的分子机制，是当前研究的热点之一。近年来，染色质复合物被证明普遍存在可逆的 O-GlcNAc 糖基化修饰。前期研究发现 FOXA1、c-myc、CEPBP 等重要转录因子存在 O-GlcNAc 修饰，对肿瘤转移、耐药、增殖等恶性表型具有促进作用。甲基化是一种重要的翻译后修饰方式，是指从活性甲基化合物（如 S-腺苷甲硫氨酸）上将甲基催化转移到其他化合物的过程。甲基化可以发生在 DNA、RNA 和蛋白质中，参与了各种生理病理过程。

在生物系统内，甲基化是经酶催化的，这种甲基化涉及重金属修饰、基因表达的调控、蛋白质功能的调节及核糖核酸（RNA）加工。蛋白质甲基化是一种重要且可逆的 PTM 类型。蛋白质甲基化可以修饰几种氨基酸，如赖氨酸、精氨酸、组氨酸、丙氨酸和天冬氨酸中的主链或侧链的氮原子（N-甲基化）。然而，大多数蛋白质甲基化研究都集中在赖氨酸 Lys 和精氨酸 Arg 残基上。根据细胞环境的不同，Arg 和 Lys 可以分别被精氨酸甲基转移酶和组蛋白赖氨酸甲基转移酶甲基化。精氨酸甲基化在不同的细胞过程中发挥重要作用，如 RNA 处理、转录调控、信号转导、DNA 修复和蛋白质-蛋白质相互作用等。此外，也有研究表明 RIP140 和 STAT6 等蛋白质的精氨酸甲基化和磷酸化之间存在调控串扰。然而，对其诱导的功能改变的理解仍有待阐明。

目前已知哺乳动物启动子区甲基化导致可遗传的转录抑制效应。但甲基化依赖的抑制复合体的组成和抑制转录的机制目前尚不清楚。逆转座子启动子甲基化的抑制需要 TRIM28 蛋白（也称为 KAP1 和 TIF1DNA），印记基因的甲基化依赖的单等位基因表达也是如此，但 TRIM28 是一种结构因子，缺乏阻遏活性。TRIM28 是具有多个结构域的大分子蛋白。TRIM28 主要与含 KRAB 结构域（Kruppel associated box domain）的转录因子相互作用，从而发挥转录共激活或共抑制作用，并在肿瘤发生、细胞分化、胚胎发育的调控中发挥重要作用。研究者确定了以甲基化依赖的方式与 TRIM28 相互作用的因子。在这个筛选中唯一被强烈富集的因子是 O-连接 β-N-乙酰葡糖胺转移酶，这是唯一一种活跃在细胞核和细胞质中的糖基转移酶。OGT 在多个途径中具有重要的调节功能，但以前与 DNA 甲基化没有直接联系。全基因组分析表明，TRIM28 与 OGT 修饰的蛋白在转座子启动子和印记控制区共定位。在没有 DNA 甲基化情况下，多个在基因沉默中起关键作用的蛋白质无法通过 OGT 进行修饰。通过一种新的编辑方法使靶蛋白去糖基化，重新激活甲基化反转录转座子启动子的转录。许多与 TRIM28 复合物相关的抑制因子都会发生甲基化导向的 O-GlcNAc 糖基化，这表明甲基化启动子的抑制很可能是多种染色质因子 O-GlcNAc 糖基化的结果。这些数据表明 O-GlcNAc 糖基化修饰是甲基化启动子区的重要组成部分。

蛋白质精氨酸脱亚胺酶 4（PAD4）促进核心组蛋白 H3 和 H4 的翻译后瓜氨酸化。虽然这种修饰的确切表观遗传功能还未得到解决，但它已经被证明与一般染色质的分解有关，并与精氨酸甲基化竞争。最近研究发现，在代谢应激条件下，组蛋白会在亲核侧链上发生甲基乙醛（MGO）诱导的糖基化，尤其是精氨酸。这些非酶加合物通过与酶修饰竞争改变染色质结构和表观遗传格局，以及改变纤维的整体生物物理性质。于是有研究发现 PAD4 通过保护反应性精氨酸位点，以及通过将已经糖化的精氨酸残基转化为瓜氨酸来拮抗组蛋白 MGO 糖基化。另外，与 DJ-1 类似，PAD4 在乳腺癌肿瘤中同样高表达，组蛋白瓜氨酸化上调，提示与 PAD4 的致癌特性有密切联系。

在真核生物中，核小体是染色质的基本单位，由 DNA 和组蛋白组成。组蛋白的翻译后修饰（PTM），包括乙酰化和甲基化，在复制、转录和 DNA 损伤过程中对染色质的结构和功能起重要的调节作用，特定 PTM 的组合形成所谓的"组蛋白密码"，它建立在各种翻译后修饰之间的调控网络上，决定了特定基因组位点的转录状态。瓜氨酸化发生在精氨酸残基上，涉及胍基的破坏。组蛋白 H3 精氨酸瓜氨酸化既能阻断修饰位点，又能阻止甲基转移酶的募集，从而拮抗相同残基上的甲基化。组蛋白精氨酸瓜氨酸化是由钙依赖酶 - 精氨酸脱亚胺酶 4 执行的。PAD4 底物包括核心组蛋白和连接组蛋白上的特定位点，并被认为在确定细胞多能性和 DNA 损伤反应中发挥作用。虽然 PAD4 是一种已知的癌基因，但组蛋白瓜氨酸化在病理生理过程中的调节功能仍不清楚。尽管最典型的组蛋白修饰是酶修饰，但在过去的几年中，组蛋白也是非酶共价修饰的主要底物，这种修饰可以引起染色质结构和功能的改变。最近的研究发现，核心组蛋白受到 MGO 糖基化的影响，这些加合物改变了染色质的结构、表观遗传景观和转录，特别是在疾病状态中积累的。短期或低浓度的 MGO 暴露通过损害组蛋白尾部与 DNA 的静电相互作用诱导染色质分解，机制类似于乙酰化。这些最初的加合物可以重新排列和交联，最终导致染色质纤维超致密。当 MGO 与组蛋白发生非酶反应时，DJ-1/Park7 是一种有效的组蛋白去糖化因子，可以阻止组蛋白糖基化在体外和细胞中的积累。因此瓜氨酸除了和 MGO 糖基化之间的直接竞争外，PAD4 本身还作为脱氧核糖体，介导精氨酸糖基化加合物转化为瓜氨酸。

研究发现，乳腺癌患者样本中也有高水平的糖基化，这表明 DJ-1 和 PAD4 的过度表达不足以去除所有的糖基化加合物。由于 DJ-1 和 PAD4 也通过不同的催化机制发挥作用，虽然 DJ-1 清除了赖氨酸和精氨酸的早期 MgO 糖基化加合物，但 PAD4 只对精氨酸残基有活性，与赖氨酸相比，精氨酸残基对 MgO 更具反应性。然而，PAD4 可以从精氨酸中去除糖基化加合物，并通过将其转化为瓜氨酸来保护精氨酸免受进一步损害。虽然，其他 PAD 酶及 PAD4 本身可能以其他底物中的糖基化加合物为靶标，尽管这仍有待确定。但不能排除可能存在其他的修复机制保护或消除组蛋白或细胞蛋白上的其他糖基化损伤。

二、O-GlcNAc 糖基化修饰 TET 家族甲基化酶调控基因转录

TET 家族是一类甲基化酶家族，包括 TET1、TET2 和 TET3。它能将 5-甲基胞

嘧啶（5mC）氧化成 5 - 羟甲基胞嘧啶（5hmC），进而改变 DNA 的修饰来调控基因转录。研究表明，TET1 ~ TET3 都能与 OGT 相互作用，但功能却不尽相同。TET1 的 C 端可以与 OGT 相互作用，其中，氨基酸 D2018 是相互作用的关键位点。OGT 能促进 TET1 在发育过程中的功能。此外，破坏 TET1 - OGT 的相互作用会在小鼠干细胞中改变 TET2 及 5mC 的丰度，进而影响基因表达。在小鼠 ES 细胞中，OGT 降低会导致 TET1 水平降低，TET1 的靶基因上的 5hmC 降低，而 OGT 过表达会使 TET1 水平升高。同样，TET2、TET3 也可以促进 OGT 的活性，而且 OGT 通过 TET2、TET3 及 H3K4me3 调控转录激活。TET2、TET3 和 OGT 共定位于富含 H3K4me3 的染色质激活的启动子上。TET2、TET3 - OGT 靶向 H3K4 的甲基转移酶 SET1/COMPASS 复合体的宿主细胞因子（HCF1）亚基，从而促进 SET1/COMPASS 复合体的稳定性，并促进 SET1/COMPASS 复合体上 SETD1A 与染色质的结合，从而影响基因的表达。近期有研究发现，OGT 与 TET3 可产生相互作用并调控其出核过程，从而抑制 5hmC 的形成。该过程也受到葡萄糖浓度的调控，随着葡萄糖浓度的增加，TET3 出核增加。有趣的是，TET1、TET2 虽然也被 O - GlcNAc 修饰，但并不调控其出入核的过程。目前研究表明，OGT 调控 TET1 ~ TET3 更普遍的模式可能还是通过与磷酸化的相互干扰。TET1 ~ TET3 上有许多磷酸化位点，在 O - GlcNAc 糖基化升高的情况下，TET1 ~ TET3 磷酸化水平降低，进而影响下游基因的转录激活。

EZH2 蛋白是组蛋白赖氨酸 N - 甲基转移酶，参与甲基化组蛋白 H3 第 27 位赖氨酸，从而抑制其他基因转录，在包括乳腺癌、前列腺癌、肝癌和结直肠癌在内的多种肿瘤中表达上调，促进肿瘤的发生发展。本课题组前期研究表明，O - GlcNAc 糖基化修饰水平的升高，通过增加 EZH2 蛋白的稳定性使 miR - 101 启动子区组蛋白 H3K27me3 三甲基化程度升高，加剧了 miR - 101 在转移性结直肠癌的表达缺失，形成了以 miR - 101/O - GlcNAc/EZH2 为核心轴的反馈调节机制，促进了结肠癌的侵袭转移。

第三节　糖基化与乙酰化——翻译后修饰设置的表观遗传密码

一、糖基化、乙酰化修饰与 PTM 设置表观遗传密码有关

乙酰化和 O - GlcNAc 糖基化联合作用对人 α 晶体蛋白分子伴侣和抗凋亡功能有所影响，Nε - 乙酰化发生在人晶状体 α - 晶体蛋白中特定的赖氨酸残基上，并改变其伴侣功能。研究表明，Nε - 乙酰化对晚期糖基化终产物（AGE）的形成有影响，且两者的联合形成对于 α - 晶状体蛋白功能也起一定作用。在人晶状体中，赖氨酸残基的 Nε - 乙酰化和 AGE 的形成共同存在于 αA - 和 αB - 晶状体蛋白中。

αA - 和 αB - 晶体蛋白在与乙二醛糖基化前先与乙酸酐乙酰化，可显著抑制羟基咪唑酮（HI）和精嘧啶这两种糖基化产物的合成。同样，两种蛋白质中抗坏血酸衍生的 AGE 的合成都预先受到乙酰化的抑制。以上情况下，AGE 合成的抑制与乙酰化程度呈正相关。虽然预先乙酰化进一步提高了氧化镁糖化的 αA - 晶状体蛋白的伴侣活性，但它抑制了这两种蛋白通过抗坏血酸糖基化而丧失的伴侣活性。生物素载体介导的 αA 和 αB 晶状体蛋白转染 CHO 细胞对高温诱导的细胞凋亡有明显的保护作用。乙酰化和氧化镁修饰的 αA - 和 αB - 晶状体蛋白增强了这一效应。转染了 α 晶体蛋白的细胞 Caspase - 3 活性降低。乙酰化蛋白与氧化镁或抗坏血酸的糖基化在抗凋亡功能上没有明显改变。综上所述，这些数据表明，在人晶状体的 α 晶状体蛋白中赖氨酸乙酰化和 AGE 的形成可以同时发生，赖氨酸乙酰化增强了 α 晶状体蛋白的抗凋亡功能，防止了抗坏血酸介导的伴侣功能的丧失。

O - 乙酰化控制细菌富含丝氨酸重复序列糖蛋白的糖基化，革兰氏阳性菌富含丝氨酸重复序列（SRR）糖蛋白是一类与多种宿主配体结合的黏附素家族，SRR 糖蛋白的表达与细菌毒力增强有关。这些表面糖蛋白的生物发生涉及它们的细胞内糖基化和通过辅助 SEC 系统的输出。虽然 SRR 糖蛋白的输出需要所有的辅助 SEC 成分，但戈登链球菌的 Asp2 也是一种 O - 乙酰葡糖胺转移酶，它可以修饰 SRR 黏附素 Gordonii 表面蛋白 B（GspB）上的 GlcNAc 残基。由于这些 GlcNAc 残基也可以被糖基转移酶 NSS 和 Gly 修饰，目前还不清楚 GspB 的翻译后修饰是否协调。由于 Asp2 突变导致 O - 乙酰化缺失，从而导致 GspB 糖体输出，同时 GlcNAc 部分糖基化增加。GspB 多糖的连锁分析表明，O - 乙酰化和糖基化都发生在 GlcNAc 残基的同一个 C6 位，乙酰化阻止了 GLC 的沉积。尽管表达非乙酰化 GspB 的链球菌在体外与人血小板的结合能力显著降低，但糖基转移酶的缺失和 asp2 突变体的甘氨酸恢复了血小板与 WT 水平的结合。这些发现表明，GlcNAc O - 乙酰化控制着 GspB 的糖基化，从而通过这种黏附素的结合被优化。此外，由于 O - 乙酰化对其他 SRR 黏附素的糖基化有相似的影响，乙酰化可能是 SRR 糖蛋白家族翻译后修饰的一种保守的调节机制。Asp2 对 GlcNAc 的 O - 乙酰化作用控制了葡萄糖的沉积，这一发现提示 Asp2 必须在 NSS 和 Gly 之前与 SRR 前蛋白结合。O - 乙酰化如何优先于糖基化尚不清楚。但有研究证明，Asp2 的 O - 乙酰化与 ASEC 转运是偶联的，尽管我们还不清楚这两个过程是如何协调的。一种可能性是，信号肽介导的 SRR 黏附素靶向 ASEC 转位蛋白使前蛋白与所有 ASEC 成分接触，从而促进 Asp2 的 O - 乙酰化。在 ASEC 输出过程中，这种底物靶向可以优先考虑 GtfAB 糖基化后的 O - 乙酰化。此外，Asp2 与 Asp1 和 Asp3 形成 GspB 输出所必须的复合物。虽然 Asp1 和 Asp3 在 O - 乙酰化中的直接作用尚未被证实，但可以想象 Asps 也参与协调 ASEC 转运和 SRR 糖蛋白的 O - 乙酰化。

NF - κB 的 O - GlcNAc 糖基化通过 E1A 结合蛋白 p300 增强其乙酰化作用，相反，N - 乙酰葡糖胺糖苷酶（OGA）介导的丙酮酸激酶 M2 亚型（PKM2）的乙酰化增强了其 O – GlcNAc 糖基化。由于 OGA 同时具有组蛋白乙酰转移酶样（HAT）结构域和 O – GlcNAc 水解酶结构域，因此这些修饰也具有内在的相互关系。的确，在不表达增食欲素的细胞中，下丘脑泌素神经肽前体（Hcrt，编码前增食欲素）的转录被 O – GlcNAc 转移酶和 NAD 依赖的组蛋白去乙酰化酶。sirtuin 1（SIRT1）通过组蛋白 O – GlcNAc 糖基化和去乙酰化抑制；然而，在增食欲素表达的神经元中，OGA 和组蛋白乙酰转移酶 p300 和 CREB 结合蛋白（CBP）激活 Hcrin。

　　阿司匹林介导的乙酰化和蛋白质糖基化之间的竞争效应几十年来一直是人们关注的问题。然而，这两个翻译后修饰语之间的确切相互作用仍然没有得到很好地理解。评估阿司匹林诱导的人体血浆乙酰化和蛋白质糖基化的程度，能够表明这两种翻译后修饰（PTM）潜在的分子相互关系。这项研究之所以被关注，是因为人类血浆是阿司匹林和葡萄糖相互作用的关键蛋白质的来源，它能够解释这些 PTM 可能对蛋白质结构和功能产生的变化。高分辨率串联质谱结合无标记方法能够检测乙酰化和糖基化多肽及其修饰残基，并能够定量乙酰化和葡萄糖结合位点的乙酰化和糖基化速率。这些技术的应用能够突出乙酰化和糖基化之间相互作用的新方面，这些方面是蛋白质水平上潜在构象变化的结果。有研究评估了乙酰化和糖基化是如何在结合位点水平上相互影响的，重点是被发现的这两种 PTM 的共同靶点的四种蛋白质。有趣的是，观察到的所有 10 个同时乙酰化和糖基化的位点在葡萄糖和阿司匹林连续孵育后都显示出显著的变化。特别是，当葡萄糖在阿司匹林之前孵育时，与单独孵育阿司匹林相比，4 个有代表性的乙酰化位点显示出显著的和意想不到的乙酰化速率增加。这些结果为阿司匹林乙酰化和蛋白质糖基化双重效应的行为提供了新的潜力：一方面，糖基化位点由于化学选择性支持的动力学效应而有利于非活性位点的乙酰化，使这些位点更容易被乙酰化；另一方面，乙酰化促进脱糖基化步骤的平行竞争效应。脱糖只能通过蛋白质中发生的构象变化来解释。值得注意的是，糖基化是一个平衡过程，涉及缩合反应，但效率不是 100%。构象变化可以改变这种平衡，导致稳定的糖基化位点转变为不稳定的位点，然后可能发生乙酰化。

二、去乙酰化酶 SIRT1 的翻译后修饰调控网络

　　SIRT1 是一种 NAD$^+$ 依赖的组蛋白去乙酰化酶，通过使底物发生去乙酰化作用参与了 DNA 修复、细胞凋亡、细胞分裂增殖、细胞分化、内分泌信号通路和衰老等生命过程的调节。

　　SIRT1 基因定位于人类第 10 号染色体上，全长为 33kb。SIRT1 的去乙酰化酶活性主要依赖于其 Sir2 结构域。Sir2 结构域是一个保守的催化结构域，由约 250 个氨基酸组成，在 41 ~ 46 氨基酸处有核定位信号。Sir2 结构域包含两个亚结构域：一个是由 200 多个氨基酸构成的、保守性较强的 NAD$^+$ binding Rossmann 折叠结构域，另一个是由 40 多个氨基酸构成的、保守性较低的 Zn^{2+} binding 结构域。SIRT1

可将底物结合在这两个亚结构域之间，从而特异性地进行去乙酰化反应。SIRT1 可通过其介导的表观遗传调控调节多种蛋白的翻译后修饰。SIRT1 通过与多种组蛋白和非组蛋白相互作用，发挥不同的生物学功能，如催化组蛋白 H1、H3 和 H4 发生去乙酰化作用，使正常细胞中组蛋白保持低乙酰化状态；SIRT1 也可通过修饰非组蛋白来调控基因表达，如通过催化转录因子 FoxOs、p53、PGC – 1α、NF – κB、HIF、E2F1 和 Ku70 的去乙酰化来调节其活性，进而影响应激反应、能量代谢、凋亡及肿瘤的发生等许多重要的细胞生理进程。SIRT1 存在多种翻译后修饰，包括磷酸化、O – GlcNAc 糖基化等，同时由于其具有去乙酰化酶活性，又能通过组蛋白去乙酰化或者下游靶蛋白去乙酰化，与磷酸化、O – GlcNAc 糖基化修饰形成复杂的调控网络。

FoxOs 蛋白家族高度保守，参与调控多个信号途径，在多种生理和病理过程中发挥重要的作用。在哺乳动物中，FoxOs 家族包含 4 个功能相关的成员：FoxO1、FoxO3、FoxO4 和 FoxO6。FoxO1、FoxO3 和 FoxO4 这 3 种 FoxOs 的 mRNA 在哺乳动物中几乎无处不在：其中 FoxO1 在脂肪组织中高表达，FoxO3 在大脑、肾脏、心脏和脾脏中表达量均较高，FoxO4 主要在骨骼肌中高表达。然而，FoxO6 mRNA 主要分布在发育或是成熟的大脑中，这表明 FoxO6 可能与神经系统的发育相关。目前，有关 FoxO1 和 FoxO3 的研究最为常见。一系列的外界刺激如胰岛素、胰岛素样生长因子、细胞因子和氧化应激都可以调节 FoxOs 的转录因子活性。这些环境刺激通常是通过调节 FoxOs 的翻译后修饰，如乙酰化、磷酸化、甲基化和泛素化等来调控 FoxOs 转录因子的表达。这里着重讨论 FoxOs 的乙酰化和磷酸化对其转录活性的影响。

去乙酰化酶 SIRT1 参与调节 FoxOs 蛋白的乙酰化水平。在肝癌细胞（HepG2）中，小檗碱可通过抑制 SIRT1 活性从而提高 FoxOs 的乙酰化水平，上调 Bim 的表达进而促进细胞凋亡；在内皮祖细胞中，H_2O_2 可通过上调 SIRT1 诱导细胞凋亡，而 SIRT1 过表达则会通过降低 FoxO3a 蛋白及乙酰化水平抑制 H_2O_2 诱导的细胞凋亡；在胰腺癌（BxPC – 3）细胞中，辣椒素可通过抑制 SIRT1 提高 FoxO1 的乙酰化，促进细胞凋亡，这表明 FoxOs 的乙酰化会促进其转录因子活性。然而，在非小细胞肺癌中，紫草宁衍生物可诱导细胞凋亡，SIRT1 抑制处理会通过去乙酰化 FoxO3a 进一步促进紫草宁衍生物诱导的细胞凋亡，这揭示 FoxOs 的乙酰化会抑制其转录活性。以上阐述的这些研究表明，去乙酰化酶 SIRT1 对 FoxOs 介导的功能具有双重作用。这可能是由两方面的作用导致的：①FoxOs 的乙酰化/去乙酰化水平可能具有基因特异性，从而上调或下调其下游基因的表达。②SIRT1 也可以使其他多种转录因子去乙酰化。因此，FoxOs 的乙酰化对其下游蛋白活性的调节可能是多种因素共同影响导致的。两种刺激可以促进 FoxOs 磷酸化，但是却会造成完全不同的结果。JNK 导致的 FoxOs 的磷酸化会促进 FoxOs 细胞核定位并上调 FoxOs 的转录活性；而生长因子或胰岛素可通过 PI3K/AKT 途径提高 FoxOs 的磷酸化从而促使

FoxOs 转出细胞核，抑制 FoxOs 的转录因子活性。FoxO3a（在 T32 和 S253 位点）和 FoxO1（在 T24、S256 和 S319 位丝氨酸）被 AKT 磷酸化后可增强 FoxOs 与 14 - 3 - 3 蛋白的结合；而 FoxOs - 14 - 3 - 3 复合体可被转运出细胞核，从而抑制 FoxOs 的转录因子活性，下调其下游靶基因的表达。FoxO1 的 S256 位点和 FoxO3 的 S253 位点被磷酸化后，还会导致 FoxOs。

与 DNA 结合能力变弱。FoxOs 的乙酰化也可以调节 FoxOs 的磷酸化。在胰腺癌细胞（AsPC - 1）中，辣椒素会促进 FoxOs 的乙酰化和磷酸化，而突变掉 FoxOs 的乙酰化位点，辣椒素则不会发挥促磷酸化作用，这表明在 FoxOs 的翻译后修饰中乙酰化要先于磷酸化。FoxOs 乙酰化后会启动 FoxOs 与 DNA 的解离，也可激活 PI3K/AKT 途径进而提高 FoxOs 的磷酸化，进一步促进 FoxOs 与 DNA 的解离，最后导致 FoxOs 从细胞核转运至细胞质，调节 FoxOs 的转录因子活性和促凋亡作用。

在癌细胞中，可以通过调节 FoxOs 乙酰化和磷酸化水平调节肿瘤细胞的生长。例如，在胰腺癌细胞（BxPC - 3、AsPC - 1 和 L3.6PL）中，辣椒素可以通过抑制 SIRT1 活性，促进 FoxOs 的乙酰化，进而活化 Bim，促进细胞凋亡；在胰腺癌细胞（PANC - 1 和 AsPC - 1）中，白藜芦醇通过抑制 PI3K/AKT 途径来降低 FoxOs 的磷酸化，促进 FoxOs 的核定位，提高 FoxOs 的转录因子活性，进而调节细胞周期和细胞凋亡相关蛋白（如 cyclinD1、p21/CIP1、p27/KIP1 和 Bim）的表达，来诱导细胞凋亡和抑制细胞增殖。

三、去乙酰化酶 SIRT1 的 O - GlcNAc 糖基化修饰增强其去乙酰化酶活性以应对外界刺激

SIRT1 在代谢、应激反应、基因组稳定性和衰老的调节中起着至关重要的作用。作为应激传感器，SIRT1 脱乙酰酶活性在应激过程中显著增加，但分子机制尚不完全清楚。类似 SIRT1，O - GlcNAc 糖基化也是压力传感器，可以响应各种细胞应激，升高的 O - GlcNAc 修饰通过参与多种生物过程来促进细胞存活，包括 PI3K/Akt 途径、热休克蛋白表达、钙稳态、活性氧水平、内质网应激、蛋白质稳定等。

SIRT1 在其羧基末端区域的 Ser549 处被 O - GlcNAc 动态修饰，增强了其体外和体内的去乙酰化活性。在细胞和小鼠模型中，SIRT1 的 O - GlcNAc 修饰在基因毒性、氧化和代谢应激刺激期间升高，从而增加 SIRT1 脱乙酰酶活性并保护细胞免受应激诱导的细胞凋亡。野生型 SIRT1（wtSIRT1）的外源表达通过增加蛋白质去乙酰化促进细胞存活，但其 O - GlcNAc 糖基化位点的突变减弱了这种作用。

生命体的稳态由复杂的调控网络调节。SIRT1 在应激反应和稳态调节中起着至关重要的作用。遗传毒性、氧化和代谢应激刺激可以增强 SIRT1 的 O - GlcNAc 糖基化修饰水平和去乙酰化酶活性。这表明，O - GlcNAc 糖基化修饰与乙酰化的相互影响在维持机体稳态方面发挥了重要作用，O - GlcNAc 糖基化修饰可以调节

SIRT1 的去乙酰化酶活性及翻译后修饰水平，并参与了表观遗传的调控。

第四节　糖基化与泛素化——改变蛋白稳定性

糖基化于泛素化的共修饰可以改变蛋白的稳定性。O – GlcNAc 糖基化常能通过调节蛋白质的泛素化，改变蛋白质的稳定性。O – GlcNAc 糖基化主要通过如下几种方式影响泛素化。

一、O – GlcNAc 糖基化通过磷酸化调节蛋白质泛素化

O – GlcNAc 糖基化与磷酸化、泛素化之间存在复杂的相互作用关系。O – GlcNAc 糖基化可以通过与磷酸化相互作用来控制蛋白质的泛素化和稳定性。

例如，肿瘤抑制因子 p53 的表达受到蛋白酶体降解的严格控制，以便在正常情况下保持较低的水平，并在 DNA 损伤时迅速积累。p53 的命运由多种 PTM 决定，包括磷酸化、乙酰化、甲基化、泛素化和 O – GlcNAc 糖基化。Cho 等证明，用 OGA 抑制剂处理 MCF – 7 细胞会增加 p53 O – GlcNAc 糖基化的水平，并降低细胞存活率。且 p53 在 S149 位的 O – GlcNAc 糖基化抑制了 COP9 信号小体在 T155 的磷酸化，从而减少了 p53 的泛素化和降解。这说明底物的 O – GlcNAc 糖基化可以拮抗相同或相邻位点的磷酸化，从而影响泛素化。

乳铁蛋白是一种转录因子，通过上调 Skp1、DcpS 和 Bax 等基因的表达来诱导细胞周期停滞。乳铁蛋白在癌细胞中表达下调，而其高水平表达与乳腺癌的良好预后相关。研究表明，乳铁蛋白在 S10 处被 O – GlcNAc 糖基化和磷酸化。O – GlcNAc 糖基化可以稳定乳铁蛋白，并保持基础水平的转录活性。激活后，乳铁蛋白在 S10 被磷酸化，然后通过 K379 多聚泛素化促进转录和随后的降解。这些研究表明，蛋白质的功能可以通过 O – GlcNAc 糖基化、磷酸化和泛素化的动态和协调变化来精确控制。

上皮钙黏素是一种钙依赖性的跨膜蛋白参与细胞与细胞间黏附。锌指蛋白 Snail1 通过抑制细胞黏附连接的主要成分——上皮钙黏素的转录调控上皮间质转化和肿瘤进展。酪蛋白激酶 1 和糖原合成酶激酶 3β 促进 Snail1 的泛素化和蛋白酶体降解。Snail1 在 S112 的 O – GlcNAc 糖基化中降低了糖原合成酶激酶 3β（GSK – 3β）介导的磷酸化，增加了蛋白的稳定性。PUGNAc 和 Thimet G 是 OGA 的抑制剂，能够提高 O – GlcNAc 糖基化水平，进而抑制泛素化来延长 Snail1 的半衰期。作为对高血糖的响应，Snail1 的 O – GlcNAc 糖基化修饰下调了上皮钙黏素的转录，从而促进了细胞迁移和侵袭。

二、O - GlcNAc 糖基化通过影响泛素化酶调节蛋白质稳定性

过氧化物酶体增殖物能够激活受体 - γ 共激活因子 - 1α（PGC - 1α），是促进线粒体生物发生和肝脏糖异生的关键转录因子。它整合了多种代谢信号，受到蛋白质翻译后修饰的广泛调控。OGT 可以与 HCF - 1 形成复合物，HCF - 1 作为支架蛋白为 PGC - 1α 发生 O - GlcNAc 糖基化招募 OGT。BAP1 是一个已知的去泛素酶，可以通过 HCF - 1 结合基序与 HCF - 1 相互作用。进一步研究表明 PGC - 1α 的 O - GlcNAc 糖基化可以促进 BAP1 的募集。这也是第一次证明 O - GlcNAc 糖基化能够通过去泛素化酶调节蛋白质泛素化及其稳定性，且在糖尿病动物模型肝脏中 HCF - 1 和 BAP1 水平的升高证明 O - GlcNAc 糖基化与 PGC - 1α 水平升高和糖异生有关。这项研究阐明了 O - GlcNAc 糖基化和泛素化之间的相互作用在代谢稳态中的调节机制。

SIX1 是调节恶性肿瘤 Warburg 效应的关键转录因子。SIX1 的 O - GlcNAc 糖基化修饰可以抑制 SIX1 的泛素化降解，进而促进肝癌细胞增殖。从机制上讲，SIX1 的 O - GlcNAc 糖基化修饰可以抑制 SIX1 与 E3 泛素连接酶 CDH1 的相互作用，进而提高 SIX1 蛋白稳定性。

生物钟的作用是使生理和行为过程与日常环境周期保持一致。分子钟涉及转录反馈环，其中转录激活子 BMAL1 和 CLOCK 驱动节律基因和隐色素基因的表达。

OGT 在体内外促进 *BMAL1/CLOCK* 靶基因的表达，会影响 *CLOCK* 基因的昼夜振荡。*BMAL1* 和 *CLOCK* 都是有节奏地 O - GlcNAc 糖基化的过程，这种蛋白质修饰通过抑制 *BMAL1* 和 *CLOCK* 的泛素化来稳定 *BMAL1* 和 *CLOCK*。在肝脏 OGT 表达紊乱的转基因小鼠的体内分析中显示，葡萄糖稳态的昼夜节律发生异常。OGT - BAP1 复合物通过 *BMAL1/CLOCK* 的 O - GlcNAc 糖基化和去泛素化来控制昼夜节律振荡的幅度，以响应养分的可获得性。这些结果表明 O - GlcNAc 糖基化和泛素化之间的相互作用是调节生物钟的一个关键机制。

三、O - GlcNAc 糖基化通过其他机制调节蛋白质泛素化

锌指蛋白 A20 是 NF - κB 信号的负调控因子，已被证明可以抑制细胞凋亡和炎症。据报道，高血糖可以促进 O - GlcNAc 糖基化、泛素化和 A20 的降解，从而加速糖尿病小鼠的动脉粥样硬化。值得注意的是，A20 同时具有泛素连接酶和去泛素化酶活性，这表明 O - GlcNAc 糖基化对 A20 蛋白水平的调节是 A20 靶蛋白泛素化的控制点。

碳水化合物反应元件结合蛋白（ChREBP）是一种基本的螺旋 - 环 - 螺旋亮氨酸拉链转录因子，以葡萄糖依赖的方式调节葡萄糖和脂肪代谢。在低糖条件下，磷酸化失活的 ChREBP 主要存在于细胞质中。高糖可通过 PP2A 激活 S196 位的 ChREBP 去磷酸化并转位到细胞核内，然后在 T666 位去磷酸化，从而诱导 ChREBP

的转录活性。然而，这些位点的去磷酸化对于 ChREBP 的组成性激活是不够的，这表明还存在额外的调控层。有研究结果表明，O－GlcNAc 修饰可以稳定 ChREBP，并增加生脂基因的转录。OGT 过表达通过提高 ChREBP 水平诱导脂肪生成，而 OGA 过表达可防止 db/db 小鼠的肝脏脂肪变性。同时，也有另一项研究表明，FoxO1 通过抑制 O－GlcNAc 糖基化和促进蛋白质泛素化来降低 ChREBP 的稳定性。但 ChREBP 的 O－GlcNAc 糖基化影响其泛素化的机制目前尚不清楚。

O－GlcNAc 糖基化不光调节单个蛋白的泛素化，也可以调节细胞整体的泛素化水平。有研究发现，在热应激后，O－GlcNAc 糖基化和泛素化修饰的水平都迅速上升，但与泛素化蛋白不同，O－GlcNAc 修饰的蛋白不能通过抑制蛋白酶体功能而稳定下来。使用氨基葡糖或 PUGNAc 增加 O－GlcNAc 水平，可提高泛素化水平。相反，当 O－GlcNAc 水平降低，使用 Forskolin 或葡萄糖剥夺时，泛素化水平降低。OGT 的靶向 RNA 干扰也降低了泛素化，并使细胞耐热性减半。最后证明泛素激活酶 E1 可以发生 O－GlcNAc 糖基化修饰，它的糖基化及其与 Hsp70 的相互作用因细胞培养条件的不同而不同。综上所述，这些结果表明 O－GlcNAc 糖基化和泛素化并不是严格意义上的相互拮抗的翻译后修饰，而是前者可能调节后者，也提示 E1 可能是这两条通路之间的共同纽带之一。

通过蛋白质组学的方法人们已经发现了大量的 O－GlcNAc 糖蛋白/糖肽和 O－GlcNAc 糖基化位点，其中许多参与泛素化过程的蛋白质都被 O－GlcNAc 修饰，如泛素前体、E1s、E2s、E3s 和去泛素化酶。虽然这些蛋白的 O－GlcNAc 糖基化功能尚未完全确定，但可以想象 O－GlcNAc 糖基化通过泛素－蛋白酶体系统（UPS）的多个节点调节蛋白质的泛素化。

四、O－GlcNAc 糖基化和泛素化相互作用在肝癌中的作用

肝细胞癌（HCC）是全球高发癌症之一。由于诊断和治疗水平有限，HCC 的死亡率很高。多项研究表明 O－GlcNAc 修饰通过参与转录和翻译调控、细胞代谢、细胞死亡和表观遗传调控等促进肝癌的发生。

O－GlcNAc 修饰可以通过影响几个关键转录因子或转录共激活因子的泛素化参与转录调控。蛋白磷酸酶 1γ（$PP1\gamma$）是蛋白磷酸酶 1 家族的成员，参与调节多种细胞过程，如有丝分裂、细胞存活和细胞凋亡。RNA 聚合酶 II 亚基 RPB5 相互作用因子（URI）可以与 RPB5 相互作用调控靶蛋白泛素化。URI、OGT 和 $PP1\gamma$ 可以形成三聚体复合物来调节 HCC。葡萄糖剥夺诱导 URI 在 Ser371 处磷酸化，导致 $PP1\gamma$ 释放和 URI 介导的 OGT 抑制。OGT 活性受到抑制会抑制 c－myc 的 O－GlcNAc 糖基化修饰并促进 c－myc 降解以维持细胞存活。在高糖条件下，$PP1\gamma$ 结合的 URI 增加 OGT 和 c－myc 水平，加速肝脏肿瘤发生。

O－GlcNAc 修饰还可以通过调节 β 联蛋白在肝癌进展中发挥作用。β 联蛋白的 O－GlcNAc 修饰增加了其稳定性，而 β 联蛋白过表达通过上调尿苷 5'－二磷酸

（UDP）– N – 乙酰氨基葡糖焦磷酸化酶 1（UAP1）来增加 O – GlcNAc 修饰的水平，形成正反馈环路。β 联蛋白的 O – GlcNAc 修饰促进了 Hep – G2 和 Huh – 7 细胞的增殖并抑制了细胞凋亡。SIX1 是调节 Warburg 效应的关键转录因子。SIX1 也被 O – GlcNAc 修饰修饰，进而抑制了 SIX1 的泛素化降解。SIX1 的 O – GlcNAc 修饰可以促进肝细胞癌患者的细胞增殖。

O – GlcNAc 糖基化修饰也在 mRNA 翻译的调节中起作用。活化激酶 C 受体 1（RACK1）是将 O – GlcNAc 修饰与翻译调控联系起来的关键介质。RACK1 在 Ser122 处被 O – GlcNAc 修饰。RACK1 的 O – GlcNAc 修饰增强了其蛋白质稳定性、核糖体附着及与 PKCβ Ⅱ 的相互作用。这些事件导致真核翻译起始因子 4E（eIF4E）磷酸化和 HCC 细胞中致癌基因的翻译增加。eIF4E 是一个关键的翻译因子。eIF4E 在 T168 和 T177 的 O – GlcNAc 修饰中起保护作用，避免其免受蛋白酶体降解并通过促进 eIF4E 与干性相关基因 Sox2 5'–非翻译区的结合来激活肝癌细胞的干细胞样潜能。

综上所述，O – GlcNAc 糖基化修饰可以通过影响泛素化来提高蛋白稳定性，进而参与肝癌的发生发展。

第五节　糖基化与磷酸化

蛋白质磷酸化和 O – GlcNAc 糖基化这两种 PTM 主要发生在蛋白质的丝氨酸和苏氨酸残基。磷酸化和 O – GlcNAc 糖基化可以通过多种方式产生串扰（crosstalk），例如，通过竞争相同的丝氨酸和苏氨酸位点，或者通过在修饰位点附近甚至远端干扰原位点的修饰等。由于磷酸化和 O – GlcNAc 糖基化都主要发生在丝氨酸和苏氨酸残基上，所以这两种 PTM 发生串扰也就非常常见。因此，O – GlcNAc 糖基化与磷酸化之间的关系，可以形象地用"阴与阳"来总结，两种修饰方式既相互对立又相互统一，O – GlcNAc 糖基化与磷酸化之间的对立制约、互根互用，并不是处于静止和不变的状态，而是始终处于不断的运动变化之中。

研究最多的蛋白质 PTM 是磷酸化，即磷酸基团通过共价键连接到丝氨酸、苏氨酸和酪氨酸残基的羟基上。然而，在组氨酸、赖氨酸、精氨酸、天冬氨酸或谷氨酸上也有磷酸化的报道。磷酸化可以激活或抑制蛋白质的功能，影响其构象或影响其定位。有许多磷酸化阅读框，例如，那些包含 SH2 或 WW 结构域的阅读框，它们可以依赖磷酸化的方式相互作用。泛素连接酶复合体识别蛋白质上特定的磷酸化序列，一旦发生磷酸化，这些蛋白质就会被泛素化降解。

O – GlcNAc 糖基化是一种独特的糖基化类型，作为细胞内的营养和压力感受器，O-GlcNAc 糖基化对胰岛素、营养物质和细胞压力变化十分敏感。已有研究表明，O-GlcNAc 糖基化对这些细胞通路和功能的调节与蛋白质磷酸化信号级联调节的通路和机制之间存在广泛的串扰。O-GlcNAc 糖基化位点通常直接位于磷酸化位点或附近，但也可能出现在远离磷酸化位点的氨基酸序列上。

最近研究表明，O-GlcNAc 糖基化和磷酸化之间的动态串扰是广泛存在的。抑制单一激酶，如 GSK3β，能够提高许多蛋白质（主要是细胞骨架和热休克蛋白）的 O-GlcNAc 糖基化水平，降低其他蛋白质（主要是转录因子和核糖核酸结合蛋白）的 O-GlcNAc 糖基化水平。在用 O-GlcNAcase 抑制剂刺激细胞后，当测定 700 个位点的磷酸化位点占有率仅增加约 3 倍时，几乎每个活跃的循环磷酸化位点的 O-GlcNAc 修饰都显著减少或显著增加。同时对受 OGT 双重过表达影响的修饰位点进行糖基化和磷酸化蛋白质组学分析，确定了数百个磷酸化位点和 O-GlcNAc 糖基化位点。许多蛋白在相同的丝氨酸或苏氨酸残基上表现出磷酸化和 O-GlcNAc糖基化的相互竞争。例如，OGT 过表达极大地降低了细胞周期蛋白依赖性蛋白激酶 1（CDK1）的磷酸化作用。OGT 的过表达对于另外两个对细胞分裂至关重要的激酶也有类似的影响，即 Aurora 激酶 A 和 Polo 激酶。这些发现更加突出了这两个丰富的蛋白修饰之间广泛的串扰对细胞功能调节的重要性。

OGT 和 OGA 也可以存在于同时含有激酶和磷酸酶的蛋白质复合物中。CAMKIV 是胰腺神经元和 B 细胞中的一种重要激酶，在转录因子的磷酸化过程中起关键作用，在其激活磷酸化位点或其附近的多个残基上被 O-GlcNAc 糖基化，并且在其 ATP 结合位点内，CAMKIV 的 O-GlcNAc 糖基化使该酶处于失活状态。CAMKIV 必须首先去 O-GlcNAc 糖基化才能够被激活，然后在一个主要的 O-GlcNAc 位点附近的关键调控位点发生磷酸化。因此，在神经元中，有一个调节 CAMKIV 和 OGT 的循环，可能是作为一个安全开关来防止这一重要激酶的不适当激活。对于其他激酶，很可能也会发现类似的机制。

除了 O-GlcNAc 糖基化对激酶的影响外，OGT 和 OGA 也可以被翻译后修饰，从而改变它们的活性。OGT 至少可以在 4 个不同的位点被磷酸化。研究表明，Gsk3β 可以磷酸化 OGT 上的 Ser3 和（或）Ser4，进而增强 OGT 的活性。而检查点激酶 1 可以磷酸化 OGT 上的 Ser20，提高 OGT 的稳定性。此外，研究者还发现 AMPK 能磷酸化 OGT 的 Thr444，从而引起 OGT 底物特异性的改变。OGT 的大鼠同源物的酪氨酸磷酸化可能也发生在人的同源物的 Tyr989 上。胰岛素刺激后 OGT 的酪氨酸磷酸化增加，分离的胰岛素受体复合物和原癌基因酪氨酸蛋白激酶 Src 可以磷酸化 OGT，导致 OGT 活性增加。而 OGT 也可以在 Ser3 和 Ser4 上被 O-GlcNAc 糖基化，这暗示了 O-GlcNAc 和磷酸修饰可能相互占据这些位点。

OGT 既可以发生酪氨酸磷酸化，也可以发生丝氨酸磷酸化。胰岛素受体、CAMKIV 和其他激酶的磷酸化激活 OGT，并可能在 OGT 靶向靶蛋白的过程中发挥作用。OGA 也存在丝氨酸磷酸化，但是这种磷酸化的结果仍然未知。

磷酸化/O－GlcNAc 糖基化串扰也发生在彼此靠近的 Ser/Thr 残基上。在这些情况下。磷酸化/O－GlcNAc 糖基化串扰甚至可以发生在两个 PTM 彼此相距较远的情况下。虽然这些修饰在蛋白质序列上相距甚远，但它们在空间上仍然很接近，从而改变了酶与底物相互作用的能力。胰岛素受体底物就是一个很好的例子，它的 N 末端发生磷酸化，C 末端发生 O－GlcNAc 糖基化。再比如，Ser615 在内皮型一氧化氮合酶上的 O－GlcNAc 糖基化阻止了 Ser1177 的磷酸化。或者，一个环或结构域中的 PTM 可能会引起蛋白质的构象变化，从而影响整个蛋白质。O－GlcNAc 糖基化与磷酸化相互作用的经典例子——胰岛素抵抗

胰岛素抵抗在代谢综合征中起着重要作用。胰岛素通过促进肌肉和脂肪组织中的葡萄糖摄取并抑制肝脏中的糖原分解和糖异生来控制机体的葡萄糖稳态。O－GlcNAc 糖基化已被确定为胰岛素信号转导的负调节因子。在胰岛素抵抗的发展过程中，O－GlcNAc 修饰与糖异生、糖原生成和糖酵解的各种变化有关。据报道，小鼠肝脏中 OGT 的过度表达会损害胰岛素下游基因的表达，并导致胰岛素抵抗和血脂异常。

在正常的肝脏代谢中，肝脏能够将多余的葡萄糖转化为糖原进行储存，并根据需要产生葡萄糖。进食后，胰岛素刺激肝脏中的糖原和脂质合成，而在禁食状态下，胰高血糖素诱导糖异生和酮体生成，产生葡萄糖和酮体供能。这些代谢变化涉及时空协调的信号级联反应。进食后，胰岛素会迅速从胰腺中释放出来。当到达肝脏时，胰岛素会诱导胰岛素信号级联反应的激活，这被称为急性餐后反应。之后，胰岛素信号通路慢慢下降，称为延长餐后反应，这一过程受翻译后修饰精确调节。磷酸化和 O－GlcNAc 糖基化之间的相互作用在胰岛素信号通路中起着至关重要的作用。

在急性餐后反应中，胰岛素与胰岛素受体（IR）结合并触发 IR 的自磷酸化，从而导致胰岛素受体底物 1（IRS1）的募集和磷酸化。然后，IRS1 招募并磷酸化磷脂酰肌醇 3－激酶（PI3K）。PI3K 催化膜磷脂酰肌醇 3，4，5－二磷酸（PIP3）的形成，其募集 AKT。AKT 是一种重要的激酶，可磷酸化多种蛋白质，包括蛋白激酶、转录因子、代谢酶等。GSK3 是一种负责磷酸化糖原合成酶使其失活的酶。AKT 可使 GSK3 磷酸化和失活，从而导致糖原合成增加。在延长餐后反应中，磷酸化和 O－GlcNAc 糖基化之间的相互作用削弱了胰岛素信号。OGT 含有一个磷酸肌醇结合域，它可以与 PIP3 结合，导致 OGT 从细胞内转移到细胞膜。然后 OGT 催化关键胰岛素信号蛋白（如 IRS－1、PI3K、PDK1 和 AKT）的 O－GlcNAc 糖基化修饰，从而导致胰岛素信号衰减。IRS－1 是 OGT 的直接底物。IRS－1 的 O－GlcNAc 修饰增加会抑制 IRS－1 与 PI3K 的相互作用以及 IRS－1 的酪氨酸磷酸化。PI3K 和 PDK1 的 O－GlcNAc 修饰也参与胰岛素信号传导减弱。AKT 的 O－GlcNAc 修饰对于胰岛素信号终止很重要。AKT 在 Thr305 和 Thr312 处的 O－GlcNAc 修饰抑制了 Thr308 处的 AKT 磷酸化，从而破坏了 AKT 和 PDK1 之间的相互作用。AKT 的

O－GlcNAc 糖基化修饰参与了胰岛素抵抗的发生。

总体上讲，O－GlcNAc 糖基化与磷酸化的相互拮抗导致了胰岛素信号的削弱，参与了胰岛素抵抗的发生，进而间接导致了代谢综合征，非酒精性脂肪肝等代谢性疾病的发生。

综上所述，作为一种重要的翻译后修饰方式，O－GlcNAc 糖基化参与了机体多种生物学过程的调节。O－GlcNAc 糖基化修饰通过与磷酸化、泛素化、乙酰化、甲基化等修饰方式相互作用，形成了复杂的翻译后修饰调控网络，使某个基因编码的某个蛋白质能够在体内发挥无穷大的作用。这种动态的调控方式，使生命体能够适应外界环境各种刺激与变化，并根据外界环境动态调整内在的生物学行为，使机体内外维持稳态。在今后的研究中，不仅要关注基因蛋白本身的变化，更要关注转录后修饰、翻译后修饰等调控方式在病理生理状态下发生的改变，以期从整体角度出发，解释复杂的生命现象。

参考文献

［1］Vu LD, Gevaert K, De Smet I. Protein Language：Post-Translational Modifications Talking to Each Other. Trends Plant Sci, 2018, 23（12）：1068－1080.

［2］Bai B. Proteomic landscape of Alzheimer's Disease：novel insights into pathogenesis and biomarker discovery. Mol Neurodegener, 2021, 16（1）：55.

［3］Schjoldager KT. Global view of human protein glycosylation pathways and functions. Nat Rev Mol Cell Biol, 2020, 21（12）：729－749.

［4］Hsu JM. Posttranslational Modifications of PD-L1 and Their Applications in Cancer Therapy. Cancer Res, 2018, 78（22）：6349－6353.

［5］Yang X, Qian K. Protein O-GlcNAcylation：emerging mechanisms and functions. Nat Rev Mol Cell Biol, 2017, 18（7）：452－465.

［6］Hart GW. Cross talk between O-GlcNAcylation and phosphorylation：roles in signaling, transcription, and chronic disease. Annu Rev Biochem, 2011, 80：825－858.

［7］Zhang K, Yin R, Yang X. O-GlcNAc：A Bittersweet Switch in Liver. Front Endocrinol（Lausanne）, 2014, 5：221.

［8］Ruan HB, Nie Y, Yang X. Regulation of protein degradation by O-GlcNAcylation：crosstalk with ubiquitination. Mol Cell Proteomics, 2013, 12（12）：p. 3489－3497.

［9］Dehennaut V. D Leprince DLefebvre T. O-GlcNAcylation, an epigenetic mark. focus on the histone code, tet family proteins, and polycomb group proteins. Front Endocrinol（Lausanne）, 2014, 5：155.

［10］Park JM. Role of transcription factor acetylation in the regulation of metabolic homeostasis. Protein Cell, 2015, 6（11）：804－813.

［11］Leturcq M, Lefebvre T. Vercoutter-Edouart AS. O-GlcNAcylation and chromatin remodeling in mammals：an up-to-date overview. Biochem Soc Trans, 2017, 45（2）：323－338.

［12］高珊, 孔立红. Tau 蛋白的过度磷酸化机制及其在阿尔茨海默病中的作用. 华中科技大学

学报（医学版），2016，45（6）：711 –715.

[13] 刘禹辰. PD-L1 翻译后修饰的研究进展. 中国肿瘤临床，2021，48（9）：458 –462.

[14] 刘亭亭. SIRT1 介导的 K-Ras、FoxOs 和 DLC1 的表达及翻译后修饰调控癌细胞的增殖和凋亡. 生命科学，2018，30（1）：74 –81.

[15] 李静，谭忠平. 葡糖酰胺（O-GlcNAc）修饰：细胞内糖基化的前世今生. 中国生物化学与分子生物学报，2020，36（9）：987 –1001.

[16] 樊代明. 整合医学：理论与实践. 西安：世界图书出版西安有限公司，2016.

第五章 糖基化未来研究方向

◎储 屹

第一节 糖基化在靶向药物传递中的作用

肿瘤药物递送系统（DDS）的研究有望提高肿瘤的治疗效果。但目前的研究成果仍很难满足临床需求，主要问题之一就是对目标部位的递送效果有限。目前的研究采取了很多尝试改良药物递送系统的方法，期望得到高效、安全、稳定的递送效果。在提高肿瘤靶点的有效结合性方面，糖基化介导的结合策略颇受关注。异常的糖基化广泛存在于肿瘤及其相关的微环境中，因此，针对聚糖的结构已被纳入各种纳米载体，以提高肿瘤靶向能力。与正常细胞糖基化不同，肿瘤细胞往往表现出高水平的整体唾液酸化、截短聚糖、N－糖链和糖脂结构。截短糖链在恶性肿瘤中的异常表达可能是由于 O－聚糖的不完全合成导致。此外，N－聚糖在肿瘤细胞表面的异常表达对肿瘤的发生和转移有很大的影响。而含有一种或几种唾液酸的鞘糖脂可以调节受体酪氨酸激酶（RTK）信号转导，从而调控肿瘤细胞的生物学行为。因此，上述异常肿瘤糖基化可用于设计糖基化介导的肿瘤靶向药物递送系统。利用这些糖基化方法，各种糖基化的药物递送系统已成为诊断、预后和靶向恶性组织的有效策略，从而为癌症治疗提供了新的治疗机会。

由于递送物质存在不同的糖基化位点，导致糖蛋白受体在细胞内的分离、定位等方面受到不同的调控，从而在细胞识别、通信和信号转导中发挥重要作用。此外，通过多价碳水化合物的多重相互作用，可以实现增强的药物递送系统中的受体结合能力。因此，基于糖基化在肿瘤细胞或肿瘤相关微环境中较好的应用前景及理论基础，各种糖基化材料在抗癌药物开发中得到了广泛的应用。然而，在将糖基化结构知识与靶向药物递送的系统整合的过程中，仍然有很多困难和挑战。

一、糖基化的受体

根据以往研究的报道，碳水化合物与蛋白质受体之间的可逆相互作用广泛参与了许多生理和病理过程。研究显示内源性凝集素和半乳凝素是负责将糖类物质所传递的信息转化为细胞内信号的主要识别分子。研究表明，碳水化合物参与了许多癌症发生的基本生物学过程，如肿瘤细胞解离过程中的细胞－细胞黏附和肿瘤血管生成、生长、进展和转移等侵袭过程。到目前为止，凝集素、半乳凝素和某些非特异性受体家族已经被研究用于癌症治疗。

1. 糖基化的凝集素受体

几乎所有的细胞都表达膜凝集素，作为不同碳水化合物的靶点。这些膜凝集素可以凝集相关细胞或沉淀特定的糖缀合物，而某些其他凝集素可以识别表达在哺乳动物肝细胞表面的半乳糖残基。凝集素与碳水化合物的相互作用已被证实在人体各种生物过程中起着许多关键作用。

近年来，包括酶催化反应和碳水化合物自动合成在内的新合成策略不断发展，并进一步优化靶向复合碳水化合物，具有非常大的潜力。因为凝集素－碳水化合物之间呈现的是一个相当微弱的作用，因此多价配体成为增强结合受体配体亲和力的重要策略。例如，利用结构同源的糖识别域（CRD），通过 Ca^{2+} 依赖的方式提高 C 型凝集素受体（CLR）与糖结构的结合能力。此外，凝集素受体也在介导肝脏内吞作用中的配体时发挥了重要作用。迄今为止，凝集素受体研究的主要策略集中在脱唾液酸糖蛋白受体（ASGPR）上，这是一种高表达于肝细胞表面的 II 型跨膜蛋白，通过结合和摄取糖蛋白来调节血清糖蛋白水平的稳态。因此，各种碳水化合物功能化材料可以实现肝细胞特异性靶向和成像，例如，半乳糖基 N－2－羟丙基甲基丙烯酰胺－b－N－3－胍丙基甲基丙烯酰胺、半乳糖基化聚乙二醇－壳聚糖－接枝聚乙烯亚胺及其他一些聚合纳米粒子。同样，各种糖突变体、拟糖复合物也被用于合成针对树突状细胞及巨噬细胞 C 型凝集素受体的配体中，用于提高 T 细胞反应。

2. 糖基化的半乳凝集素受体

半乳凝素已被证实通过参与相关糖基化受体介导细胞黏附、细胞内吞和细胞表面保留。特别是作为高度保守的凝集素，半乳凝素可以促进肿瘤的免疫逃逸和转移等恶性表型。已经证实，半乳凝素－1 通过损害 T 细胞功能，在多种类型的肿瘤中改变致耐受性受体树突状细胞的和自然杀伤细胞的活性，从而提高肿瘤细胞的免疫抑制潜能。因此，在肿瘤微环境中阻断半乳凝素－1 的表达可以增强效应 T 细胞的反应。此外，在乳腺癌微环境中，降低半乳凝素－1 抑制了肺转移并增强了 T 细胞的活性。然而，在卵巢癌模型中，不仅癌细胞产生半乳凝素－1 逃避免疫应答，T 细胞也表达半乳凝素－1，削弱了抗肿瘤免疫功能，从而导致促肿瘤炎症和转移。此外，其他类型的半乳凝素成员也能减弱抗肿瘤免疫功能。例如，半乳凝素－9 已被证明可增加粒细胞骨髓源性抑制细胞的分布，并有助于抑制肿瘤特异性 CD8$^+$ T 细胞反应。半乳凝素－3 通过干预 NKG2D（一种被称为 CD94/NKG2 家族的 C 型凝集素样受体跨膜蛋白）和主要组织相容性复合体 I 类相关链 A（MICA）

之间糖基化依赖的相互作用来抑制肿瘤特异性 T 细胞和 NK 细胞的活性。这些研究表明半乳凝素靶向治疗可以应用于癌症的免疫治疗。

相反，Croci 等指出，肿瘤缺氧可通过核因子（NF）- kb 依赖和缺氧诱导因子（HIF）独立的机制诱导半乳凝素 -1 的表达，从而减弱人和小鼠卡波西肉瘤中异常血管生成。研究同样指出半乳凝素和 N - 聚糖的复合体在肿瘤缺氧与血管生成之间起着桥梁作用。因此，通过阻断半乳凝素和 N - 聚糖之间相互作用来缓解肿瘤缺氧，可促进体内肿瘤相关血管的正常化，并促进免疫细胞流入肿瘤微环境。这些结果表明，半乳凝素 -1 在肿瘤微环境中的重要作用和靶向半乳凝素可能与其他免疫疗法或抗血管生成疗法具有协同作用。

3. 其他糖基化策略

除了凝集素或半乳凝集素之外，还有研究使用其他糖基化策略，如特异性抗肿瘤药物的双糖部分。博莱霉素（BLM）是一种由细菌链霉菌产生的糖肽类，在细胞表面识别和细胞摄取中起重要作用，尤其是 DNA 和 RNA 的有效裂解。Koshkaryev 等使用八聚精氨酸修饰的助溶剂二油酰磷脂酰乙醇胺递送 BLM 进入细胞，产生了显著的抗癌效果。此外，其他从植物中分离出一系列低聚糖和双糖的方法也被应用于癌症治疗。5 - 硫代葡萄糖，6 - 硫代吡喃果糖能够提高细胞活性氧（ROS）水平，从而诱导癌细胞 DNA 的氧化损伤，是癌细胞的有效生长抑制剂。

二、糖基化药物递送系统的靶向特异性

1. 糖基化修饰的聚合药物递送系统的结构和化学性质

到目前为止，人们已经在开发基于不同糖基化的药物递送系统，这些药物递送系统具有多种生化功能，可进行选择性给药。这些糖基化药物递送系统可以与特定的细胞、组织或器官结合，发出荧光信号并对肿瘤微环境（pH 值、氧化还原电位和靶分子的存在）作出反应。这些药物递送系统已经从早期基于脂质体的纳米材料发展成为具有可调控功能域的复杂纳米载体。针对特定微环境的新一代药物递送系统为糖基化治疗和诊断的整合开辟了一条新途径。

低聚糖和天然多糖（如葡聚糖、海藻酸盐、壳聚糖、透明质酸、纤维素）已被广泛应用于修饰载体表面，其主要用途包括改变理化属性（例如使疏水材料溶于水），增加生物相容性和靶向性等。对于这些利用糖基化修饰的药物递送系统，通常在药物递送系统的聚糖与目标位置的凝集素之间形成氢键。此外，药物递送系统还运用了电荷间相互作用、多价效应或非极性特异性凝集素相互作用、次级位点或构象变化与特定凝集素的相互作用来获取相应的理化性质。近年来，随着糖纳米技术的发展，诸如纳米微粒、胶束、树枝状大分子、多聚体和杂化共轭齐聚物等纳米结构的靶向给药效率得到了显著提高。除此之外，在细胞表面进行特定的聚糖编辑，如酶介导的糖基化，也可以提高传递效率。

2. 糖基化修饰的聚合药物递送系统的生物学功能和靶向特异性

有研究表明，通过测定糖基化的药物递送系统与相关受体的相互作用强度，可以方便地估计其靶向结合能力。红细胞凝集抑制实验可以测试糖基化聚合物和凝集素之间的结合力。实验结果显示，使用糖基化聚合物可以使凝集素介导的红细胞凝集效率相对于寡糖提高 1000 倍，这种结合效果的提升主要原因可能是聚合物链上的簇效应或多价效应。既往的研究报道 Notch 受体的 N - 乙酰葡糖胺（GlcNAc）修饰是其常见的一种修饰方式。Yamada 等的研究证实了携带 N - 乙酰葡糖胺的两亲性嵌段共聚物与小麦胚芽凝集素的相互作用。由于多价相互作用的影响，携带 GlcNAc 的聚合物对小麦胚芽凝集素的结合亲和力显著增加。此外，一些糖基化聚合药物递送系统通过糖基磷脂酰肌醇锚定结合到细胞膜上。

主要的糖基化聚合物传递系统包括蛋白聚糖和鞘糖脂。以典型的 β 链半乳糖或葡萄糖为主要研究对象的鞘糖脂，已被证明可以调节受体酪氨酸激酶信号活性。Szente 等利用 γ - 环糊精、阳离子表面活性剂和天然阴离子聚合物透明质酸合成了模拟蛋白聚糖聚合体的高分子可生物降解材料。Mishra 等通过糖鞘脂抑制剂包被的聚乙二醇 - 癸二酸可生物降解纳米材料改善了对动脉粥样硬化和心肌肥厚的干预。

近年来，许多研究表明，细胞膜结构在细胞的分子识别、转运、门控、能量转换和信号转导等方面发挥着不可或缺的作用。多项研究表明纳米材料的糖基化修饰将显著影响其与癌细胞的相互作用。Monopoli 的研究证明，糖基化后的乙二醇 - 蛋白冠在维持纳米材料的大小和胶体稳定性方面起着至关重要的作用，并影响其与细胞之间的相互作用。此外，如上所述，癌细胞在细胞表面具有异常的糖基化，这有助于它们的同源结合和免疫逃逸。针对这一现象，一些研究团队还开发了一系列包被癌细胞膜的聚合物传递系统，以提高其肿瘤靶向特异性和免疫逃逸能力。

三、糖基化聚合药物递送系统的应用

糖基化纳米载体可通过受体介导的特异性内吞作用，靶向递送小分子药物、基因、RNA 和疫苗。此外，它们还可用于病理成像和诊断。

1. 小分子物质的递送

糖基化纳米载体因其靶向性强、可延长体内循环时间、减少全身副作用等优点而被广泛应用于小分子药物的递送。Liu 等报道了两种糖基化的药物递送系统来递送顺铂（CDDP），分别是甘露糖修饰烟草花叶病毒（CDDP@ TMV - Man）和乳糖修饰烟草花叶病毒（CDDP@ TMV - Lac）。CDDP@ TMV - Man 诱导富含半乳凝素的 MCF - 7 细胞内吞作用增强，细胞凋亡增强。而在过表达乳糖可结合的 ASGPR 的 HepG2 细胞中，CDDP@ TMV - Lac 在细胞内吞和凋亡方面表现出优势。此外，Aykac 等对包含环糊精包被的氨甲蝶呤纳米金材料进行 D - 乳糖修饰，使其靶向高表达半乳糖凝集素的细胞。结果表明，环糊精基团的存在显著提高了药物的包封效率，使其成为一种潜在的位点特异性药物纳米载体。在另一项研究中，Chiodo 等描述了抗 HIV 药物和碳水化合物包覆纳米金材料的制备和抗病毒活性。研究结果证实了糖基金颗粒可以作为一种用于 HIV 治疗的新型多功能药物传递系统。此外，Veerapandian 等研究者报道了一种氨基葡糖功能化的甘聚糖银粒子（GlcN - AgNP）。GlcN - AgNP 表面氨基葡糖的存在增加了其在细菌表面的分布，提供了更大的接触面积，促进了其向细菌表面的渗透，因而具有更强的抗菌作用。

2. 基因传递作用

Hu 等构建了一种甘露糖结合的非病毒基因传递载体 Man - PEI1800 - CPP。与线性聚乙烯亚胺相比，Man - PEI1800 - CPP 有着更高的转染效率和更低的毒性。此外，在相同剂量下，由于 DC2.4 细胞表面过表达甘露糖受体，Man - PEI1800 - CPP 在 DC2.4 细胞中的转染率更高。Sun 等研究者合成了一组与质粒 DNA 有很高的亲和力的半乳糖和赖氨酸阳离子共聚物。通过实验，他们进一步验证了半乳糖共轭阳离子共聚物在多种细胞类型中具有较低的细胞毒性和较高的转染率。Raviv 等成功合成了一种甘露糖基化聚乙二醇 - 聚乙二胺嵌段共聚物载体，可以与 DNA 自组装。甘露糖基化修饰载体与树突状细胞表面甘露糖受体的特异性结合提高了 DNA 转染效率。同时，甘露糖基化载体在体内外均被证明是一种安全有效的树突状细胞基因转染工具。

此外，聚乙二醇化的聚糖颗粒可用于 siRNA 的运送。在体内，利用 siRNA - 甘聚糖颗粒可以有效降低肺部 c - myc 表达量，并在无明显相关炎症的情况下大幅缩小肿瘤体积。Sajeesh 等研究者将半乳糖修饰的阳离子聚合物聚乙烯亚胺应用到三链干扰 RNA（tiRNA）纳米颗粒（tiRNA/PEI - GAL）中。与传统的 siRNA - PEI 系统相比，此颗粒复合物具有增加细胞摄取、提高基因沉默效率及增强靶向作用等优点。半乳糖功能化的 siRNA 纳米载体也表明，半乳糖结合提高了肝脏靶向能力。

3. 蛋白质和多肽类药物递送

Flores - Fernández 等研究者利用 α - 糜蛋白酶来研究糖基化对蛋白质的影响。他们的研究表明，蛋白质表面的聚糖可以形成一个空间位阻，阻止水分子与蛋白质内部的静电反应，从而增加蛋白质的稳定性。Méndez 等研究表明，在介孔二氧化硅纳米颗粒中负载乳糖修饰的细胞色素 C 可以增强其抗肿瘤效果，还可以增加其热力学稳定性，保护其不受蛋白酶消化。因此，糖基化抗癌蛋白具有较高的蛋白稳定性和治疗效果，有望成为一种新的癌症治疗方法。此外，含有神经氨酸 - N - 乙酰氨基半乳糖抗原、Lewisy 抗原、T 细胞辅助肽和不同浓度葡萄糖的金甘聚糖颗粒已被开发用于多价抗癌疫苗载体。Danishefsky 和 Allen 等研究者通过将合成的肿瘤相关多糖与免疫原性载体血蓝蛋白结合制备了一系列糖基化的抗癌疫苗，此疫苗可以为 T 细胞激活和全面的免疫反应提供抗原。

4. 诊断试剂的递送

糖基化的纳米载体不仅在药物递送方面有应用价值，还在疾病诊断方面具有潜在作用。Dai 等研究者发明了一种具有合适的荧光大小及强度的右旋糖酐纳米凝胶，可以用于前哨淋巴结的成像。此纳米探针可以为前哨淋巴结的活检提供高效精准的定位，进而更好地对肿瘤转移进行诊断。另一项研究设计、构建了一种改良的甘聚糖颗粒，可以运用于磁共振过程中对急性炎症区域直接检测。此外，还有一种聚集诱导发光糖纳米材料因其对淀粉样蛋白及纤维的检测能力，被用于诊断包括阿尔茨海默病在内的神经系统紊乱。

因为糖类物质与其受体间的特殊作用，糖基化已成为诊断及治疗中的重要辅助手段。利用其存在的广泛性及反应的温和性，糖基化在靶向药物递送中拥有着重要的作用。然而，在这个过程当中还有很多因素需要考量。目前在糖基化临床运用中最具有挑战性的问题是安全性和可重复性。例如，固有免疫系统中特定的血清凝集素，血清甘露糖结合蛋白同样也可以识别 N - 乙酰葡糖胺和 L - 岩藻糖。这种非特定的识别能力会影响到药物的靶向性。同时，糖基化修饰同样也会改变递送载体的理化性质，导致组织相容性的改变。近几年来，糖基化纳米载体对于靶点以外的器官及组织的作用越来越受关注，这些可能存在的脱靶效应也需要进一步的研究。大量研究数据显示了糖基化在肿瘤等疾病治疗中的潜在价值，实现这些临床目标，对于糖基化药物及递送系统的创新发展有着非常重要的现实意义。

第二节　糖基化与生物仿制药

临床应用的生物药可谓是多种多样，包括疫苗（又包括预防性和治疗性）、血液及血液制品、基因治疗药物（我国和欧洲均已批准上市）、器官组织、细胞（如用于治疗的干细胞）及重组治疗性蛋白。在生物药中，最为重要的是治疗性蛋白，在欧盟和美国市场，有上百种各种蛋白质类的生物药获准临床使用，每年有上千亿美元的市场销售额，其中包括全球第一个、美国 FDA 在 1982 年批准的 Humulin（即在大肠杆菌合成的人胰岛素，用于治疗糖尿病），数以百计的蛋白类药物正在进行临床试验，以后会有更多的蛋白类药物获批上市。

这些药物已经成为现代医药调色板的重要组成部分，并代表了制药工业快速增长的一部分。在 2013—2014 年，生物制剂研发的支出增加了 32.4%，而在同一时间段内，小分子药物的研发支出仅增加了 6.8%。

礼来公司的胰岛素（由基因泰克公司开发）是市场上最早的重组蛋白药物之一，于 20 世纪 80 年代推出，随后又有数十种用于治疗不同疾病的生物疗法。近年来，许多基于重组蛋白的原始生物技术药物的专利和监管数据保护期到期，这为其他公司开发自己的版本打开了大门，称为"生物仿制药"。

对于生物仿制药的定义，各国并无统一的、标准的定义和看法。在我国，"仿制"两个字往往意味着山寨、盗版、非法。而国际上的生物仿制药（biosimilar）却是对原研专利生物药在其专利失去市场独占权法律保护后，进行的合法仿制。正如公认的命名法所暗示的那样，生物仿制药与最初的创新者产品是相似的，但不是和最初的创新者产品一模一样。生物仿制药，在大多数情况下，是使用不同的细胞系和制造和纯化工艺生产的。因此，最终产品与原始产品是不相同的。

根据欧洲药品管理局（EMA）、世界卫生组织（WHO）等指南，生物仿制药的确切定义如下：生物仿制药是一种已获授权的生物药品的仿制品，根据综合可比性试验，在理化特性、疗效和安全性方面具有相似性。因此，基于其理化性质和生物学特性，非类药应与参考药品高度相似。生物类似物和参比产品的临床安全性和有效性也应得到确认。由于差异可能会对临床表现产生潜在影响，因此必须对所有的差异进行合理的解释。生物仿制药是创新产品的复制版本，而生物改良药是结构改变、功能靶向性更好或配方改进的生物制剂，与创新产品相比可以提高临床安全性和有效性。分子结构参数代表了与拟生物仿制药和参考产品之间的临床结果相关的关键质量参数。分子结构的差异（例如，翻译后修饰、高级结构等）通常通过严格的分析测试来评估。根据 FDA 的指导方针，治疗性蛋白的结构表征应采用灵敏度和特异度良好的分析方法。生物类似物和参照物应按照以下标准进行比较：①一级结构，如氨基酸序列；②次生、三级和四级结构；③翻译后修饰，如糖基化、磷酸化降解过程及化学修饰、聚乙二醇化。生物仿制药能够实现产品质量的改进，并且可以通过改变生产工艺来实现。因此，与更新前的产品相比，更新后的产品可以显示出临床疗效和（或）安全性的改进。

大多数重组蛋白生物制品及其生物类似物（如单克隆抗体、融合蛋白、抗体－药物偶联物等）通常是糖基化的。生物仿制药的糖基化对药物的生物活性、抗蛋白水解稳定性、PKprofile、血清半衰期、效应器功能和免疫原性有重要影响。糖基化尤其影响治疗性单克隆抗体的两个主要效应，即抗体依赖的细胞介导的细胞毒性（ADCC）和补体依赖的细胞毒性（CDC）效应。例如，终端半乳糖（Gal）、GlcNAc 和甘露糖（Man）残基影响 CDC 活性，而终端唾液酸、甘露糖、核心聚焦（Fuc）和 GlcNAc 影响 ADCC 功能。治疗性单克隆抗体，如抗 CD20 利妥昔单抗（利妥昔单抗®）、抗 HER2 曲妥珠单抗（赫赛汀®）、抗肿瘤坏死因子－α（抗 TNF－α）、英夫利昔单抗（Remicade®）和抗 rhd（HyperRHO®）具有 ADCC功能。利妥昔单抗和阿仑妥珠单抗可能的抗肿瘤机制为 CDC 效应。在保守的 Fc 区糖基结构末端添加唾液酸将 IgG 抗体转移到抗炎介质中，使其能够抑制自身抗体驱动的炎症。此外，高甘露糖聚糖的相对水平可以影响治疗性抗体的药代动力学水平。特别是在 Fc 区域含有高甘露糖（HM）聚糖的治疗性单克隆抗体在人类体内被清除得更快。聚糖残基，如 α1，3 - 半乳糖，β1，2 - 木糖，α1，3 - 岩藻糖和 N - 乙醇基神经氨酸（Neu5Gc），对单克隆抗体的安全性和（或）免疫原性有很大的负面影响。

生物类似物糖基化的信息被认为是其一项关键质量特性，需要严密监测和控制。所获得的信息可以帮助其在生产过程中微调治疗性抗体的糖基化轮廓。

尽管非哺乳动物细胞表达系统与哺乳动物细胞系相比有一些优势（如产量高、简单和廉价的培养等），但由于其有限的糖基化机制和潜在的免疫原性残留，它们在生物制剂生产中的应用受到阻碍。糖工程是一种有前途的新工具，可以通过基因敲除、RNA 干扰、酶过表达和 RNA 引导的 CRISPR - Cas9 核酸酶系统编辑基因组等方法"人化"非哺乳动物细胞表达系统。糖基化工程技术基于人源毕氏酵母细胞系，不仅可以生产 HM 糖蛋白，还可以进行 N - 糖基化。由 Glyfi 技术产生的治疗性糖蛋白的糖基化模式与哺乳动物细胞表达系统类似，如 CHO 和 NS0 细胞系。因此，巴斯德酵母表达系统是一种有希望以较低成本大批量生产治疗性人源糖蛋白的方法。Glydelete 是另一种有前景的糖工程方法，它可以产生小的、唾液化 N - 聚糖蛋白，与原生哺乳动物细胞系相比，降低修饰后的哺乳动物细胞可表达系统的复杂性。与野生型细胞中表达的治疗性蛋白相比，在修饰过的细胞中表达的治疗性蛋白降低了 N - 糖基化异质性和清除，因此，可以增加其产生的可重复性。预测糖工程也有助于生物仿制药的开发。例如，使用糖基化马尔科夫链模型的计算方法可以预测需要干扰的糖基化反应速率以获得特定糖基化轮廓的（例如，营养物、抑制剂和酶）。

生物制剂的制造过程涉及许多步骤，首先将所需基因克隆到一个互补的 DNA 载体中，然后将其转移到合适的宿主细胞中（如大肠杆菌、酵母、CHO 或 NS0），生物反应器生产，生物药物产品的纯化和配方。所选择的细胞系、细胞生长阶段和工艺参数，如养分利用率、溶解氧、营养品、温度、pH 值、操作规程和培养模式，都对生物药物产品的糖基化模式有显著影响。此外，在不同纯化步骤的过程的下游部分，可以选择性地修改聚糖组成。因此，糖基化的批次间差异也是过程稳健性的最佳指标之一。

许多以重组蛋白为基础的生物疗法的专利保护的过期为大规模开发生物类似物提供了机会。在生物类似产品的开发过程中，监管机构需要对蛋白质结构、翻译后修饰和生物活性进行全面分析。这些分子结构参数代表了与临床疗效和安全性相关的关键质量参数。考虑到大多数重组蛋白生物制品及其生物相似物是糖基化的，关于其碳水化合物部分的信息是在糖基化水平上证明生物相似性的关键质量参数（即糖相似性）。生物仿制药的糖基化对药物的生物活性、效应功能和免疫原性有重要影响。基于传统标准生物相似度指标建立的糖相似度指标可作为支持创新者与生物相似产品之间相似度的附加参数。

第三节　糖基化与新型冠状病毒

目前，由 SARS – CoV – 2 引起的新型冠状病毒肺炎（COVID – 19，简称"新冠肺炎"）疫情在全球依然处于蔓延态势，该病毒在 2020 年初几周内迅速在全球传播。因此，科学界正在努力对该病毒及相关呼吸道疾病进行研究，以找到应对这一健康危机的有效方法。目前的一些研究在新冠病毒糖基化方面作出了一些尝试，本节将对新冠病毒蛋白的糖基化，特别是 S 蛋白的糖基化进行简要叙述。

一、S 蛋白

SARS – CoV – 2 通过病毒跨膜刺突蛋白进入人靶细胞。刺突蛋白是一种三聚体类融合蛋白，由两个亚基组成，即 S1 和 S2。S1 亚基促进病毒的附着，随后 S2 亚基使病毒与人细胞膜融合。随后的研究显示，SARS – CoV – 2 通过人类血管紧张素转换酶 2（hACE2）结合进入细胞。鉴于 S 蛋白的关键作用，它成为目前新冠肺炎研究中的主要靶点之一：针对 SARS – CoV – 2 刺突蛋白的中和抗体可以防止病毒与 hACE2 进入结合，从而防止病毒进入宿主细胞。

Vankadari 和 Wilce 利用 SWISS – model 模拟了 S1 和 S2 的三聚体结构，为预测和推断相关蛋白信息提供了基础。刺突蛋白的糖基化修饰是研究中需要考虑的重要特征，糖基化可以改变刺突蛋白的空间位阻、化学性质，甚至是未来突变的潜在靶点。刺突蛋白上的 N 连接聚糖在宿主蛋白酶的蛋白质折叠和启动过程中起着重要作用。由于糖基化可以保护氨基酸残基和其他表位不被细胞和抗体识别，因此糖基化可以使冠状病毒逃避先天和适应性免疫反应。阐明病毒 S 蛋白的糖基化作用有助于了解病毒与受体的结合、融合、进入、复制，以及设计适合疫苗开发的抗原。

过去 20 年的研究表明，抗原上的糖基化修饰在适应性免疫反应中起着至关重要的作用。因此，这些糖基化修饰也与疫苗的开发有关，关于糖基化位点信息的缺乏会阻碍疫苗的设计。刺突蛋白的每个亚基都有着高度糖基化，但对于其糖基化的具体位点各项研究的结果却不尽相同。研究者对其氨基酸序列进行分析预测出了 22 个 N – 链糖基化位点和 3 个 O – 链糖基化位点。另一项冷冻电镜结果证实 SARS – CoV – 2 刺突蛋白的 22 个位点存在 14 ~ 16 个 N 连接聚糖。在一项研究中，研究者利用高分辨液相色谱 – 串联质谱（LC – MS/MS）糖蛋白组学方法研究了 SARS – CoV – 2 亚基 S1 和 S2 蛋白的 N – 和 O – 链聚糖谱。作者利用重组 SARS – CoV – 2 亚基 S1 和 S2 在人细胞 HEK293 细胞中表达，发现 22 个 N – 糖基化位点中有 17 个 N – 糖基化位点存在 N – 糖基化修饰，而其余 5 个 N – 糖基化位点却并没有被糖链修饰。还有研究发现这 22 个潜在的 N – 糖位点在目前已报道的 753 个 SARS CoV2 基因序列中均被保留。最近的一些报道预测了 SARS – CoV – 2 刺突蛋白的 O – 糖基化，这些预测大多数是在靠近 Furin 蛋白酶切位点的位置，因为类似的位点在 SARS – CoV – 1 中存在 O – 糖基化修饰。但是，在此项研究中，研究者还在 S1 亚基的受体结合域（RBD）上新发现了两个 O – 糖基化位点。

SARS – CoV – 2 棘突蛋白 N – 和 O – 糖基化信息的位点特异性分析为了解病毒结构提供了基础，这对疫苗设计中识别免疫原至关重要。这反过来又有可能促进未来研究者对 COVID – 19 的治疗干预或预防的研究。

SARS – CoV – 2 利用糖基化的刺突蛋白来结合 ACE2 糖蛋白受体并促进病毒进入宿主细胞，因此，研究者还利用了糖蛋白质组学研究糖基化修饰在重组三聚体刺突蛋白和 ACE2 蛋白结合过程中所发挥的作用。研究者将质谱获得的糖基化信息与自然变异的生物信息学数据结合，生成了两个糖蛋白作为单一实体和相互作用的分子动力学模型。模型结果表明，糖基化可以修饰空间多肽表位和调节 ACE2 与刺突蛋白的相互作用。

二、非结构蛋白

除了刺突蛋白以外，SARS – CoV – 2 的非结构蛋白（nsp）被认为和病毒与宿主的相互作用有关。研究者比较了 3 种冠状病毒株：SARS CoV1、SARS CoV2 和 hCoV – OC43（一种普通感冒的地方性菌株）的相互作用。研究发现 N – 糖基化修饰是每个病毒株特有的 nsp4 相互作用的一个重要因素，进而强调了非结构蛋白在感染周期中的作用。

三、M 蛋白

冠状病毒 M 蛋白是含量最丰富的蛋白质，由 220 ~ 260 个氨基酸组成，在病毒组装中起着核心作用。M 蛋白是一种多通道跨膜蛋白，具有 1 个短的 n 端外结构域、3 个疏水 TM 结构域和 1 个大的 c 端内结构域。小鼠肝炎病毒 M 蛋白的 O – 糖基化在 1981 年首次被发现。在衣霉素的作用下，M 蛋白仍正常产生并糖基化，形成正常丰度的 M 蛋白。而 M 蛋白的 N – 糖基化也同样也被发现，SARS – CoV M 蛋白含有 1 个 N4 的 N – 糖基化位点。但是冠状病毒 M 蛋白的糖基化虽然是 1 个高度保守的特征，这种糖基化对病毒组装或复制似乎并不重要。

四、E1 及 E2 蛋白

跨膜糖蛋白 El 由 3 个结构域组成并可能被 O – 糖基化修饰。据研究报道，衣霉素可抑制 E2 糖蛋白的形成，但却不能阻止 El 糖蛋白的合成或糖基化。此外，衣霉素不能抑制非糖基化 E1 由 20kda 向糖基化的 23kda 的转变，这也间接证明 E1 可能是一个 O – 连接糖蛋白。

目前的研究表明，大多数冠状病毒家族的跨膜结构蛋白 S、跨膜结构蛋白 E、跨膜结构蛋白 M、nsp3、nsp4 都有着丰富的糖基化修饰。而对于 SARS CoV2 的研究也是研究的热门方向。深入了解 SARS CoV2 蛋白的糖基化修饰对今后指导疾病干预研究具有重要意义。此外，详细的糖蛋白分析对开发基于糖蛋白的候选疫苗非常重要。正如前文所述，随着疫苗生产中各种表达系统和生产工艺的应用，糖基化可以作为评价抗原质量的一种手段。了解复杂的糖基化结构，特别是 SARS－CoV－2 刺突蛋白的 RBD 结构域，能够为阐明病毒感染的病理机制提供基础知识，有助于未来的治疗，并且能够为疫苗开发设计合适的免疫原。

参考文献

［1］ Huang C，Wang Y，Li X，et al. Clinical features of patients infected with 2019 novel coronavirus in Wuhan. Lancet，2020，395：497.

［2］ Wu F，Zhao S，Yu B，et al. A new coronavirus associated with human respiratory disease in China. Nature，2020，579：265 － 269.

［3］ Hoffmann M，Kleine-Weber H，Schroeder S，et al. SARS-CoV-2 cell entry depends on ACE2 and TMPRSS2 and is blocked by a clinically proven protease inhibitor. Cell，2020，181：1 － 10.

［4］ Walls AC，Park YJ，Tortorici MA，et al. Structure，function，and antigenicity of the SARS-CoV-2 spike glycoprotein. Cell，2020，180：1 － 12.

［5］ Zhou P，Yang XL，Wang XG，et al. A pneumonia outbreak associated with a new coronavirus of probable bat origin. Nature，2020，579：270 － 273.

［6］ Andersen KG，Rambaut A，Lipkin WI，et al. The proximal origin of SARS-CoV-2. Nat Med，2020，26：450 － 452.

［7］ Walls AC，Xiong X，Park YJ，et al. Unexpected receptor functional mimicry elucidates activation of coronavirus fusion. Cell，2019，176：1026 － 1039.

［8］ Zheng J，Yamada Y，Fung TS，et al. Identification of N-linked glycosylation sites in the spike protein and their functional impact on the replication and infectivity of coronavirus infectious bronchitis virus in cell culture. Virology，2018，513：65 － 74.

［9］ Afrough B，Dowall S，Hewson R. Emerging viruses and current strategies for vaccine intervention. Clin Exp Immunol，2019，196：157 － 166.

［10］ Chang C，Sue S-C，Yu T，et al. Modular organization of SARS coronavirus nucleocapsid protein. J Biomed，2006，13（1）：59 － 72.

［11］ Yamada Y，Liu DX. Proteolytic activation of the spike protein at a novel RRRR/S motif is implicated in the furin-dependent entry，syncytium formation，and infectivity of coronavirus infectious bronchitis virus in cultured cells. Virol J，2009，83（17）：8744 － 8758.

［12］ Lavallette D，Barbouche R，Yao YY，et al. Significant redox insensitivity of the functions of the SARS-CoV spike glycoprotein：comparison with HIV envelope. J Biol Chem，2006，281（14）：9200 － 9204.

［13］ Pinho SS，Reis CA. Glycosylation in cancer：mechanisms and clinical implications. Nat Rev Cancer，2015，15：540 － 555.

［14］ Kurtoglu M. Under normoxia, 2-deoxy-D-glucose elicits cell death in select tumor types not by inhibition of glycolysis but by interfering with N-linked glycosylation. Mol. Cancer Ther, 2007, 6: 3049 – 3058.

［15］ Kang B. Carbohydrate nanocarriers in biomedical applications: functionalization and construction. Chem Soc Rev, 2015, 44: 8301 – 8325.

［16］ Zhang HL. Fluorogenic probing of specific recognitions between sugar ligands and glycoprotein receptors on cancer cells by an economic grapheme nanocomposite. Adv Mater, 2013, 25: 4097 – 4101.

［17］ Pieters RJ. Maximising multivalency effects in protein-carbohydrate interactions. Org Biomol Chem, 2009, 7: 2013 – 2025.

［18］ Pinho SS, Reis CA. Glycosylation in cancer: mechanisms and clinical implications. Nat Rev Cancer, 2015, 15: 540.

［19］ Koeller KM, Wong CH. Synthesis of complex carbohydrates and glycoconjugates: enzyme-based and programmable one-pot strategies. Chem Rev, 2000, 100: 4465 – 4494.

［20］ Peri F. Clustered carbohydrates in synthetic vaccines. Chem. Soc Rev, 2013, 42: 4543 – 4556.

［21］ Wang M. Role of tumor microenvironment in tumorigenesis. J Cancer, 2017, 8: 761.

［22］ Whiteside T. The tumor microenvironment and its role in promoting tumor growth. Oncogene, 2008, 27: 5904 – 5912.

［23］ Kailemia MJ. Glycans and glycoproteins as specific biomarkers for cancer. Anal. Bioanal Chem, 2017, 409: 395 – 410.

［24］ Costa J. Glycoconjugates from extracellular vesicles: structures, functions and emerging potential as cancer biomarkers. Biochim Biophys Acta Rev Cancer, 2017, 1868: 157 – 166.

［25］ Lee YC, Lee RT. Carbohydrate-protein interactions: basis of glycobiology. Acc Chem Res, 1995, 28: 321 – 327.

［26］ Lee RT, Lee YC. Affinity enhancement by multivalent lectin-carbohydrate interaction. Glycoconjugate J, 2000, 17: 543 – 551.

［27］ Barton GM, Medzhitov R. Control of adaptive immune responses by Toll-like receptors. Curr Opin Immunol, 2002, 14: 380 – 383.

［28］ Abeylath SC, Turos E. Glycosylated polyacrylate nanoparticles by emulsion polymerization. Carbohydrate Polym, 2007, 70: 32 – 37.

［29］ Geijtenbeek TB, Gringhuis SI. C-type lectin receptors in the control of T helper cell differentiation. Nat Rev Immunol, 2016, 16: 433 – 449.

［30］ Grozovsky R. The Ashwell-Morell receptor regulates hepatic thrombopoietin production via JAK2-STAT3 signaling. Nat Med, 2015, 21: 47 – 54.

［31］ D'souza AA, Devarajan PV. Asialoglycoprotein receptor mediated hepatocyte targeting—strategies and applications. J Control Release, 2015, 203: 126 – 139.

［32］ Sekhon B, Saluja V. Biosimilars: an overview. Biosimilars, 2011, 1: 1 – 11.

［33］ Singh SC, Bagnato KM. The economic implications of biosimilars. Am J Manag Care, 2015, 21: S331 – S340.

［34］ Kresse GB. Biosimilars-science, status, and strategic perspective. Eur J Pharm Biopharm, 2009,